作者简介

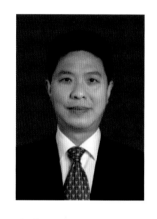

　　吴绪平，男，三级教授、主任医师，硕士研究生导师。现任中国针灸学会微创针刀专业委员会秘书长、中国针灸学会针刀产学研创新联盟理事长、世界中医药学会联合会针刀专业委员会学术顾问、湖北省针灸学会常务理事、湖北省针灸学会针刀专业委员会主任委员、湖北中医药大学《针刀医学》重点学科带头人、国家自然科学基金评审专家。已收录《针刀医学传承家谱》中华针刀传承脉络第一代传承人。先后指导海内外硕士研究生60余名，2002年12月赴韩国讲学，分别于2003年3月和2011年5月赴香港讲学。2013年11月赴澳大利亚参加第八届世界针灸学术大会，并作了学术报告。

　　40余年来，一直在湖北中医药大学从事针灸与针刀教学、临床及科研工作。主讲《经络腧穴学》、《针刀医学》及《针刀医学临床研究》。先后发表学术论文80余篇，主编针灸、针刀专著60余部。获省级以上科研成果奖6项。编著大型系列视听教材《中国针刀医学》（20集）；主编《针刀临床治疗学》、《分部疾病针刀治疗丛书》（1套9部）及《专科专病针刀治疗与康复丛书》（1套16部）。主编新世纪全国高等中医药院校研究生教材《针刀医学临床研究》及《针刀医学临床诊疗与操作规范》，由中国中医药出版社出版；主编全国中医药行业高等教育"十二、五"规划教材《针刀医学》、《针刀影像诊断学》和《针刀治疗学》，由中国中医药出版社出版。主持研制的《针刀基本技术操作规范》行业标准于2014年5月31日由中国针灸学会发布。总主编《分部疾病针刀临床诊断与治疗丛书》（1套10部）第二版，于2015年由中国医药科技出版社出版。主编全国高等中医药院校"十三、五"规划教材《针刀医学》，于2016年12月由中国医药科技出版社出版。主编《中华内热针》大型系列临床教学视听教材12集，于2017年5月由中国医药科技出版社出版。独著《中国针刀治疗学》，于2017年6月由中国医药科技出版社出版。

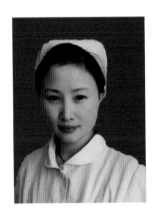

　　黄智琼，女，成都第一骨科医院中医特色病区护士长，主管护师，成都中医药大学本科毕业，于2011年获得医院优秀护士长称号；2012年在四川省人民医院骨科进修；2012年荣获成都第一骨科医院优秀员工称号并赴台湾长庚医院学习；2014年在北京大学学习护理管理；2016年在四川大学华西医院进行糖尿病专科护士培训，并取得专科证书；现担任成都第一骨科医院糖尿病小组组长，全院中医带教组组长，全院护理质量控制委员。

临床常见疾病

中医药调养与护理

主 编 吴绪平 黄智琼

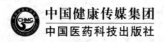

中国健康传媒集团

中国医药科技出版社

内 容 提 要

　　本书选取临床常见疾病80余种，分别从针灸推拿、康复理疗、中药内服外敷、药膳食疗、基本护理的角度进行论述，层次分明，思路清晰，可读性强。全书内容丰富，言简意赅，实用性强，适合广大临床针灸科、推拿科、中医科、康复科、临床治未病科医师以及从事相关专业的护理人员、广大中医爱好者使用。

图书在版编目（CIP）数据

　　临床常见疾病中医药调养与护理 / 吴绪平，黄智琼主编 . — 北京：中国医药科技出版社，2019.5

　　ISBN 978-7-5214-1184-3

　　Ⅰ.①临…　Ⅱ.①吴…②黄…　Ⅲ.①常见病—中医学—护理学　Ⅳ.①R248

　　中国版本图书馆CIP数据核字（2019）第088013号

美术编辑　陈君杞
版式设计　南博文化

出版　**中国健康传媒集团** | 中国医药科技出版社
地址　北京市海淀区文慧园北路甲22号
邮编　100082
电话　发行：010-62227427　邮购：010-62236938
网址　www.cmstp.com
规格　710×1000mm $^1/_{16}$
印张　26
字数　395千字
版次　2019年5月第1版
印次　2019年5月第1次印刷
印刷　三河市国英印务有限公司
经销　全国各地新华书店
书号　ISBN 978-7-5214-1184-3
定价　**59.00元**

获取新书信息、投稿、
为图书纠错，请扫码
联系我们。

编 委 会

前言

随着社会经济水平的提高，人们对于健康的重视及需求日益增加，在国内医养结合大健康观念的趋势下，中医药必将大有可为。本书选取临床常见疾病共83种，分别从针灸推拿、康复理疗、中药内服、中药外敷、药膳食疗、基本护理的角度进行叙述，以期为人类健康事业、为广大病友早日康复做出微薄贡献。

本书共分十四章：第一章介绍护理学的发展；第二章介绍护理学的基本概念；第三章介绍护理程序；第四章介绍分科疾病护理常规；第五章至第十四章分别介绍常见内科疾病、外科疾病、软组织损伤疾病、骨关节疾病、儿科疾病、妇科疾病、五官科疾病、皮肤科疾病、神经科疾病的中医药调养与护理。每种疾病按照病因病理、临床表现、诊断依据、中药调养、针灸理疗、护理措施等方面的内容展开论述，层次分明，思路清晰，可读性强。

本书的特色在于对疾病的治疗主张针药结合、药膳结合、医护结合，从传统针灸推拿治疗到现代物理治疗，再到中药内服、中药外敷、药膳食疗等均详尽列出了处方及用法或操作，条理清晰，一目了然。关于护理措施的制定，依据每种疾病的特点，从生活起居护理、饮食护理、情志护理、对症处理和护理、健康教育等方面展开，做到了因病施护，辨证施护。

全书内容丰富，言简意赅，实用性强，适用于广大临床针灸科医师、推拿科医师、中医科医师、康复科医师、临床治未病科医师以及从事相关专业的护理人员、广大中医爱好者使用。

中医药宝库浩如烟海，尽管我们做出了很大努力，力求本书全面、新颖，鉴于编者水平有限，疏漏之处在所难免，敬请广大读者提出宝贵意见。

编者

2019年5月

目录

第一章　护理学的发展

护理学由简单的、医学的辅助学科，发展成为现代的、独立的护理学，是由人类生活、生产和人民保健事业对护理工作越来越高的需求所决定的。随着人类对客观世界的认识和科学技术的发展，护理学经历了从简单的清洁卫生护理到以疾病为中心的护理，再到以患者为中心的整体护理，直至以人的健康为中心的护理的发展历程，通过实践、教育、研究，不断得到充实和完善，逐渐形成了自己特有的理论和实践体系。在医学科学技术飞速发展的今天，护理专业技术水平有了明显的提高，护理技术范围不断扩大，护理概念也发生了较大转变，我们相信，在新的历史时期，随着医学的飞速发展，护理人员将为创造具有中国特色的护理事业不懈努力，从而做出新的贡献。

一、现代护理学的形成

护理有着极为悠久的历史，其起源可追溯到上古时代，可以说自从有了人类就有了护理活动。远古时代，人们就会使用简单的医疗护理技术，如用唾液涂抹伤患处、用流水冲洗伤口、用松叶包扎伤口止血、用石头按压疼痛部位解除疼痛、用炽热的石头做热敷等，可以说这就是现代护理的萌芽。

在基督教创立的初期，护理是一种博爱事业。公元1世纪开始，在欧洲，最早医院的前身是一些寺院，是为收容来自各国朝圣的信徒所设的。当时神学渗透到文化各个领域，医学也由教会所掌握。僧侣担任医疗工作，修女担任简易护理工作。寺院收容患者多出自宗教的恩赐，之后逐渐发展为医院。

公元4~5世纪，由对促进护理事业发展有所贡献的基督教徒法标拉创办的医院，是基督教徒最早开设的医院。在罗马帝国时代，欧洲经过长期战争，有些社会人士出于救济流离失所的难民而设立收容所，组织妇女成立慈善淑女团等从事护理工作。

虽然中世纪欧洲的政治、经济、宗教，以及发生的战争、疫病流行等对护理工作的发展均起到一定的促进作用，但仍以基督教为中心进行护理活动。由于有医院作为基地，这时的护理活动较前有了很大的发展。当时，有代表性的护理组织有随军护理团、僧侣护理团以及俗僧护理团。公元11世纪中叶，耶路撒冷设立的约翰尼斯救护所参加了十字军的骑兵团，在照顾护理军队伤病员的工作中做出了突出的贡献，他们创立的很多传统一直保留到了今天。

公元17~19世纪中叶，这200年间由于宗教出现改革运动的动乱，教会与修道院被封闭，收容贫困者的机构也被废除，随之由宗教徒兴办的护理事业也就衰败了。宗教改革运动对护理学的影响是使护理成为了一个以女性为主的职业，护理与家庭服务相关联，护理工作不再由具有仁慈博爱的神职人员担任。此时的护理人员多数为了谋生，缺乏文化教养和专门训练，服务态度差，因此，护理地位在当时非常低落。直到宗教影响恢复时期，为了满足社会需要，众多医院兴办起来了，由于这些医院大多是国家和地方政府举办的公共事业，所以护理人员再也不带宗教色彩了。1836年，在德国莱茵河畔的凯瑟沃兹城，博立德牧师夫妇建立了一所医院并开办短期训练班。1850年，南丁格尔就是在德国凯瑟沃兹医院所办的短期训练班学习的。在此期间，尽管护士作为一种职业有了雏形，但是却没有很大发展。宗教恢复运动使人们对护士增加了尊重，并提供了一个护士教育的模式，对护理学产生了很大的影响。

护理发展成为一门学科是从公元19世纪中叶开始的。南丁格尔首创了科学的护理和护理教育事业，被誉为近代护理事业的创始人。佛洛伦斯·南丁格尔于1820年5月12日出生于意大利佛罗伦萨。她的父母都是英国人，父亲是英国的贵族。她受过良好的教育，精通英、法、德、意等国语言，具有较高的文化修养。她从小就表现出很深的慈爱心，乐于助人，长大成人后，南丁格尔对护理工作产生了深厚的兴趣。1850年，她说服父母，力排众议，去德国凯瑟沃兹医院的护士学校学习护理，并对英、法、德诸国的护理工作进行了考察研究。1853年曾被聘为英国妇女医院院长。1854~1856年，英、俄、土耳其等国在克里米亚交战时，她率领38名妇女前往该前线医院，以陆军医院为基地，发挥博爱精神，亲自参加伤病员的护理实践，同时还对医院管理、医院建筑以及军队的保健医疗政策进行了全面考察，并提出了变革建议，从而使战伤的英国士兵死亡率从50%下降到2.2%。所有的士兵都非常爱戴她、感谢她，称她为"提灯女神"。1907年，由于她显著的工作成绩和贡献，英国政府授予她最高荣誉勋章。南丁格尔献身护理事业，终身未嫁，于1910年8月13日逝世，享年90岁。

南丁格尔以她高尚的品德、远大的目光，开创了科学的护理专业，成为世界各国护士们学习的榜样。人们为了纪念这位伟大的"护士之祖"，把她的生日5月12日定为国际护士节，每年都举行纪念活动。

1860年，南丁格尔在英国伦敦的圣多马医院，创办了世界上第一所护士学校，这是现代护理教育的主要起点。她的办学宗旨是将护理作为一门科学、一项职业，尝试用新的教育体制和方法来培养护士，对学校管理、入学标准，课程安排、实习和评审成绩等都有明确的规定，因此，得到了政府、军民和多数社会人士的赞助和支持。她当时所教授的一些原则一直沿用至今，如"护理既是艺术又是科学""患者是有个人需求的人""护理是一项专业，护士的精神和身体都应该是健康的""护士应将时间用于照顾患者，而不是做清洁""护士必须自己酌情决定，但又必须按照医生的医嘱去执行""教学是护理的一部分"等。此外，南丁格尔还写了不少有关护理教育、军队卫生保健、医院建筑设计和护理科学管理的专著。她撰写的《关于健康、效率和医院管理对英国军队的影响》的报告，使她成为世界上第一个论述医院管理的护士，她写的《医院札记》、《护理札记》多年来被认为是护士必读的经典著作。《医院札记》、《护理札记》这两本书奠定了医院管理、护士教育和课程内容的基础，使她成为欧美近代护理学和护士教育创始人，开创了护理学的新纪元。南丁格尔之所以能够做出突出的贡献，是因为当时正值欧洲科学兴起的时代，她把自己所学的科学知识用于护理，使之成为一门专业。随着科学的发展和各国护理界人士的不懈努力，护理专业逐渐成为一门学科，即护理学。

二、中医学与护理

祖国医学源远流长，它是我国劳动人们长期以来与疾病作斗争的经验总结。考古学证实在石器时代，即出现了"砭石"和"石针"。《说文解字》中记载："砭，以石刺病也"。石针即用石作针，通过刺身体一定部位以达到治病的目的。从护理角度推测，当时的人类，已经学会用石治病，如以烧热的石块做热疗；以石块捶拍、刺压病痛部位来解决疼痛；以石针刺破脓疡等，这些都是护理技术的雏形。《礼记·含文嘉》中记载的"燧人氏始钻木取火，炮生而熟，令人无腹疾"，说明人类自发明"用火"手段后，开始熟食，同时认识到饮食与胃肠疾病的关系。

春秋战国时期产生了系统的医学理论。虽然当时没有形成系统的护理学和护理专业，但是不能否定护理的存在以及护理在治疗疾病中所起的重要作用。中医学强调的"三分治，七分养"中的"七分养"实质就是护理。护理学的内容中很大一部分就是在研究"七分养"。从浩如烟海的医学典籍，到历代名医传记，其中不乏见到护理知识和技术，有些内容甚至对现代护理仍有指导意义。扁鹊反对迷信、巫卜，重视病情观察。他曾说："切脉、望色、听声、写形、言病之所在"，这不仅为脉学作出了重大贡献，而且提出了观察病情的方法和意义，这也是护理的重要内容。我国现存最早的医学著作《黄帝内经》阐述了不少护理理论，书中记载了引起疾病的多种因素，如精神、情志生活，自然环境气候剧烈变化，以及饮食不节、五味失调、醉酒等等。这些病因学的理论，与现代护理学所提出的"护士应了解不同患者的不同致病因素，因人而异地进行心理护理、生活护理""注意自然环境和社会环境的影响而给予个别护理"相一致。《黄帝内经》中十分重视人体对疾病的自身防御能力，将其称之为"正气"，而引起疾病的内外因素谓之"邪气"，提倡加强自身防御，"扶正祛邪"。19世纪，南丁格尔也十分强调人的自身能力，她说："只有患者的自身能力才能治愈疾病。外科从肢体中取出了子弹，去掉了治疗的障碍，然后人的自身能力进行修补和治疗，使伤口愈合了""在任何情况下，护理都是帮助患者，使他处于最佳状态，以便他的自身能力更好地治疗他的疾病"。这两种学说，不谋而合，而我国的《黄帝内经》却比南丁格尔早了2000多年。更值得一提的是《黄帝内经》积极提倡预防疾病，书中载有"圣人不治已病治未病"，要求做到防微杜渐，不要等到病入膏肓再治，所谓"上工救其萌芽"，即是早防早治的意思，这与我国现在的卫生政策"预防为主"的精神相一致。

秦汉三国时期，医药学理论有了显著进步。当时的杰出医学家华佗，学识渊博，医技精湛，他在医治疾病的同时，竭力宣传体育锻炼；号召群众开展运动，锻炼身体。他说："人体欲得劳动，但不当使极耳。动摇则谷气全消，血脉流通，病不得生"，这就是说只有坚持适当劳动，才能促进血液循环，促进消化功能，增强体质，抵抗疾病。他模仿虎、鹿、熊、猿、鸟五种动物的动作姿态，创造"五禽戏"，以利活动头、腰、四肢及各个关节，这是最早的体育疗法。

唐代，孙思邈是当时具有丰富医学知识和实践经验的医学家，所著《备急千金要方》一书，论述了各科医学理论、总结了实践经验，并阐述了医护人员应具备的医德，如注意自身修养和正确的服务态度。他说："夫为医之法，不得多语调笑，谈谑喧哗；道说是非，议论人物；炫耀声名，訾毁诸医，自矜己德"。

宋代，《医说》一书中有"早漱口，不若将卧而漱，去齿间所积，牙亦坚固"的口腔护理知识记载。当时的名医陈自明所著《妇人大全良方》提供了大量妊娠期和产后的护理知识。这说明口腔护理和妇产科护理在宋代即已得到重视。

明、清之际，瘟疫流行，先后出现了不少专门研究传染病防治的医学家和一大批有关瘟疫的医学名著。这些著作中有许多消毒隔离的护理技术，如胡正心医生提出用蒸气消毒法处理传染病患者的衣物。当时还流行用艾叶、喷洒雄黄酒消毒的方法。

总之，从中医学发展史可以看出，中医学历史悠久、内容丰富，是历代劳动人民和医学家们长期与疾病作斗争的智慧结晶。许多医学家在治疗和用药的同时，十分重视护理。他们将护理理论与其他医学理论相结合，使之在防治疾病中发挥协同作用。中国古代虽然没有护理学这门独立学科，但是大量护理工作和护理理论确实存在并广为运用。中国古代也没有护士这一专业，但是许多学识渊博、技能高超的中医师以及患者的家属都在执行着各项护理任务。

三、现代护理的发展概况

时代在前进，人们在生活和劳动中对于卫生保健、医疗护理的要求逐渐在提高。我国护理学也和其他学科一样在各个不同阶段的历史和社会背景中日趋完善。

1949年以前我国护理专业发展缓慢，虽然成立了一些护士学校和护训班，但是许多护士学校的校长或医院护理部负责人多由外国护士担任，不可避免地形成了欧美式的中国护理专业。护士学校的教科书都采用外国原著或翻译本，护士和护生的服装及护理操作规程多半沿袭西方习俗。护理专业全盘西化。

新中国成立后，护理事业得到党和人民政府的重视而进入迅速发展阶段。党的十一届三中全会后，改革开放政策进一步推动了护理事业的发展。1981年，由卫生部、中国科协和中华护理学会在北京联合召开了首都护理界座谈会，许多国家领导人出席并发表了重要讲话。我国著名科学家、全国政协副主席、中国科协主席周培源同志对"护理学是一门独立学科"做了精辟分析，充分体现了党和国家领导人对护理学科及护理事业的重视。护理学科成为一门独立的学科，以及其在自然科学中的位置由此确立，护理人员被认为是科技工作者的一部分。此后，护理专业队伍不断壮大，护理服务范围日益扩大，护士素质和护理服务质量不断提高。同时，新的护理模式和观念正影响着护理专业的发展。

（一）护理组织和管理体系逐步建立和完善

1979年，国务院批准卫生部颁发了《卫生技术人员职称及晋升条例（试行）》，明确规定了护士的技术职称分别为：主任护师、副主任护师、主管护师、护师和护士（正规护校毕业生）。各省、市、自治区根据这一条例制定了护士晋升考核的具体内容和办法。从此以后，从事护理专业的人员作为科技工作者有了自己的职称序列。

1982年，卫生部医政司成立了护理处，以加强对护理工作的领导。1985年9月，经卫生部批准成立了护理中心，为制定护士法和实施护士注册作准备。卫生行政部门自上而下都设有管理护理工作的机构或护理专干；医院建立健全了三级护理、管理体制、质量标准、管理指标体系、操作规程等各种规章制度，使护理质量有了保障。

1993年3月，卫生部颁发了我国第一个关于护士执业和注册的部长令和《中华人民共和国护士管理办法》。1995年，国家考试中心按《中华人民共和国护士管理办法》组织举行了全国护士首次执业考试，使我国护士执业管理走上了法制化轨道，为护理队伍的整体素质提供了可靠的保证。

（二）建立了多层次、多规格的护理教育体系

1950年，第一届全国卫生工作会议将护士教育列为中级专业教育之一，纳入了正规教育系统，并由中央卫生部领导制定全国统一教学计划，编写各门课程的统一教材。中等护理教育为国家培养了大批合格的实用型人才。

1921年，北京协和医学院开办护理高等教育。1952年，我国停办高等护理教育。1980年，南京医学院率先开办高级护理专修班。1983年，在中华护理学会，尤其是护理处领导的积极支持下，天津医学院成立了护理系，并开始正式招生。1985年，北京中医学院成立了护理系，创建了中医学史上第一个护理专业。随后，高等护理教育得到了恢复和发展。

1992年，经国务院学位委员会及国家教委批准，北京医科大学护理系建立了护理硕士点，并于同年招收第一届护理硕士研究生。此后，中国协和医科大学和天津医科大学护理系建立护理硕士点并招生。同年，在中国八所重点医科大学，以及泰国清迈大学在美国中华医学基金会（CMB）的资助下，西安医科大学开办了以培养护理师资为主的护理硕士班，实施了中国高

级护理教育发展项目。2003年，经国务院学位委员会及国家教委批准，第二军医大学护理系建立了护理博士点。截至目前，全国共有530所全日制普通中等卫（护）校，大专层次的护理教育高校已有99所，本科层次的护理教育院校已有42所，全国已有7个硕士点招收护理专业硕士研究生，一个博士点招收护理专业博士研究生，形成了中专、大专、本科、研究生4个层次的护理教育体系。同时，继续教育也得到发展，函大、夜大、电大、自学考试等办学形式给护士提供了进一步深造的条件，促进了护理人才的培养，体现了终身教育对护理队伍建设的意义，满足了临床护理、护理管理及护理教育发展的需要。

（三）临床护理实践的范围和内容不断扩大

自1950年以来，临床护理工作一直以疾病为中心，护理技术操作常规围绕完成医疗任务而制定，医护分工明确，护士为医生的助手，护理工作处于被动状态。1980年以后，随着我国的改革开放，逐渐引入国外有关护理的概念和理论，认识到人的健康与疾病受心理、社会、文化、习俗等诸多因素的影响，护理人员开始加强基础工作，并分析、判断患者的需求，探讨如何以人为中心进行整体护理，应用护理程序为患者提供积极、主动的护理服务，护理工作的内容和范围不断扩大。同时，器官移植、显微外科、重症监护、介入疗法、基因治疗等专科护理，中西医结合护理，社区护理等也迅速发展起来。

（四）护理学术氛围浓厚

随着高等护理教育的发展，一批高级护理人才走上了护理教育、管理和临床岗位，在各领域里研究创新，推动了护理学科的发展。一些高等护理教育机构或医院设立了护理研究中心，为开展护理研究提供了场所和条件。护理学者、专家著书立说，出版了大量的护理专著与科普读物，各级护理专业教材比比皆是，临床护理指导用书各具特色。《中华护理杂志》、《实用护理杂志》、《护士进修杂志》、《护理学杂志》、《中华护理教育》等护理期刊相继创刊。1977年以来，中华护理学会和各地分会先后恢复，各级学会举办的学术活动丰富多彩；国际间学术交流日益活跃，护理人员出国考察、进修、深造人数不断增多。有些国家或地区的护理人士与我国一些省、市分会和单位建立了友好联系，互派进修、交流、交换期刊、书籍等。目前，美国、加拿大、澳大利亚、日本、韩国、新加坡、泰国等国家与我国进行护理交流学习，出现了历史上空前的局面，既增进了相互间的交流，也加速了我国护理与国际的接轨。

（五）形成了有中国特色的中西医结合护理学

中医护理和西医护理是护理学科的两个分支，虽然两者理论体系和护理手段有一定的区别，但有着共同的目标，即都是为了解决患者的健康问题。中医护理和西医护理在理论和技术手段上各有其优势，但单纯中医护理和单纯的西医护理都已远远不能满足当今人们对健康的需求，随着科学技术的进步和综合学科的建立，以及人们对自然的崇尚，促进了中西结合护理的形成与发展。在临床护理中，中西医结合护理相互渗透、取长补短、有机结合。中西结合护理将是我国护理走向国际市场的一条出路。

第二章　护理学的基本概念

护理学中，人、健康、环境以及护理被认为是影响和决定护理实践的四个基本概念。在这些概念中，护理实践的核心是人，从人可以引导出其他概念。

一、人

护理的服务对象是人，护理学是研究人的健康、为人类健康服务的学科。正确的认识人的整体特征，熟悉人与周围环境的广泛联系，把握人体需求的特点，直接影响着护理实践。

1. 人是一个整体　人和一般动物一样是一个生物机体，具有受自然的生物规律所控制的器官、系统等。但人又不同于一般动物，而是一个有意识、思维、情感、富有创造力和人际交往能力的社会人。因此，人是一个包含了生理、心理、社会、精神等方面的统一整体，各方面相互作用、相互影响，任何一方面的功能变化都可在一定程度上引起其他方面功能的变化，从而对整体造成影响。护理人员在护理服务对象时，应从整体出发，在护理疾病的同时，更应注重人的整体性，即进行整体护理。

2. 人是一个开放的系统　开放系统，即不断地与周围环境相互作用，进行物质、能量和信息交换的系统。人作为一个生物机体，其内部各个器官、系统之间互相联系，不停地进行着各种物质和能量的交换；同时人作为一个整体，不断地与周围环境（自然和社会环境）进行着能量、物质和信息的交换，因此，人与环境可以互相作用和影响。强调人是一个开放系统，就要求护理中不仅要关心机体各系统或各器官功能的协调平衡，还要注意环境对机体的影响，这样才能使人的整体功能更好的发挥和运转。

3. 人有基本的需要　人的基本的需要是指个体为了维持身心平衡并求得生存、成长与发展，在生理和心理上最低限度的需要。从维持生存出发，首先必须满足生理的需要，如吃饭、饮水、呼吸、排泄、休息与活动等，其次，人作为一个高级生物体，还需要人际交往与情感交流等心理与精神的需要。人必须努力满足其基本需要，才能维持生命，当基本需要得不到满足时，就会出现机体的失衡进而导致疾病。

4. 人对自身健康有良好愿望　每个人都希望有一个健康的身体和健全的心

理状态，努力实现自己的个人价值。同时，每个人都有维护和促进自身健康的责任，即在患病后积极寻求帮助或自我努力恢复健康。护士可通过健康教育等方式，丰富人们的健康知识，支持、帮助护理对象恢复或增强自理能力，从而提高人的生存质量。

二、健康

健康是个变化的概念，不同的历史条件、不同的文化背景以及个体不同的价值观等都可能造成对健康的不同理解。

中世纪时代，医学与宗教不分，疾病被视为鬼神作祟或犯罪不贞的结果。随着近代文明的进步，细菌的发现为疾病找到了生物因素致病的证据，医学才逐渐与宗教分离。

春秋战国时代，健康被认为是人与自然间，以及人体内阴阳的平衡。如果阴阳平衡失调，人便会生病。这一理论现仍存在于中医的理论体系中，影响着许多中国人的健康观念。

在西方，古希腊的"医学之父"希波克拉底根据哲学家恩培多克勒提出的"四元素说（水、火、气、土）"的哲学观点，创立了"四液体学说"，认为人体由血液、黏液、黄胆汁和黑胆汁组成，健康是四种体液协调的结果。

许多学者积极努力，试图对健康作出一个较为全面的释义。归纳起来，对健康概念的认识大致有三种：①没有疾病就是健康；②生理、心理健全就是健康；③完整的生理、心理状况和良好的社会适应能力就是健康。

1948年，世界卫生组织制定并在宪章中提出的"健康不但是没有疾病和身体缺陷，还要有完整的心理状态和良好的社会适应能力"，得到了人们普遍的接受。它将健康的领域拓展到生理、心理及社会三个层面，标志着理想的健康状况不仅仅是免于疾病的困扰，而且要有充沛的精神活力、良好的人际关系和心理状态。因此，健康是指个人在某一特定的条件下，生理、心理、社会、精神等符合其性别、成长与发育的需要，且适应良好，能发挥个人最佳状态。由于每个人生理状态、心理和社会适应能力的不同，健康标准并非绝对一致。每个人都可根据自身条件努力达到一个最佳的状态，若一个人能发挥其最大功能，扮演好自己的角色，他就是健康的。例如教师与飞行员的健康标准不同；糖尿病患者在控制血糖的状态下也可以尽可能地坚持正常工作和参与社会活动。

三、环境

人类赖以生存和发展的一切周围事物称为环境，包括内环境和外环境。人的一切活动离不开环境，并与环境相互作用、相互依存。

1. 人的内环境 指人的生理以及思维、思想、心理等。生理学家伯纳德认为，一个生物体要生存，就必须努力保持其体内环境处于相对稳定的状态。大量研究表明：人体有一个不断使其内环境维持一种动态的相对稳定状态的倾向，这种相对稳定状态是靠机体的各种调节机制（如神经系统和内分泌系统的功能）在无意识状态下以自我调整的方式来控制和维持的。

2. 人的外环境 主要包括生态环境和人文社会环境，另外，与医疗护理专业有关的环境还包括治疗性环境。生态环境即自然环境，是指存在于人类周围自然界中各种因素的总称，它是人类及其他一切生物赖以生存和发展的物质基础，包括物理环境（如空气、阳光、水等）和生物环境（如动物、植物、微生物等）。人文社会环境是人们为了提高物质和文化生活而创造的社会环境，如社会经济、文化、道德、风俗习惯、政治制度、法律等。治疗性环境是指健康保障人员在以治疗为目的的前提下创造的一个适合患者恢复身心健康的环境。

人的内、外环境变化影响人的健康。随着社会的发展、人平均寿命的延长和疾病谱的改变，环境对人的健康影响日益受到人们的广泛关注。保护自然资源和生态平衡、控制环境污染、整顿社会治安、减少社会暴力、改善生活和工作条件、降低工作压力、开展全民健身运动等措施，都是为了改善环境，提高人的健康水平。

四、护理

护理人员只有对护理及护理专业有所认识，才能不断塑造自己的专业特征，培养自己的专业素质，在今后的健康照顾体系中扮演好自己的角色。

护理的概念是随着护理专业的形成和发展而不断发展的。自南丁格尔以来，先后有许多护理学者提出了有关护理的概念。1859年，南丁格尔提出"护理的独特功能在于协助患者置身于自然而良好的环境下，恢复身心健康"。1966年，美国护理学家韩德森指出"护理的独特功能在于协助患病的或健康的人，实施各项有利于健康或恢复健康（或安详死亡）的种种活动。这些活动是个人在拥有足够的体力、意愿与知识时，无须协助可以独立完成的。护理的贡献在于协助个人早日不必依靠他人而能独立地执行这些活动"。1980年，美国护士学会（ANA）将护理定义为"护理是诊断和处理人类对现存的或潜在的健康问题的反应"。

尽管护理在近一百年来发展迅速，变化颇大，然而它所具有的一些基本内涵，即护理的核心却始终未变，它们包括：

1. 照顾 是护理永恒的主题。纵观护理发展史，无论是在什么年代，无论是以什么样的方式提供护理，照顾（患者或服务对象）永远是护理的核心。

2. 人道 护士是人道主义忠实的执行者。在护理工作中提倡人道，首先要求护理人员视每一位服务对象为具有人性特征的个体，为具有各种需求的人，从而尊重个体，注重人性。提倡人道，也要求护理人员对待服务对象一视同仁，不分高低贵贱，不论贫富与种族，积极救死扶伤，为人们的健康服务。

3. 帮助性关系 是护士用来与服务对象互动以促进健康的手段。护士和患者的关系首先是一种帮助与被帮助、服务者与顾客（或消费者）之间的关系。这要求护理人员以自己特有的专业知识、技能与技巧提供帮助与服务，满足其特定的需求，与服务对象建立起良好的帮助性关系。但护士在帮助患者的同时也从不同的患者那里深化了自己所学的知识，积累了工作经验，自身也获益匪浅，因此，这种帮助性关系其实也是双向的。

第三章　护理程序

护理程序是一种科学的确认问题和解决问题的工作方法，是临床护理中一个完整的工作过程，是有计划、有步骤地为患者提供护理服务的科学工作程序。

护理程序由护理评估、护理诊断、护理计划、实施计划和效果评价五个步骤组成，这五个步骤相互联系、相互依赖、相互影响，是一个循环往复的过程。例如，当一个患者入院后，护士应该对其生理、心理、社会等方面的状况和功能进行评估，即收集这些方面的有关资料，根据这些资料判断该患者存在哪些护理问题，即作出护理诊断，围绕护理诊断制定护理计划，之后实施计划中制定的护理措施，并对执行后的效果及患者的反应进行评价。当护理程序的任何一步出现问题，都将影响其它步骤。

一、护理评估

评估是从各方面有步骤、有计划地收集资料以预测患者健康状态的过程，是护理程序的第一阶段，是整个护理程序的基础。包括收集资料和整理分析资料。评估的根本目的是要找出待解决的护理问题。护士通过与患者交谈、观察和护理体检等方法，有目的、有计划地收集患者的健康资料、家庭及社会情况，以了解患者的需要、问题、担忧及个人反应，为确定每个患者的护理诊断、制定目标、实施护理计划和评价护理效果提供依据。评估阶段的工作质量受护理人员的观念、知识、思维及技巧的影响，优质有效的资料可为护理程序奠定基础，如果评估不准确，将导致护理诊断错误，计划和实施有误，护理目标难以实现。

（一）收集资料

收集资料十分重要，除了入院第一次的总体评估外，在护理程序实施的过程中，还应对患者进行随时评估。这有助于及时确定患者病情的进展情况，发现患者住院期间出现的新问题，并根据这些资料决定是否需要修改、中断或继续护理措施。

1. 收集资料的目的

（1）建立基础资料，为评估患者健康状况，确定护理诊断奠定基础。

（2）为护理措施提供依据，达到因人施护的目的。

（3）有利于对护理效果进行客观评价。

（4）为护理科研提供资料。

2. 资料的种类 分为主观资料和客观资料。

（1）主观资料：多为患者的主观感觉，如患者对疾病过程的描述、心理上对疾病的反应、患者的社会背景，以及对护理人员的要求和愿望等。

（2）客观资料：护理人员对患者的观察和体格检查，以及借助医疗仪器检查而获得的资料，如体温、脉搏、血压及各系统检查的结果。辅助检查，如X线检查、心电图检查、实验室检查及各种内窥镜检查的结果。

3. 资料收集的范围 资料收集的范围很广泛，它来自对患者的身体、心理和社会的健康资料的调查，包括对患者的身体状况、精神状况、社会和家庭情况、文化和经济等进行全面了解。资料的收集不仅是在患者入院时收集的基本资料，还贯穿于整个护理过程，如随时了解患者对治疗及护理措施的反应，评价护理措施的有效性。患者的健康状况因时间的不同而发生的改变，如生命体征的变化、症状轻重的程度以及情绪方面的改变都要求护理人员及时掌握。资料的收集不能在入院时收集基本资料后即结束，而是必须经常地收集患者最新的、动态的资料，因此，资料收集是一个连续性的过程。

4. 资料的内容 所收集的资料必须从整体护理思想出发，不仅涉及护理对象身体状况，还应包括心理、社会、文化、经济等方面。护理评估的资料应包括以下几个方面：

（1）一般资料：包括姓名、性别、年龄、民族、职业、婚姻状况、受教育水平、家庭住址、联系人等。

（2）现在健康状况：包括此次发病情况、目前主诉及当前的饮食、营养、睡眠、自理、排泄、活动等日常生活型态。

（3）既往健康状况：包括既往患病史、创伤史、手术史、过敏史、既往日常生活型态、烟酒嗜好，女性护理对象还应了解月经史和婚育史。

（4）家族史：家族其他成员是否有与患者类似的疾病或家族遗传病史。

（5）护理体检的检查结果：按照护理体检的要求，有侧重地检查护理对象的身体情况，获得真实的资料。

（6）新近进行的实验室及其他检查的结果：查看最近护理对象各种检查的结果报告，实验室检查的数据，以了解护理对象病情变化的第一手资料。

（7）护理对象的心理状况：包括对疾病的认识和态度，康复的信心，病后精神、行为及情绪的变化，护理对象的人格类型，应对能力。

（8）社会文化状况：包括职业及工作情况，目前享受的医疗保健待遇，经济状况，家庭成员对护理对象的态度和对疾病的了解，社会支持系统状况等。

（二）整理分析资料

1. **资料整理分类** 把收集的资料进行整理和分类。分类的方法很多，如可按马斯洛的需要层次进行整理，把资料分门别类：哪些属于生理基本需要，哪些需要属于安全需要，哪些属于爱及尊重等心理需要，哪些属于自我实现的需要。

2. **复查核实** 对某些不清楚或有怀疑的资料予以复查或核实。对有用的资料进行记录，无用的资料予以删除。把生理、心理、社会等资料进行总体分析，从而对患者有一个总体的了解和认识。

3. **分析资料** 目的是发现健康问题，做出护理诊断。将整理分类的资料与健康标准进行衡量和比较。健康标准可来自医疗、诊断或检查的正常值，如体温、脉搏、血压的正常值，实验室检查的正常值，心理测试的标准，某些学说中规定的正常模式，工业、学校劳动卫生管理的有关规定等。如果患者的资料与正常值相一致，为正常，反之为异常，即患者存在的需求问题——健康问题。此外，护理人员还必须应用专业知识对资料进行预测性的估计，估计患者是否有危险因素存在，因这些因素若不加以预防或消除就会发生意外病变。这些问题称为潜在健康问题。

人在发育的不同阶段，需要也大有不同，正常值也不相同。护理人员在分析问题时，必须掌握生长发育规律、心理及行为科学的理论，应根据个体差异辨别不同年龄阶段中哪些生理、心理、行为的发展是正常的，哪些是异常的。如血压由于年龄的不同有其不同的正常值，而且在不同的生理状况下会有一定的波动，所以应在分清资料属正常、异常的基础上，确定患者的健康问题。

（1）影响生理需要的健康问题：如氧气的供应问题、水电解质平衡问题、食物进出平衡问题、代谢排泄问题、保持正常体重问题、睡眠与休息保证问题、活动与运动存在的问题、舒适问题、性生活问题等。

（2）影响安全需要问题：如身体受到伤害问题、医院内感染问题、心理上的威胁问题、需要预防和观察问题、生活上的有序和安全问题、生活及职业保障问题。

（3）影响爱与归属感的需要问题：家庭主要成员的爱和支持问题、与所爱的人和睦相处问题、家庭与社会认可问题、与他人的友谊问题等。

（4）影响自尊需要问题：个人独立受影响问题、角色紊乱问题、被尊敬被重视受影响问题、地位与声誉受影响问题。

（5）影响自我实现问题：个人成长和成熟受影响问题、学习和工作的成就受影响问题、解决问题的能力和创新能力受影响问题。

二、护理诊断

护理诊断是护理程序的第二步，在这一步护士运用评判性思维的方式确定护理对象的健康问题，也就是找出和确定护理诊断过程。

1. 护理诊断的定义　护理诊断是对一个人生命过程的生理、心理、社会文化背景及精神方面健康问题的说明。这些问题是属于护理职责范围以内能用护理方法解决或缓解的问题。

2. 护理诊断的组成部分

（1）名称：是对个人健康情况的概括性描述，可以是现有的（是指此时此刻患者感到的不适或反应），也可以是潜在的（是指有危险因素存在，若不加以预防将会发生的健康问题）。

（2）定义：是对名称的一种清晰的，正确的表达，并以此与其他诊断作鉴别。

（3）诊断依据：是作此诊断时所应具有的有关病史、一组症状和体征。诊断依据可分为主要依据（作出此诊断必须具备的症状和体征）和次要依据（指可能出现的症状和体征，但不一定具备）。

（4）原因、促成因素和危险因素：是指引起问题发生和发展的原因。这些原因可以是病理生理方面的、情境方面的和年龄方面的。

3. 护理诊断的陈述　护理诊断主要有三种陈述方式。

（1）三部分陈述法：即 PES 公式，护理诊断＝健康问题（P）＋原因（E）＋症状和体征（S）。如：体温过高（P）：口表 39℃（S）：由于呼吸道感染引起（E），常用于现存的护理诊断的陈述。

（2）二部分陈述法：即 PE 或 SE，护理诊断＝健康问题（P）＋原因（E），或护理诊断＝症状或体征（S）＋原因（E）。如体温过高：由于呼吸道感染引起（P+E）。发热：由于呼吸道感染引起（S+E）。焦虑：与担心手术效果不理想有关（P+E）。常用于有危险的护理诊断的陈述或三段式护理诊断的简化。

（3）一部分陈述法：即P：护理诊断：健康问题（P）如潜在的精神健康增强（P）。常用于健康的护理诊断的陈述。

4. 书写护理诊断时应注意的事项

（1）诊断名称要明确、简明易懂。

（2）提出问题必须是患者存在的健康问题，防止把护理措施上的问题作为健康问题，防止把医疗诊断、治疗或仪器的使用作为护理诊断。

（3）护理诊断必须根据评估资料作出。

（4）护理诊断应有利于护理措施的制定，因此应列出原因和促成因素。潜在的护理问题应列出危险因素。

（5）制定护理诊断时，应贯彻整体观点，从生理、心理、社会等方面作出全面的诊断。因而一个患者可以有几个护理诊断，并可随着病情的发展变化而增加或改变诊断。

三、护理计划

制定护理计划是护理程序的第三步，是对患者进行护理活动的具体决策，是护理活动的指南。

（一）设定先后次序

护理计划的第一步是确定哪些问题，排列出来。重点问题是指威胁患者生命的急需解决的问题，如心跳骤停、呼吸道阻塞、严重出血等。一般问题是指虽然可能导致身体或情绪不健康的后果，但并不会直接威胁一个人的生命，如长期卧床不动可能导致一些合并症。非重点问题是指患者调适及生活上改变所碰到的问题。这些问题只要护理人员给予一点帮助和支持，靠患者自己就能解决。

在排列次序时可参考马斯洛的需要层次，基本的生命需要先获得满足，随着病情的好转，高级需要就会成为重点问题。

（二）确定护理目标

护理目标是针对护理诊断而定，通过护理活动所期望达到的护理结果，也就是健康问题解决后患者达到的新的健康状况。目标是指患者行为的表现，而不是护理人员的行为。

1. 护理目标的分类 可分为短期目标和长期目标。

（1）短期目标：是指护理人员在较短时间内（几天甚至几小时）可能达到

的目标，适用于病情变化快的患者。

（2）长期目标：系相对需要较长时间才能实现的目标。分为两种：一种是需要护理人员针对一个长期存在的问题采取直接性的护理活动。如一个截瘫的患者，需要护理人员在患者整个住院期间给予精心的皮肤护理，以预防褥疮的发生，其长期目标可陈述为"患者卧床期间，皮肤保持完整无破损"。另一种长期目标是需要几个短期目标的实现才可达到，也是护理人员要得到的最终结果。如一位肌肉萎缩的患者，长期目标是"患者在1月内能自己行走20米"。这一长期目标需要通过几个短期目标来实现，如：患者在第1周内完成在床上主动运动锻炼；第2周在护理人员协助下下床走5米的距离；第3周自己下床行走10米的距离；第4周能行走20米。因病情不稳定，长期目标不易制定。

2. 护理目标的书写公式　护理目标陈述为主语+谓语+行为标准。

（1）主语：指的是患者或患者的任何一部分，不必在陈述时经常标明，如"患者"。如护理目标"患者2个月内能在室内活动"，也可写成："2个月内能在室内活动"，省略主语"患者"。

（2）谓语：指主语将要完成的行动。

（3）行为标准：指患者进行的行为所要达到的程度及时间。如："患者（主语）2个月内在室内（行为标准）活动（谓语）"。因目标是具体的，并且是可测定或可观察到的，所以也可作为效果评价时的标准。

3. 书写护理目标应注意的事项

（1）制订护理目标是为了指导工作。

（2）限定目标的时间可调动患者和护理人员为达到目标的主动性，使护理活动有目的性和紧迫感，完成后并给予一种成就感。

（3）目标的制定必须对患者是切实可行的，是在患者能力可及的范围内和护理技能所能解决的。

（4）目标的制定要防止与医疗冲突，如对一个肌肉萎缩的患者，医疗上需要绝对卧床休息，就不可制定"1周内能下地活动"的护理目标。

（5）一个目标来自一个护理诊断，但一个诊断可有几个护理目标。

（三）制定护理措施

护理诊断与护理目标之间的差距需要应用解决问题的方法，选择最好、最适合的方法，制定协助患者达到护理目标的方案并按照一定顺序列出。

1. 护理措施的类型　护理措施可分为三种类型。

（1）依赖性护理措施：是指护士执行医嘱的措施，如给药、化验、各种治疗等。

（2）相互依赖的护理措施：是指护士与其他医务人员合作完成的护理活动，如患者出现"活动无耐力"的问题时，护士为帮助患者恢复活动的耐力，应该与其主管医生一起协商、讨论，根据患者的情况制定促进康复的措施，并融入护理计划。

（3）独立性护理措施：是指护士根据所收集的资料，独立思考、判断后做出的决策，如2小时为患者翻身、拍背一次。

2. 制定护理措施时应注意的事项

（1）措施应针对原因提出，是必须为达到护理目标而选择的措施。如：护理诊断的原因是"饮食摄入量不足"导致"营养失调，低于机体需要量"；护理目标是根据患者的个体需要制定不同的方案。同样诊断为"营养失调、低于机体需要量"的两个患者，在制定饮食措施时，应根据患者的饮食习惯、经济条件等差异，制定不完全相同的食谱，以便达到最佳效果。

（2）护理措施要明确、具体。如："多饮水"的措施欠具体，必须订出具体饮水量和饮料内容，如每日口服茶叶水1500ml。

（3）护理措施要保证患者的安全，应在患者耐受范围以内。如有几个措施可供选择，应选择损伤小、容易做、效果好、患者乐意接受的方案。

（4）鼓励患者与家属参与制定措施。护理人员应在自己掌握医学知识的基础上采纳患者或家属一些有价值的建议。

（四）构成护理计划

护理工作的系统性和计划性通过护理计划得以体现。每个患者都应有完整的护理计划，使各项措施有条不紊地完成，亦便于其他护理人员了解及进行协助。护理计划通常包括：日期、护理诊断、护理目标、护理措施、效果评价等基本项目，要不断反馈计划是否与诊断密切相关，患者是否乐意接受，是否有新的健康问题发生，从而及时调整某些诊断及实施方案。

四、护理实施

实施是为达成护理目标而将计划中的内容付诸于行动的过程。实施不仅要求护士具备丰富的专业知识，还要具备熟练的操作技能和良好的人际沟通能力，才能保证患者得到高质量的护理。从理论上讲，实施是在护理计划制定之后，但在实际工作中，特别是在抢救危重患者时，实施常先于计划之前。

（一）实施的内容

1.将计划内的措施进行分配、实施。

2.解答患者及家属咨询的问题，进行健康教育，指导他们共同参与护理计划的实施。

3.及时评价计划实施的质量、效果，观察病情变化，处理突发急症。

4.继续收集资料，及时、准确完成护理记录，不断补充、修正护理计划。

5.与其他医护人员保持良好、有效的合作关系，尽可能提高护理工作效率。

（二）实施方法

1.**分管护士直接为护理对象提供护理。**

2.**与其他医护人员合作进行护理** 与其他护士合作提供24小时连续的、整体的护理。在连续执行护理工作中，必须有书面或口头交接班。

3.**教育护理对象及其家属共同参与护理** 在教育时应注意了解患者及其家属的年龄、职业、文化程度和对改变目前状况的信心与态度，了解患者目前的健康状态和能力，掌握教育的内容与范围，并采用适当的方法和通俗的语言，以取得良好效果。

（三）实施步骤

1. **准备** 准备工作包括进一步评估患者、审阅计划，分析实施计划所需要的护理知识与技术，预测可能会发生的并发症及如何预防，安排实施计划的人力、物力与时间。

2. **执行** 将计划内的护理措施进行分配、实施。在执行医嘱时，应将医疗与护理有机结合，保持护理与医疗活动的协调一致。解答患者及家属的问题咨询，进行健康教育，指导他们共同参与护理计划的实施活动。要充分发挥患者及其家属的积极性，与其他医护人员相互协调配合，熟练运用各项护理操作技术，同时密切观察执行计划后患者的反应及效果，有无新的问题发生，及时收集资料，迅速、正确处理一些新的健康问题。

3. **记录** 实施各项护理措施后，应及时准确地进行记录，包括护理活动的内容、时间及患者的反应等，也称护理病程记录或护理记录。这样可以反映出护理效果，并为下一阶段做好准备。

五、护理评价

评价是将实施护理计划后患者的健康状况与护理计划中预定的护理目标相比较，并做出判断的过程。通过评价可以了解患者是否达到预期的护理目标，患者的需求是否得到满足。虽然这是护理程序的最后一个步骤，但实际上评价贯穿于整个护理活动的始终。评价的核心内容是患者的行为和身心健康改善的情况。

（一）评价方式

1. 护士自我评价。

2. 护士长与护理教师的检查评定。

3. 护理查房。

（二）评价内容

1. 护理过程的评价 检查护士进行护理活动的行为过程是否符合护理程序的要求。如护理病历质量、护理措施实施情况等。

2. 护理效果的评价 为评价中最重要的部分。核心内容是评价患者的行为和身心健康状况的改善是否达到预期目标。

（三）评价步骤

1. 收集资料 通过护理过程的记录，与患者交流及检查评估等方式，收集患者各方面的资料进行分析，列出执行护理措施后患者的反应。

2. 判断效果 将患者的反应与护理目标进行比较，衡量目标实现情况。目标实现的程度分为：①目标完全实现：患者目前的反应与护理目标、预期效果相同。②目标部分实现：护理措施只解决了患者的一部分问题，患者健康状况部分好转。③目标未实现：所有预期效果均未实现，患者情况恶化。例如：预定目标为"患者1周后能行走20米"，1周后的评价结果为：若患者已能行走20米——目标完全实现；若患者能行走5米——目标部分实现；若患者拒绝下床行走或无力行走——目标未实现。

3. 分析原因 对目标部分实现和未实现的原因进行分析、探讨，如收集的资料是否真实？护理诊断是否正确？护理目标是否切实可行？护理措施是否恰当？措施是否执行？患者是否出现了新问题？

4. 修订计划 对患者目前的健康状况重新评估，然后做出决定。①停止：对于已解决的护理问题，目标已全部实现，其相应的护理措施可以同时停止。

②修订：对护理目标部分实现和未实现的情形进行分析，然后对护理诊断、护理目标、护理措施中不恰当的地方进行修改。③排除：经过分析和实践，排除已经不存在的护理问题。④增加：评价也是一个再评估的过程，根据对所获得的资料的判断，可发现新的护理问题，对出现的新问题，在重新收集资料的基础上做出新的诊断和制定新的目标与措施，进行新一轮循环的护理活动，直至最终达到护理对象的最佳健康状态。

参考文献

1. 罗坤华. 中医护理理论基础 ［M］. 长沙：湖南科学技术出版社，2003

2. 傅维康，陈道瑾. 中医护理学历史与中医护理学临床应用 ［M］. 上海：上海中医药大学出版社，2001

3. 殷磊. 护理学基础 ［M］. 3版. 北京：人民卫生出版社，2002

4. 邵阿末. 护理学概论 ［M］. 北京：科学技术出版社，2003

5. 张正浩，王桂祥. 实用中西医结合护理学 ［M］. 北京：中国中医药出版社，1998

第四章 分科疾病的护理常规

第一节 分级护理常规

按分级护理医嘱，指导患者卧床休息或参加适当活动。

一、一级护理

1. 病情根据

（1）病危、病重及严重呼吸困难的患者。

（2）各种原因所致的急性失血及内出血。

（3）高热、昏迷、心力衰竭、肝肾功能衰竭者。

（4）子痫、惊厥。

（5）特殊治疗期。

2. 临床护理要求

（1）严格卧床休息，或卧床休息，协助各种生活需要。

（2）尽量减少会客及谈话。

（3）每周擦澡1~2次，隔日洗脚1次，注意皮肤护理，预防褥疮，每日翻身擦背2~3次。

（4）口腔护理每日2~3次。

（5）注意特殊药物治疗效果及反应。

（6）测体温、脉搏、呼吸一般每日4次，特殊需要时增加次数。瘫痪，牵引、卧石膏床患者病情稳定，可每日2次。

（7）协助患者进行床上活动或作被动性活动。

（8）每15~30分钟巡视1次。

（9）如病情危急亦可指派专人特别护理，负责24小时内一切护理工作，并订出特别护理计划。

（10）做好心理护理，使患者处于接受治疗的最佳状态。

二、二级护理

1. 病情根据

（1）病重期间急性症状已过，但仍应卧床休息者。

（2）慢性病不宜过多活动者，或年老体弱者。

（3）特殊复杂手术及大手术后病情已趋稳定，而身体仍虚弱者。

2. 临床护理要求

（1）保持卧床休息，患者可在室内活动。

（2）在生活上给予必要协助。

（3）每周洗澡1~2次，可由患者自己洗，或协助擦澡。

（4）每2小时巡视1次。

（5）协助功能锻炼、开展疾病保健的宣传咨询工作。

三、三级护理

1. 病情根据

（1）一般诊疗前检查、准备阶段。

（2）各种疾病及手术恢复期。

（3）轻症慢性病患者。

2. 临床护理要求

（1）患者各项生活自理。

（2）督促患者每周洗澡1~2次。

（3）进行一般卫生、防病教育及康复指导。

（4）每日巡视至少3~4次。

第二节　内科疾病的护理常规

1.患者入院后热情接待，安排病室床单位，分发常规生活用品。

2.病室保持清洁、整齐、安静、舒适，室内光线充足，室温保持在18℃~22℃，湿度保持在50%~70%。

3.建立病历，测试入院时体温、脉搏、呼吸、血压、体重、身高（危重患者可暂不测体重、身高），并准确记录在病历首页三测单上。

4.新患者入院体温、脉搏、呼吸、血压每日测4次，结果正常者3日后改为每日测2次。发热患者（体温高于37.5℃者）每日测4次，直至体温结果正常3日后改为每日测2次。

5.责任护士收集各类信息填写患者护理首页，并对患者进行入院指导。

6.安排患者饮食并做标志，同时，根据病情及分级护理要求，定时巡视病房。

7.每周测体重、血压各1次，并准确记录在体温单第1日栏目内。

8.认真制定护理计划，有针对性地进行健康指导。

9.认真实施护理措施，及时评价护理效果。

10.了解患者的心理需求，给予心理支持，做好耐心细致的解释工作，执行保护性医疗措施。向患者宣传精神因素在治疗疾病及康复过程中的重要性，帮助患者克服各种不良情绪，引导其以乐观向上的态度积极配合治疗，以期早日恢复健康。

第三节　外科疾病的护理常规

1.热情接待新患者，给安排床位及用物，并向其介绍住院规则，及时通知主管医生。如为危重患者，应立即做好抢救工作，并协助医生进行紧急处理。

2.建立病历后为患者测体重、血压、体温、脉搏、呼吸，并准确记录在三测单上。

3.新患者体温在37.5℃以上者，危重、手术患者每日测体温、脉搏、呼吸4次，结果正常3日后改为每日测2次。体温在38.5℃以上者，按发热护理常规给予物理降温。

4.根据诊断，观察患者的主要症状、体征及其演变情况，酌情收集护理资料，拟定护理计划并实施。

5.急腹症患者暂不给任何饮食，未查明原因时禁止使用止痛、镇静剂。

6.了解患者思想情况，协助解除顾虑，使患者情绪稳定，配合治疗，安心休养。

7.注意伤口渗出、渗血情况及敷料包扎是否严密，有无脱落、移位或过紧等情况。

8.有各种引流管的患者要妥善固定，并保持引流管通畅，观察、记录引流液的量及性质。

9.危急大手术后的患者，应做好口腔护理、皮肤护理，鼓励患者咳嗽并协助排痰、翻身、活动四肢，防止口腔感染、褥疮、肺部感染等并发症的发生。

10.注意手术或固定肢体的血液循环，防止神经及骨突处受压。

11.凡用中药治疗的患者应详细交代服药方法及注意事项，并观察用药后的效果。

12. 出院时根据病情做好出院指导。

第四节 儿科疾病的护理常规

1. 测量体温、脉搏、呼吸，每日4次。3岁以下免测脉搏、呼吸。病危、病重、发热及心血管系统疾病患儿应每4小时测体温、脉搏及呼吸1次。测体温一般用肛表或腋表，慎用口表。长期住院而病情稳定的无发热患儿，可每日查2次体温。体温正常不超过37.8℃。

2. 注意饮食卫生，饭前便后洗手。应鼓励患儿进食，并随时注意饮食情况，如有恶心、呕吐、厌食等，应及时给予对症处理。家属送来的食物须经检查符合病情和卫生要求方准给予。

3. 病室应安静、清洁、整齐，温度、湿度适宜，定时通风，保持空气新鲜，床头避免受风。呼吸系统疾病流行季节，应每日进行空气消毒。

4. 测量体重、修剪指甲每周1次。夏季每周沐浴3次，必要时每日1次，保持被褥、衣裤、尿布等清洁干燥。每日登记大便次数。用尿布者，每日洗臀部至少2次。皮肤皱褶及出汗处，可扑粉或擦油。

5. 随时观察病情，对病危患儿每隔15~30分钟巡视1次，一般患儿2小时1次，如病情有特殊变化，及时对症处理。

6. 切实执行小儿生活制度，应予卧床休息。恢复期患儿，经医师许可，可适当下床活动，如散步、学习或参加文娱活动等。注意保证充足的睡眠，每日中午及晚上9点以后，应引导患儿入睡。

第五节 妇科疾病的护理常规

一、妇科疾病的一般护理常规

1. 按内科入院常规处理。

2. 按病室工作总则及一般疾病护理常规实施。

3. 阴道出血者注意出血量及排出的组织块，必要时保留会阴垫备查。

4. 阴道排出物多者，指导患者每日清洗会阴部；不能自理者，帮助每日冲洗1次。

5. 妇科卫生宣传教育至少每周1次。

二、妇科疾病的一般诊疗护理技术

1.外阴阴道擦洗消毒法

（1）患者排空小便后取膀胱截石位。

（2）用长柄镊子夹大棉球蘸0.1%苯扎溴铵液或其他消毒液擦洗外阴部，擦洗顺序由内向外，最后擦洗肛门。用另一长柄镊子夹大棉球饱蘸消毒液，伸入阴道穹窿部擦洗阴道周壁，由里向外擦净。

（3）用窥阴器暴露宫颈，擦去积液，以碘酊涂宫颈及阴道穹窿部，并以细棉签蘸碘酊涂宫颈管内，待碘酊干后用75%乙醇擦净。

2.阴道灌洗术

（1）患者取膀胱截石位，或仰卧床上，双腿屈曲，臀下垫便盆。

（2）灌洗液温度调至38℃~41℃，吊桶高于检查台或床面60~70cm。

（3）排出灌洗管内空气，让灌洗液流出少许，术者用手再试温1次，然后以灌洗液冲净外阴。

（4）将灌洗头轻轻放入阴道深处（约6~8cm），拧开活塞，上下移动灌洗头，以7~10分钟内流量约1000ml的速度灌注，特别注意洗净穹窿部及阴道皱襞处。

（5）洗毕将灌洗头向下压，使阴道内液体流出。

（6）用窥阴器扩开阴道，擦净阴道内积液，或嘱患者坐起1~2分钟，使液体流尽，然后用干棉球擦净外阴部。

第六节　五官科疾病的护理常规

一、眼科一般护理技术常规

1.眼科局部用药常规

（1）每次治疗或检查眼部前后，均须洗手，以免交叉感染。

（2）滴药前须仔细查对瓶签、姓名与左右眼。特殊药物应贴不同颜色之瓶签，并应放于瓶架的固定位置。

（3）应用散瞳药或能致痛的眼药，须事先告诉患者以消除其顾虑。

（4）对角膜溃疡患者，在用药或检查时切忌压迫眼球，以免穿破。

（5）滴药或冲洗，一般先右眼后左眼，以免错用眼药；但如右眼疑为传染性眼病则先左眼，以免两眼间传染。

（6）用药前应选用棉球吸去眼泪，以免冲淡药液，一眼须滴数种药液时，两药间至少相隔3分钟，以免降低疗效。

（7）滴阿托品、毒扁豆碱等毒性药液后，应以手指压迫泪囊2~3分钟，以免中毒。

（8）银制剂（硝酸银、蛋白银等）不可久用，以防银沉着症，通常应每隔2周，停药数日。

（9）滴用荧光素等带色药液，应注意勿使外流，以防污染面部及衣服。

（10）药物应注意经常灭菌，防止细菌污染。

2.结膜囊冲洗

（1）一般用微温生理盐水或3%硼酸水（32℃ ~37℃）作冲洗剂。

（2）患者仰头坐于诊疗椅上或仰卧床上，头向病眼侧倾斜。以塑料布置于患者肩前或枕后，以免沾污衣服或床单。

（3）将受水器紧贴颊部，先轻轻冲洗眼睑皮肤，再用拇指与食指轻轻分开上、下眼睑，嘱患者向上、下、左、右各方向转动眼球，由内眦至外眦冲洗结膜囊各部分。每次冲洗时间为1~2分钟。

（4）冲洗完毕，应以无菌棉球揩拭患眼及颊部，然后取下受水器。

（5）对不能配合的患儿，操作者膝上盖塑料布，与助手对坐，患儿躺在二人膝上，操作者以两膝固定其头部，并将其双腿向助手二侧胁部分开，助手以前臂及双手夹住患儿身体及双手使其不能乱动。操作者用一手拇指与食指向上、下眶缘方向微加压分开上、下睑，眼睑即自行翻转，暴露睑结膜及穹窿结膜，另一手将预先准备好之冲洗液冲洗结膜囊，接着滴眼药水或涂眼膏。

3.鼻泪道冲洗

（1）按结膜囊冲洗法准备。

（2）先以手指压挤泪囊部，排出泪囊内的黏液、脓液，同时注意泪点处有无分泌物排出及分泌物性质。

（3）以棉签蘸表面麻醉剂，夹于内眦部上、下睑之间，嘱患者两眼闭合约5分钟。

（4）取出棉签后，以泪点扩张器扩张下泪点。先将扩张器之尖端垂直捻入约1.5~2mm，再指向鼻侧转为水平，进入泪管，换冲洗器弯针头顺此方向伸至泪囊部注入生理盐水，如有分泌物逆流或流出，应记录其性质。治疗时以同法注入所用药液。

4.剪睫毛法

（1）于手术前1日剪去手术眼上、下睑之睫毛。

（2）涂薄层凡士林或其他软膏于剪刀刃上，以便粘住剪下的睫毛，不致落入结膜囊内。

（3）剪上睑睫毛时，嘱患者向下看，操作者用手指压住上睑皮肤稍往上推，使上睑缘轻度外翻，再剪除睫毛；剪下睑睫毛时，嘱患者向上看，操作者用手指压住下睑皮肤并稍往下推，使下睑缘轻度外翻，再剪除睫毛。应尽量剪短，但勿损伤睑缘皮肤。

（4）用干棉球擦净剪刀刃上的睫毛。如需继续操作，则再涂一层软膏。

（5）操作完毕，须检查睑缘和结膜囊，如有睫毛遗留，应予取出。

5.电解倒睫法

（1）睑缘皮肤以75%乙醇消毒，以2%利多卡因液注入毛囊附近皮下。

（2）电解器之正极加垫盐水棉球后置于患者面部，以负极针沿睫毛方向刺入毛囊深约3mm，通电10~15秒，电流约2~3mA破坏毛囊后，以拔毛镊子轻轻拔出睫毛。拔出时毋需用力，若不易拔出，须再电解。

（3）术后涂抗生素药膏。

6.眼部检验标本采取法

（1）结膜囊分泌物涂片法：用无菌白金圈采取结膜表面分泌物，涂于洁净玻片上送检。

（2）上皮刮片法：先滴0.5%丁卡因溶液表面麻醉后，用无菌棉签轻轻拭去或用生理盐水冲洗结膜表面的分泌物。取结膜标本时，先翻出睑结膜，用刮刀与结膜面垂直轻轻刮取上皮作涂片。取角膜标本时，须充分麻醉角膜表面，用开睑器开大睑裂，固定镊子固定眼球，再行刮术。应刮取角膜溃疡的进行缘，不应刮取溃疡的基底，更不应损伤正常角膜组织。刮毕滴抗生素液。

（3）培养标本采取法：用无菌白金圈在下穹窿和泪阜部轻轻由结膜刮取物质，立即在培养基上接种；或用浸有血清汤、生理盐水或肉汤的无菌棉花签，在下穹窿部和泪阜处轻轻拭擦，注意避免接触睫毛和睑缘皮肤，然后立即在血液琼胶培养基上进行接种。

二、耳鼻咽喉科一般护理常规

1.鼻腔冲洗法　常用于萎缩性鼻炎，冲洗出鼻腔的脓痂，以减少臭味。

（1）患者取坐位，面前放盛水器，头向前倾。

（2）将盛有温生理盐水的冲洗器悬挂于吊架上，冲洗器底与患者头顶等高，以免压力太大致水流入咽鼓管内。

（3）嘱患者张口呼吸，将橄榄头放入一侧鼻前庭，使水缓缓流入鼻腔而由对侧鼻孔流出。同法冲洗另一侧。

（4）洗鼻时嘱患者头向前俯，使水流出，不宜说话。切忌将两侧鼻孔压紧用力擤鼻，以免造成咽鼓管感染。

2.耳冲洗法

（1）患者取坐位，将弯盘置于耳下，盘口紧贴面颊，使冲洗水流入弯盘。

（2）将耳冲洗器置于外耳道口上缘，向外耳道后上壁注入生理盐水，即可冲洗出耵聍、分泌物、异物。切不可直接冲向鼓膜。

（3）冲洗干净后，用棉签擦干外耳道，再以硼酸乙醇拭净，保持外耳道清洁。

3.咽部涂药法 患者取坐位，对准光线，张口发"啊"音，施药者左手持压舌板压舌前2/3部位，右手持浸有药液之喉卷棉子，迅速轻巧而准确地涂药于患处。

4.咽喉部喷雾法 同咽部涂药法，右手持喷雾器对准咽喉部，用力挤压皮球，使药液喷出。

5.喉部手术后护理常规 患者暂时失去语言表达能力及上呼吸道的保护功能，应密切观察，及时了解其要求及病情变化。各项操作，均应按无菌技术要求进行。

（1）室内要保持清洁、安静、空气新鲜，室温在22℃左右，相对湿度约60%。

（2）床旁置无菌换药盘（内放气管扩张器、同型气管套管、无菌敷料及洗套管用品）及吸引器、氧气等，以备必要时用。

（3）体位不宜变动过多。头、颈及上身应保持在同一直线，翻身或改变体位时，应同时转动。避免套管活动造成刺激或套管脱出发生呼吸困难。患儿或有可能自行拔除套管者，应设法固定其上肢，以免发生意外。

（4）密切注意呼吸。有呼吸困难现象时，如呼吸次数增多、阻力增大、有喘鸣声等，应立即检查套管及呼吸道内有无阻塞及压迫情况，如套管通畅，应注意有无肺部及全身其他原因。

（5）注意创口及套管内有无出血，皮下有无气肿或血肿。如有出血现象，应仔细寻找原因，予以处理。

（6）气管切开辅助呼吸的患者，应注意预防套管的气囊破裂或滑脱。

（7）要随时吸痰，经常注意清除套管内的分泌物，以免咯出之痰液再次吸入气管内或结痂阻塞管道。如分泌物过稠，可先向套管内滴入生理盐水、糜蛋白酶或4%碳酸氢钠溶液等，然后吸引。吸痰操作要轻柔，根据患者咳嗽反射强弱及排痰能力，确定吸痰管进入的深度，做到既吸净又减少刺激，避免损伤气管黏膜。

（8）每隔1~4小时清洗内套管1次，每日煮沸灭菌内套管1~2次。外套管一般大手术后7~10日内毋需更换，如因特殊需要，必须在术后48小时内更换者，应做好充分准备，切不可随意拔除外套管。长期带管者，每2~4周更换1次。

（9）套管口应盖双层湿盐水纱布，防止灰尘及异物吸入，并改善吸入空气的湿度。根据需要，向气管内滴入抗生素液或作蒸汽吸入。

（10）创口敷料及周围皮肤，应保持干燥清洁。按无菌操作要求每日至少更换敷料2次。注意检查气管套管固定带松紧是否合适，结扣要牢固。皮肤切口上的缝线，可于术后5~7日拆除。

（11）术后进流食或半流食，以后根据情况增改。如进食时呛咳，有食物自套管喷出者，应查明原因，必要时暂行鼻饲。

（12）保持口腔清洁，用含漱剂漱口，不能漱者，应做口腔护理。

（13）不用镇咳、抑制呼吸及减少呼吸道腺体分泌的药物，如吗啡、阿托品等。

（14）造成气管切开的病原治愈，经过完全堵管24~48小时以上，患者呼吸及排痰功能良好，不发热，即可拔管。拔管后的创口一般不必缝合，可用凡士林纱布换药，贴蝶形胶布。患儿应力争早日拔管。

三、口腔科一般护理常规

1.牙齿部位的记录符号　以十字形线条将上、下、左、右四区的牙齿，依照牙位排列顺序，自前至后，用数字代表，分别记载于各区内。恒牙用阿拉伯数字代表，乳牙用罗马数字代表。

2.形态、数目、色泽及位置　注意牙齿形态、大小、有无畸形；有无缺牙及多生牙；色泽是否正常；有无拥挤、稀疏、错位、倾斜、阻生等情况。

3.松动度　正常生理性松动度不计度数，大于生理性松动度而不超过1mm者为Ⅰ度，松动度相当于1~2mm者为Ⅱ度，松动度大于2mm者为Ⅲ度，异常松动至上下浮动者为Ⅳ度。

4.牙体缺损及病变　记录病变名称、牙位、范围及程度等，必要时进行温度、电活力或局部麻醉试验，以查明病变部位及性质。

5.**修复情况** 有无充填物、人造冠、固定桥及托牙等，注意其密合度、有无继发性病变。

6.**缺牙情况** 缺牙数目及位置，创口愈合情况。

7.**牙龈的形态、色泽及坚韧度** 注意有无炎症、溃烂、肿胀、坏死、增生、萎缩、瘘管，色泽是否异常，是否易出血。

8.**盲袋情况** 盲袋分为龈袋及牙周袋、骨间袋三种，记录其部位及范围，并测量其深度（以毫米为单位计算），盲袋内有无分泌物。

9.**牙石** 分为龈上及龈下两类，注意其部位及程度。龈上牙石可分为三度：少量（+），中等量（++），牙石多或颌面亦附有者为大量（+++）。

10.**唇及黏膜** 注意有无色泽、形态异常，有无疱疹、皲裂、脱屑、角化、充血、出血、溃疡、糜烂、结痂、硬结、畸形等，记录其部位、大小及范围。

11.**舌** 注意舌体大小、颜色，有无硬结、溃疡、肿块、印迹，是否松软、肿胀，有无舌苔及其颜色、厚薄，舌背有无裂纹、角化，乳头有无异常，舌的运动及感觉功能有无障碍，舌系带是否过短。

12.**腭** 注意有无瘘管、充血、角化、糜烂、溃疡、肿块、畸形等，软腭运动有无障碍。

13.**涎腺及其导管** 有否肿胀、压痛、阻塞、充血、溢脓、外瘘等。

14.**淋巴结** 注意耳前、耳后、颊、颏下、颌下及颈部各组淋巴结的数目、大小、硬度、活动度、压痛等。

15.**面部** 观察表情、外形是否对称，有无畸形、缺损、肿胀、瘢痕、瘘管、颜色改变，查明痛区及麻木区。

16.**颌骨** 分别检查上、下颌骨的外形，两侧是否对称，有无畸形、肿大、压痛、缺损及不连接等，注意咬合及开口情况。

17.**颞下颌关节** 注意形态及运动情况，有无压痛、弹响、并以两侧作对比。张口受限时，其程度以张口时上下切牙切缘间相距的厘米数表明。

18.肺结核患者于手术前，或口腔溃疡久不愈合时，应留痰检查结核菌。心血管患者于手术前，应做心电图检查，必要时做心向量图、超声心动图等检查。

19.颌面部植皮或植骨手术的患者，手术前应测定血红蛋白。

20.颌面部整形需要多次手术的患者，及下颌骨植骨，上颌骨或下颌骨截除等手术患者，在手术前均须做肝、肾功能检查。

21.凡有口腔结核及口腔恶性肿瘤可疑者，应测定血沉及碱性磷酸酶。

22.外伤或拔牙手术后出血不止及有长时间出血史的患者，除做出血、血凝时间及血常规检验外，尚应测定凝血酶原时间及血小板计数等。

23.口腔恶性肿瘤在化学治疗或放射治疗期内，每周须做白细胞计数1~2次及胸透1次。

第七节　皮肤科疾病的护理常规

1.按内科疾病护理常规及分级护理常规执行。

2.协助患者剪短指甲，并嘱避免搔抓及用热水肥皂烫洗。洗浴不可过勤，化脓性或传染性皮肤病洗浴、理发需做特殊处理

3.患者宜穿通气性好，柔软、宽松的棉质内衣裤，不宜穿尼龙、化纤等内衣。

4.禁烟酒，避免辛辣、鱼虾、羊肉等食物。

5.除随时注意全身病情变化外，外用药者，须经常注意敷料包扎是否妥善舒适，如有过敏、刺激或吸收中毒等情况，应及时处理。

6.病房床铺要保持清洁、干燥，定期消毒。患者衣服被单沾污浸湿后，应及时更换。皮肤科病房宜用深色内衣及床单。

7.进行健康教育，帮助其解除思想负担，鼓励其树立战胜疾病的信心。

第八节　骨科疾病的护理常规

无菌性骨坏死的护理常规

由非感染因素导致的骨组织坏死称为无菌性骨坏死，表现为骨头出现空腔、变形、塌陷，关节的稳定性被破坏，结构负重应力区的改变以及患侧局部疼痛，严重的会出现患侧肌肉萎缩、关节僵硬甚至丧失活动能力。临床要早期确诊，早期治疗。护理当中应注意以下几点：

1. **关节拔伸或牵引**　拔伸或牵引的目的就是要是通过增宽关节间隙，减轻坏死骨关节腔内的压力，使血液循环得以恢复，改善关节功能。同时还可缓解肌肉紧张，防止肌肉痉挛，减轻疼痛。

对卧床牵引的患者要注意预防肺部感染、褥疮等并发症。经常观察牵引的方向和力的大小有无改变，保证牵引效果。腕踝关节无菌性骨坏死通过手法拔伸将坏死骨复位后，用绷带功能位固定即可。

2. 减轻坏死骨负担 无菌性骨坏死患者应多休息，减少重体力劳动。若上肢骨坏死，要避免用力，减少持物及突然猛烈的活动；下肢骨坏死则不能做长距离的行走或长时间站立等运动。这些运动都会增加对坏死骨的压力和摩擦，引起患侧部位的疼痛，加速骨的坏死甚至塌陷。

3. 保持舒适的养疗环境 病室干净整齐，温、湿度适宜，禁止大声喧哗，避免嘈杂。使患者能在舒适的环境中安心的治疗和休养。对活动不方便的患者，要帮助其解决日常生活问题，定期为患者洗头、擦浴等，做好患者清洁卫生工作。

4. 指导合理膳食 无菌性骨坏死患者坏死骨质中钙含量明显降低，因此要增加含钙食物的摄取，如乳制品、豆制品、鱼、虾中均含有较多的钙。还要选择吃一些高蛋白、高热量、低脂的食物和新鲜的蔬菜水果，保证坏死骨修复的需要。

5. 心理指导 由于无菌性骨坏死的发展过程多是由反复损伤或发育障碍所致，故患者情绪往往受到影响，小儿更是因为疼痛而不配合治疗。护理人员要安慰、开导患者及家属，使其消除悲观情绪，积极配合治疗。

第五章 内科疾病

第一节 慢性支气管炎

慢性支气管炎（chronic bronchitis）是由于感染或非感染因素引起气管、支气管黏膜及其周围组织的慢性非特异性炎症。其病理特点是支气管腺体增生、黏液分泌增多。临床出现有连续两年以上，每年持续3个月以上的咳嗽、咯痰或气喘等症状。早期多在冬季发作，春暖后缓解；晚期炎症加重，症状长年存在，不分季节。疾病进展又可并发慢性阻塞性肺气肿、肺源性心脏病，严重影响劳动能力和健康。

本病为常见病、多发病，根据普查结果，患病率为3.82%。随着年龄增长，患病率递增，50岁以上的患病率高达15%。本病流行与吸烟、地区和环境卫生等因素有密切关系。

【病因病理】

本病的病因尚不十分清楚，可能是多种因素长期综合作用的结果。反复病毒、支原体、细菌等感染是导致慢性支气管炎病变发展和疾病加重的重要原因之一。吸烟、工业粉尘、大气污染、刺激性气体、过敏因素也常是引起慢性支气管炎的原因。机体抵抗力下降，呼吸系统防御功能受损是慢性支气管炎发生的内在因素。

支气管上皮细胞变性、坏死、脱落，后期出现鳞状上皮化生，纤毛变短、粘连、倒伏、脱失。粘膜和粘膜下水肿，杯状细胞和黏液腺肥大增生、分泌旺盛，大量黏液潴留。浆细胞、淋巴细胞浸润及轻度纤维增生。病情继续发展，炎症由支气管壁向其周围组织扩散，黏膜下层平滑肌束可断裂萎缩，黏膜下和支气管周围纤维组织增生，肺泡弹性纤维断裂，进一步发展成为阻塞性肺疾病。

【临床表现】

1.**临床症状、呼吸道感染史** 常在寒冷季节发病，出现咳嗽、咯痰，尤以晨起为著，痰呈白色黏液泡沫状，黏稠不易咳出。在急性呼吸道感染时，症状加剧，痰量增多，黏稠度增加，或为黄色脓性，偶有痰中带血。随着病情发展，终年咳嗽、咳痰不停，秋冬加剧。喘息型支气管炎患者在症状加剧成继发感染时，常有哮喘样发作，气急不能平卧。呼吸困难一般不明显，但并发肺气肿后，随着肺气肿程度增加，则呼吸困难的程度逐渐加剧。

2.体征 本病早期多无体征。有时在肺底部可听到湿性和干性啰音。喘息型支气管炎在咳嗽或深吸气后可听到哮鸣音，发作时，有广泛哮鸣音，长期发作的病例可有肺气肿的体征。

用拇指触压T_3上、下、左、右可有压痛，软组织可触及结节和条索。

根据临床表现，将慢性支气管炎分为单纯型与喘息型两型，前者主要表现为反复咳嗽、咯痰，后者除咳嗽、咯痰外尚有喘息症状，并伴有哮鸣音。

3.并发症

（1）阻塞性肺气肿：为慢性支气管炎最常见的并发症。早期体征不明显，肺气肿加重时呼吸活动减弱，出现桶状胸。触诊语颤减弱或消失。叩诊呈过清音，心浊音界缩小或不易叩出，肺下界和肝浊音界下降。听诊心音遥远，呼吸音普遍减弱，呼气延长，并发感染时肺部可有湿啰音。X线检查可见肋间隙增宽，活动减弱，两肺野的透亮度增加。肺血管纹理外带纤细，稀疏和变直，而内带的血管纹理可增粗和紊乱。心脏常呈垂直位，心影狭长。

（2）支气管肺炎：慢性支气管炎蔓延至支气管周围肺组织中，患者有寒战、发热，咳嗽增剧，痰量增加且呈脓性。白细胞总数及中性粒细胞增多。X线检查可见两下肺野有斑点状或小片阴影。

（3）支气管扩张：慢性支气管炎反复发作，支气管黏膜充血，水肿，形成溃疡，管壁纤维增生，管腔或多或少变形，扩张或狭窄。扩张部分多呈柱状变化。

【诊断依据】

主要依靠病史和症状。在排除其他心、肺疾患（如肺结核、尘肺、支气管哮喘、支气管扩张、肺癌、心脏病、心功能不全等）后，临床上凡有慢性或反复的咳嗽、咯痰或伴喘息，每年发病至少持续3个月，并连续2年或以上者，诊断即可成立。如每年发病持续不足3个月，而有明确的客观检查依据（如X线、肺功能等）亦可诊断。现将实验室检查和其他检查详述如下：

1.血液检查 慢性支气管炎急性发作期或并发肺部感染时，可见白细胞计数及中性粒细胞增多。喘息型者嗜酸粒细胞可增多。缓解期多无变化。

2.痰液检查涂片或培养 可见肺炎球菌、流感嗜血杆菌、甲型链球菌及奈瑟球菌等。涂片中可见大量中性粒细胞、已破坏的杯状细胞，喘息型者常见较多的嗜酸粒细胞。

3. 呼吸功能检查　早期常无异常。如有小气道阻塞时，最大呼气流速——容积曲线在75%和50%肺容量时，流量明显降低，闭合容积可增加。发展到气道狭窄或有阻塞时，如第1秒用力呼气量占用力肺活量的比值减少（<70%），最大通气量减少（<预计值的80%）；流速——容量曲线减低更为明显。

4. X线检查　单纯型慢性支气管炎的X线检查阴性，或仅见两肺下部纹理增粗，或呈条索状，这是支气管壁纤维组织增生变厚的征象。若合并支气管周围炎，可有斑点阴影重叠其上。

【中药调养】

1. 中药内服

（1）处方：前胡12g、杏仁12g、桔梗10g、陈皮10g、生姜10g、半夏3g、大枣3枚。

用法：每日1剂，水煎服，250ml/次，每日2次，7天为一个疗程。

（2）处方：桑白皮10g、枇杷叶（刷去毛）10g、桔梗10g。

用法：每日1剂，水煎服，250ml/次，每日2次，7天为一个疗程。

2. 中药外敷

处方：炙白芥子、桂枝、五味子各10克，细辛6克，麝香3克，鲜生姜汁适量。

用法：取穴肺俞、心俞、大肠俞。将炙白芥子、桂枝、五味子、细辛、麝香共研为细末，用鲜生姜汁调成稠膏，分别贴敷于肺俞、心俞、大肠俞。每次贴20小时，以夏季贴敷为佳。

3. 药膳食疗

（1）处方：冬瓜子仁10g、红糖10g。

用法：将冬瓜子仁、红糖共同捣碎，开水冲服，每日3次。

（2）处方：新鲜白萝卜1个，蜂蜜适量。

用法：将白萝卜中间打洞加入蜂蜜，放入锅中煮30分钟后，取萝卜蜂蜜汁温服，每日约50ml。

（3）处方：核桃若干。

用法：每日食用核桃8个，分2次食用，连续食用半个月。

（4）处方：羊肉200g、生姜4g、大枣5枚（去核）。

用法：煮成稀糊状，加入适量盐，以晚上食用为佳，连续食用1个月。

【针灸理疗】

一、针灸推拿疗法

1.毫针法

（1）处方：肺俞、璇玑、膻中、心俞、神阙。

操作：背部穴位与腹部穴位可交替针刺，背俞穴均直刺0.5寸，胸部穴位均向下平刺0.2寸，均施捻转平补平泻手法，每日1次，10次为一个疗程。

（2）处方：肺俞、尺泽、内关、合谷。

操作：穴位进行常规消毒。针刺得气后用泻法，每日1次，10次为一个疗程。本方适用于燥热伤肺型。

（3）处方：肺俞、肾俞、太溪、天突、尺泽、膏肓俞。

操作：将以上穴位分成2组，每日选取1组，交替轮用。穴位常规消毒，进行针刺，用补法，每日1次，10次为一个疗程。

（4）处方：肺俞、太渊、脾俞、足三里、丰隆。

操作：穴位常规消毒后进行针刺，肺俞、脾俞、足三里用补法，丰隆用泻法，可适当配用灸法，每日1次，10次为一个疗程。

（5）处方：身柱、丰隆、肺俞、中府、脾俞、膏肓俞。

操作：穴位常规消毒后进行针刺，中府向外斜刺0.3寸，丰隆直刺1.5寸，余穴均直刺0.5寸。均施捻转平补平泻手法，每日1次，10次为一个疗程。

2.电针疗法

（1）处方：陶道、大椎。

操作：患者取坐位，头稍低下，选督脉之大椎、陶道，进行常规消毒后，用28号毫针约呈45°角斜向头部方向深刺，深度一般在1.8~2寸，针刺时不要求在躯干、四肢出现放射性针感，以通电胸部有电麻样感为度，如针感未达胸部应以手法调整。治疗机选国产G6805治疗仪，频率为80Hz，电流强度3~20mA，以患者能耐受为度，隔日1次，10次为一个疗程。

（2）处方：合谷、肺俞、大椎、风门。

操作：每次选2~4穴，各穴交替使用。针刺得气后接G6805电针仪，用弱刺激强度、疏密波，10分钟后增至中等刺激强度。每日1次，10次为一个疗程。

3.耳针疗法

（1）处方：肝、肺、气管、神门、支气管、咽喉。

操作：严格消毒耳廓，先用2%的碘酊擦拭，再用75%的酒精脱碘，然后用耳毫针刺入穴位，用中等刺激，留针10~20分钟，隔日1次，10次为一个疗程。并可用王不留行籽贴压耳穴。

（2）处方：肺、神门、气管、大肠、平喘、肾、脾。

操作：穴位常规消毒，每次选3~4穴，可用撳针留针2日，或用王不留行籽贴压一侧耳穴，嘱患者不时用手按压所贴穴位以加强刺激，3日后除去，改贴压另一侧耳穴。

（3）处方：咽喉、气管、肺、肾、大肠、内分泌。

操作：先将耳廓皮肤消毒，再用耳穴探测仪或探棒于耳廓寻找阳性反应点，然后将预备好的0.6cm×0.6cm胶布中心放置一枚王不留行籽，准确地贴于阳性反应点处，轻轻用手指指压，使患者感到耳廓发热、胀痛等反应为宜。并嘱患者每日轻轻按压3~5次，每次5分钟，每周1次，5次一个疗程。

4.穴位注射法

（1）处方：天突。

操作：令患者仰卧，颈下稍垫高或端正坐位头向后仰，使胸锁间隙充分显示。用5ml注射器一具，抽取0.5%利多卡因3~5ml，常规消毒后，于天突穴稍上向后下方呈40°斜行刺入深约3~4cm，待患者有胸闷或胀感后，即将药液直接注入，出针时要迅速，全过程约半分钟左右。隔日1次，3~5次为一个疗程。

（2）处方：尺泽、足三里。

操作：局部常规消毒后，用5ml注射器抽取当归注射液1ml，快速进针，回抽无血后，将药液注入同侧足三里、尺泽，两侧交替使用。8周为一个疗程，分为3个阶段，第1阶段每2日1次，共2周；第2阶段每3日1次，共2周；第3阶段每周1次，共4周。

（3）处方：肺俞、大杼、定喘、中府。

操作：将25%胎盘注射液与1% VitB$_1$注射液等量混合，每次每穴注射0.5~1ml，每日1次，10次为一个疗程。

5.穴位埋线法

（1）处方：丰隆、定喘、足三里。

操作：将备好的羊肠线装入穿刺针内，在局麻下将针刺入穴位下肌层，待患者有酸、麻、胀感，将针管内的肠线送入穴位，边推针芯边抽针管，不使肠线外露，外敷无菌敷料，胶布固定，30日埋1次为一个疗程。

（2）处方：肺俞、脾俞、膻中、肾俞。

操作：穴位常规消毒后，铺洞巾，局部浸润麻醉，取0号羊肠线用三角缝针穿埋于穴位下肌肉层，每月2次，3个月为一个疗程，可连续2个疗程。

6.穴位敷贴法

（1）处方：定喘、心俞、肺俞。

操作：首先用磁圆针在穴位上叩打20次左右，再用艾条灸30分钟，用1寸见方纱布，放上药膏（白芥子、甘遂、细辛等药，共研细末，用姜汁调制膏状）3g左右，贴敷在穴位上，用胶布固定即可。每年入伏开始治疗，每隔10日治疗1次，每次保留2~3日，3次为一个疗程。

（2）处方：心俞、膈俞、定喘、天突。

操作：用对皮肤有一定刺激作用的药物如皂角、乌头、南星、降香、肉桂、川椒、白芥子等制成膏药，贴于穴位，3日换膏药1次，10次为一个疗程。

7.火罐疗法

（1）处方：膏肓、大杼、风门、肺俞。

操作：用闪火法将火罐吸住，至皮肤充血发红时取罐。或按走罐法操作，沿足太阳膀胱经自大杼至膈俞往返推罐，至皮肤充血潮红为度。

（2）处方：背部自T_1~T_{12}两侧，足太阳膀胱经背部第1侧线上。

操作：两侧各拔火罐5~6只，至皮肤淤血为度，隔2~3日拔罐1次。

8.艾灸疗法

处方：大椎、身柱、肺俞、肾俞、膏肓俞。

操作：患者俯卧位，穴位消毒后，将麦粒大的艾炷放在穴位上，点燃艾炷的上端，燃尽为止；或隔药灸（如生姜、白芥子等），每次每穴灸3~5壮，隔日1次，10次为一个疗程。

二、现代物理疗法

1.电疗法

（1）超短波疗法

处方：胸背部。

操作：短波治疗仪或超短波治疗仪，输出功率200~300W，两个中号或大号的电极，胸背对置，微热量，每次15~20分钟，每日1次，12~20次为一个疗程。痰不易排出者不用。疗程间间隔1~2个月，一般1年不超过4个疗程。

（2）超长波疗法

处方：颈胸部。

操作：患者仰卧或侧卧位，超长波电极置于颈胸部，低档，每分钟20次，每日1次，10~20次为一个疗程，多用于分泌物黏稠不易排出的患者。

（3）微波疗法

处方：胸部。

操作：圆形辐射器，距离5~10cm，辐射胸部，60~80W，10~15分钟，每日1次，10~15次为一个疗程，急性发作效果较好。

（4）分米波疗法

处方：前胸。

操作：凹槽形辐射器，患者仰卧位或坐位，辐射器横置于前胸，上界齐喉结，离体表5~10cm，每日1次，10~20次为一个疗程。

（5）直流电离子导入法

处方：胸部。

操作：①胸部抗生素离子导入：$250cm^2$ 电极2个，分别置于前胸（上界齐喉结）、后背（上界齐发际），可用青霉素、链霉素、庆大霉素等抗生素导入（青霉素、链霉素使用前应先做皮试，阴性方可使用），每次20分钟，每日1次，12~20次为一个疗程。②臂部反射区药物离子导入：$10cm^2$ 电极2个，分别置于双上臂外侧，连阴极（可加10%溴化钾）；$200cm^2$ 电极1个，置于肩胛间区，连阳极（可加10%氯化钙），每次20分钟，每日1次，15~20次为一个疗程。③脾区利多卡因导入：$200cm^2$ 电极1个，置于脾区，连阳极，加5%~10%的利多卡因（无过敏者方可使用），另一同样大小电极置于肩胛间区，连阴极，每次20分钟，每日1次，15~20次为一个疗程。④全身钙离子导入：$300cm^2$ 或 $400cm^2$ 电极1个，置于肩胛间区，连阳极，加10%氯化钙，$150cm^2$ 或 $200cm^2$ 电极2个，分别置于两小腿后，连阴极，每次20分钟，每日1次，12~18次为一个疗程。臂部反射区药物离子导入、脾区利多卡因导入、全身钙离子导入的目的在于增强体质和提高机体免疫力。

2.超声波疗法

处方：超声雾化吸入。

操作：超声雾化吸入器，1MHz左右的高频超声震荡，雾化药物可用抗生素（每次剂量为全日肌肉注射量的1/4~1/8）和化痰剂（3%的盐水或4%碳酸氢钠溶液，每次5~10ml；溴己新每次4~8mg），每次吸入20~30分钟，每日1~2次，7~10次为一个疗程。多用于咳嗽多，痰不易咳出者。

3.光疗法

（1）紫外线疗法

处方：胸背部。

操作：①胸背两区法：立地式紫外线灯，患者俯卧，照射野自后发际至T_9，宽度15~20cm，3~4MED。然后仰卧，照射野自颈前喉结至剑突与两肋下缘，宽度15~20cm，4~5MED。多用于干咳的患者。②穴位照射法：手提式紫外线灯，取天突、膻中、合谷和大椎、肺俞、定喘两组，4~5MED，每日1次，两组交替使用，每次加1/2~1MED，6次为一个疗程。痰多可加足三里和丰隆。③全身照射法：立地式紫外线灯，全身分前、后、上、下（前面脐为界，后面L_4为界）四区，灯距50~100cm，1/4MED，每次增加1/4MED，每日1次，20次为一个疗程（每次不可产生红斑）。可增强体质和提高免疫力。

（2）激光疗法

处方：He-Ne激光照射天突、膻中、合谷、肺俞、定喘。

操作：He-Ne激光器输出功率8~25mW，光斑直径2~3mm，距离75cm，聚焦照射天突、膻中、合谷、肺俞、定喘，每穴5分钟，每次4~5穴，每日1次，10~12次为一个疗程。或用半导体激光器，剂量200~250mW，每穴照射3分钟。

4.磁疗法

（1）电磁法

处方：患处。

操作：低频电磁治疗仪，磁头直接置于胸前，弱~中剂量，每次15~20分钟，每日1次，10~20次为一个疗程。

（2）旋磁疗法

处方：天突、膻中、肺俞、定喘、合谷。

操作：磁场强度0.07~0.1T的磁头对准穴位，每穴10~15分钟，每次3~5穴，每日1次，10次为一个疗程。

（3）贴磁法

处方：天突、膻中、肺俞、定喘、合谷。

操作：用0.06~0.1T的磁片，直径0.5~1cm，贴于穴位上，每次5~6穴。

三、现代康复疗法

运动疗法：①呼吸操：上、下肢及躯干运动，配合呼吸，如扩胸伸展时吸气；缩胸弯腰时呼气，每个动作16~32次，1日至少1~2遍。②缩唇呼气训练：呼气时将口唇缩成吹笛子状，气体经缩窄的口唇缓慢呼出。③步行或慢跑运动：先慢走后快走，如适应可增加慢跑，也可行走与慢跑交替进行，时间逐渐延长，也可间歇进行，逐渐延长运动时间，减少休息时间，以微汗出，但不出现气短为宜。④踏车训练：采用JW-1型脚踏功率自行车（最大功率为1000kg·m/分钟，踏车速度为60转/分钟）。患者每日上午、下午进行1次定时、定量的锻炼，运动量通过踏车的转动数、时间以及负荷功率大小进行调节，一般不超过本人净增心率的80%，不低于本人净增心率的50%，持续45分钟，连续20日。

【护理措施】

1. 生活起居护理 久病体虚，肺气不足，卫表不固，易外感六淫。秋冬季节，天气寒冷，气温骤降，寒邪易于入侵，是慢支患者最易发病的季节，故应避风寒，防外邪。指导患者注意保暖，适时更换衣服，以适应气候变化，预防感冒。居住环境应清洁安静，居室阳光要充足，空气要新鲜流通。患者的生活习惯、清洁卫生与疾病有直接关系，故患者应戒烟酒，避免烟、尘的吸入，讲究卫生，保持口腔清洁，按时休息，起居有常。

2. 饮食护理 慢支患者的饮食宜清淡、营养丰富，禁食辛辣发物及生冷油腻之品，以防助湿生痰而诱发喘作。进食高蛋白食物，并补充维生素A，如绿色新鲜蔬菜、水果、瘦肉、牛奶、鸡蛋等，少食多餐，勿食过饱。对二氧化碳增多的患者，糖的摄入应适当限制，否则可导致二氧化碳潴留，加重病情。平时可根据脾、肺、肾三脏虚损的不同程度，调节饮食以补之，如多食红枣、鸡汤、糯米粥以补肺气；常食山药、扁豆、莲子汤以补脾气；羊肉、狗肉、核桃可壮阳，常食以补肾纳气等。秋季气候干燥，适当辅加些补阴润肺的食物，如莲子银耳羹、冰糖雪梨羹等，补肺养气，生津润燥。

3. 情志护理 慢支患者由于疾病迁延不愈，常常情绪不好，易致病情加重，对健康的恢复极为不利，故应建立良好的护患关系，关心体贴患者。嘱患者保持精神乐观，心胸开阔，避免情志失度，并嘱其家属应关心体贴患者，消除不良因素的刺激。

4. 对症处理和护理 痰多咯出不爽者，可采用体位排痰法助其排痰，亦可用雾化吸入的方法。

5.健康教育 指导患者掌握慢支的有关知识和发病规律，坚持治疗，防止病情反复。可经常在背部第3胸椎处进行热疗，平时应注意保暖。指导患者及时合理的应用各种药物，特别是抗生素不可滥用；对于服中药者，应嘱其饭后服，以避免对胃的刺激，又可延缓中药停留时间，增大疗效；服药后勿立即饮浓茶、牛奶，以免影响疗效。指导患者进行呼吸锻炼和身体锻炼，提高机体的免疫力。患者还应注意饮食调节，生活起居要有规律，同时注意个人卫生习惯。

第二节 肺 炎

肺炎（pneumonia）是指肺实质发生的炎症。肺炎是呼吸系统最常见的疾病，可由多种因素导致，绝大多数是由微生物感染所致，某些理化因素、免疫原性损伤亦可导致肺炎。肺炎按肺部病变的解剖部位分类，可分为大叶性肺炎、肺段性肺炎、小叶性（支气管）肺炎和间质性肺炎。大叶性肺炎的炎症占整个一叶或多叶，常有肺实变，致病菌以肺炎链球菌最为多见。肺段性肺炎往往由于感染菌毒力较低，人体抵抗力较强或治疗及时，炎症仅限于肺段或肺段的一部分，亦可继发于支气管病变。小叶性肺炎常有细支气管、终末细支气管和肺泡的炎症、实变，多呈双侧分布，下叶多见，有融合倾象，常见于年老体弱者和婴幼儿。间质性肺炎炎症以肺间质为主，有肺泡壁的细胞增生，间质水肿，一般多为支原体和病毒感染所致，也可继发于细菌感染或免疫反应性疾病。大叶性肺炎多为原发性。小叶性肺炎常继发于呼吸道其他疾病，或全身衰弱、手术后吸入上呼吸道条件致病菌引起。

【病因病理】

一、细菌性肺炎

1.革兰氏阳性球菌性肺炎

（1）肺炎链球菌肺炎：肺炎链球菌为革兰氏阳性球菌，常成对或呈短链形排列，有致病力的菌体，有高分子多糖聚合体组成的夹膜。据免疫血清试验，已测知肺炎链球菌有86型，其中第3型致病力最强。该菌存在于正常人体的上呼吸道，当机体突然受寒、疲劳、醉酒等，以及病毒感染后使呼吸道防御功能受损时，影响纤毛的活动，细菌在肺泡内繁殖而导致肺炎，常呈大叶性或肺段性分布。病程可分为 4 期：早期为充血水肿期，细菌侵入肺泡后引起毛细血管充血、扩张、水肿和浆液渗出；继而为红色肝样变期，肺泡内有大量中性粒细胞、吞噬细胞及红细胞的渗出；进而充分实变称灰色肝样变期，肺泡内充满大量白细胞纤维蛋白渗出；最后为消散期，肺泡内纤维蛋白渗出物被白细胞破坏时释放出的溶纤维蛋白酶所溶解后经血液吸收。消散后组织可完全恢复正常。

（2）葡萄球菌肺炎：葡萄球菌为革兰氏阳性球菌，呈不规则葡萄串状排列，其产生的凝固酶与脓肿形成有关。主要为吸入性感染，其次为血行播散性感染（主要来自皮肤毛囊炎、蜂窝组织炎和疖、痈等感染）。原发性金葡菌性肺炎病变，常为大叶性分布，也可一侧或双侧段性炎变。血源播散性金葡菌性肺炎，通常在病侧肺内形成多个或多发性脓肿，在炎症和脓肿消散时，可形成肺大泡或囊状气肿，甚或穿破胸膜而导致气胸、脓胸等。

2.革兰氏阴性杆菌性肺炎

（1）克雷白杆菌（肺炎杆菌）肺炎：该菌为引起肺炎常见的需氧性革兰氏阴性杆菌，现已成为医院内获得性感染的重要"条件"致病菌，菌体有夹膜和菌毛，可通过呼吸道感染，亦可通过患者之间交叉传播。病变多呈大叶分布，少数呈小叶性，上叶病变多见，其特点为：对肺组织的破坏性大，迅速形成脓肿空洞，并可形成脓胸和胸膜增厚等病变。

（2）流感嗜血杆菌肺炎：该菌为多形有夹膜的革兰阴性杆菌，常继发于慢性阻塞性肺炎和酒精中毒的患者。多数呈支气管肺炎改变，少数呈大叶性分布，偶可出现空洞，也常可并发胸膜病变。

（3）铜绿假单胞菌肺炎：铜绿假单胞菌为革兰阴性杆菌，多继发于慢性肺部疾患者及年老体弱者，常成为医院内交叉感染（如雾化吸入、气管切开、使用人工呼吸器等）重要的"条件"致病菌，多在肺下叶形成支气管肺炎型结节病灶，可扩展和融合，迅速引起肺组织坏死和形成空洞。

（4）嗜肺军团杆菌肺炎：军团杆菌是一种微小多形革兰阴性杆菌，需在含铁和胱氨酸的培养基上生长繁殖，为以肺部病变为主的局部流行或散发的传染病，主要侵犯肺泡和细支气管，发生弥漫性肺泡损害和急性纤维素脓性支气管炎，也可形成融合性大叶实变，少数则可有空洞形成。

3.厌氧菌性肺炎

致病性微生物包括厌氧性链球菌、杆菌、梭形杆菌和螺旋体等，存在于正常人体口腔内，在熟睡、麻醉时被吸入呼吸道而致肺炎。部分则由血行感染引起发病，病变呈支气管肺炎改变，有时可见多发性脓肿及并发胸腔积液或脓气胸。

二、病毒性肺炎

急性呼吸道感染中的病毒感染约占90%，已知引起肺炎的病毒主要有流感病毒（A）、副流感病毒、呼吸道合胞病毒以及腺病毒Ⅰ、Ⅲ、Ⅶ型和某些肠道病毒如柯萨奇（Coxackie）病毒、埃可（ECHO）病毒等。病毒性肺炎由呼吸道感染，病毒侵入呼吸道后，引起支气管上皮细胞受损，纤毛运动发生障碍，呼吸道防御功能被破坏而致肺炎。许多出疹性疾病和病毒感染性疾病均可伴发病毒性肺炎，也可继发细菌感染而使病情复杂而加重。单纯的原发性病毒性肺炎多表现为间质性肺炎的改变，肺泡间隔增宽，泡间和细支气管周围毛细血管扩张、充血，并有单核细胞和淋巴细胞浸润，肺泡腔内有浆液渗出，在泡管和泡壁上形成一层透明膜，肺泡细胞和巨噬细胞内可见有病毒包涵体。

三、肺炎支原体肺炎

肺炎支原体肺炎过去也称"非典型肺炎"，支原体是最小的致病微生物，菌体没有细胞壁，已知有8种类型，其中仅肺炎支原体对人体致病。用20%马血清和酵母培养，显微镜下可见到埋入琼脂表层下的支原体菌落。早期对菌体鉴定可依据其对葡萄糖具有发酵作用，吸附并能溶解豚鼠和绵羊的红细胞，以及对美蓝有耐受等特性，但最终鉴定则需依靠血清学检查。基本病变为间质性肺炎，也可为融合性支气管肺炎或大叶性肺炎，支气管和细支气管腔内有黏液性或脓性分泌物，肺泡水肿，镜检可见支气管黏膜下组织充血、水肿，并有大单核细胞和淋巴细胞浸润，小支气管可发生黏膜溃疡和化脓，毛细支气管扩张，泡壁周围有淋巴细胞和大单核细胞浸润，黏膜上皮也可发生坏死和脱落，此时多见有中性粒细胞浸润，有时也可并发少量胸腔积液。

四、立克次体肺炎

系伯纳特立克次体引起的肺炎，人体吸入病兽的排泄物及血液所污染的尘埃而患病。病原体呈多形的短杆状或球杆状，侵入机体后引起肺炎的病变呈多发性、肺段性分布，重者则可见有肺坏死。

五、真菌性肺炎

1. 肺念珠菌病 主要为白色念珠菌引起，存在于正常人口腔和上呼吸道，经吸入和血源性播散而感染，病变常呈小叶性分布，也可呈大片致密的炎变和多发性脓肿。

2. 肺隐球菌病 为新形隐球菌感染引起的全身疾病的一部分，入侵途经为吸入鸟类粪便污染的尘埃而致病，肺部病变可为局灶性或广泛性的小肉芽肿。

3. 肺放线菌病 致病菌为以色列放线菌，存在于人的口腔龋齿和扁桃体隐窝中，由吸入含菌的分泌物引起发病。病变常见于肺门或肺下叶，继而形成脓肿，并可导致脓胸和瘘管。

4. 肺曲菌病 由熏烟曲菌及其他曲菌引起，本菌广泛存在于自然界中，由吸入性感染而致病，可引起急性气管炎、支气管炎或肺炎。

【临床表现】

1. 大叶性肺炎的临床表现 患者常有受凉淋雨、疲劳、醉酒、精神刺激、病毒感染史，半数病例有数日的上呼吸道感染的先驱症状。起病多急骤，有高热，半数伴寒战，体温在数小时内可以升到39℃~40℃，高峰在下午或傍晚，也可呈稽留热，与脉率相平行。患者感全身肌肉酸痛，患侧胸部疼痛，可放射到肩部、腹部，咳嗽或深呼吸时加剧。痰少，可带血丝或呈铁锈色。胃纳锐减，偶有恶心、呕吐、腹痛或腹泻，有时误诊为急腹症。

患者呈急性病容，面颊绯红，皮肤干燥。口角和鼻周可出现单纯性疱疹。当肺炎广泛，通气/血流比例减低，出现低氧血症，表现为气急、紫绀。有败血症者，皮肤和黏膜可有出血点、巩膜黄染。颈有阻力提示可能累及脑膜。心率增快，有时心律不齐。早期肺部体征无明显异常，仅有胸廓呼吸运动幅度减小、轻度叩诊浊音、呼吸音减低和胸膜摩擦音。肺实变时有典型的体征，如叩诊浊音、语颤增强和支气管呼吸音。消散期可闻及湿啰音，重症可伴肠胀气。上腹部压痛可能是由于炎症累及膈胸膜外周。严重感染可伴发休克、弥散性血管内凝血、成人呼吸窘迫综合征，以及神志模糊、烦躁不安、嗜睡、谵妄、昏迷等精神症状，须密切观察，积极救治。

当人体对荚膜抗原产生足够的特异性抗体时，二者结合，在补体参与下，有利于吞噬细胞对细菌的吞噬。发病第5~10日时，发热可以自行骤降或逐渐减退。使用有效的抗菌药物可使体温在1~3日内恢复正常，患者顿觉症状消失，逐渐恢复健康。

2. 支气管肺炎的临床表现 支气管肺炎（bronchopneumonia）又称小叶性肺炎，常见致病菌为链球菌、葡萄球菌和肺炎球菌等。多见于婴幼儿、老年及极度衰弱的患者，或为手术后的并发症。

支气管肺炎可由支气管炎和细支气管炎发展而来，病变范围常是小叶性的，但可融合成大片。如果细支气管有不同程度的阻塞，则可出现肺气肿或小叶性肺不张。临床表现较重，多有高热、咳嗽、咳泡沫黏液脓性痰，并伴有呼吸困难、紫绀及胸痛等。发生于极度衰弱的老年患者时，因机体反应力低，体温可不升高，血白细胞数也可不增多。

3.肺支原体肺炎的临床表现 肺支原体肺炎系由肺炎支原体引起。本病由呼吸道传染，多发于冬春及夏秋之交。症状常轻微，可有疲劳、胸闷、轻咳。多不发热或仅有低热；少数可发热，剧烈干咳。

【诊断依据】

大叶性肺炎

1. 实验室检查 血白细胞计数多数在（10~20）×10^9/L，中性粒细胞多在80%以上，并有核左移，或胞质内毒性颗粒可见，年老体弱、酗酒、免疫低下者的白细胞计数常不增高，但中性粒细胞百分比仍高。在抗菌药物使用前作血培养，20%可呈阳性。痰涂片检查有大量中性粒细胞和革兰阳性成对或短链状球菌，在细胞内者更有意义。痰培养在24~48小时可以确定病原体。聚合酶链反应（PCR）检测和荧光标记抗体检测可提高病原学诊断率。为了避免痰标本污染，可在漱口后采集深咳出的痰液。经环甲膜穿刺、经纤支镜用防污染刷或支气管肺泡灌洗液取标本，能灵敏检出细菌，但不能作为常规方法。

2. X线检查 早期只见肺纹理增粗或受累的肺段、肺叶稍模糊。近年来典型的大叶实变已较少见，由于肺泡内充满炎性渗出物，在实变阴影中可见支气管气道征。肋膈角可有少量胸腔积液征。在肺炎消散期，X线显示炎性浸润逐渐吸收，可有片块区域吸收较早，呈现"假空洞"征。多数病例在起病3~4周后才完全消散。老年人病灶消散较慢，也可能为机化性肺炎。

【中药调养】

1.中药内服

（1）处方：麻黄10g、杏仁10g、生石膏30g（先煎）、金银花15g、大青叶15g、板蓝根10g、生甘草6g。

用法：每日1剂，水煎服，每次250ml，每日2次，7天为一个疗程。

（2）处方：金银花20g、野菊花15g、紫花地丁15g、蒲公英15g、当归10g、元参10g。

用法：每日1剂，水煎服，每次250ml，每日2次，7天为一个疗程。

2．中药外敷

（1）处方：黑丑10g、明矾20g、艾叶5g，醋适量。

用法：将黑丑、明矾、艾叶共研细末，用醋调成膏状，敷于双侧足底涌泉穴，1~2次/天，每次90分钟，连续治疗2周。

（2）处方：白芥子15g、艾叶5g，面粉少量，生姜汁适量。

用法：白芥子、艾叶共研细末，加入少量面粉，用生姜汁调匀成糊状，敷于双侧肺俞穴、胸背部阿是穴。由于药物作用较猛烈，敏感体质者建议敷药前用蘸有植物油的纱布先敷于皮肤表面，再外敷药物，一般1~2次/天，每次90分钟左右，连续治疗2周。

3．药膳食疗

（1）处方：百部15g、生地10g、知母10g、麦冬10g、沙参10g，甲鱼1只约500g左右，料酒、盐、姜片等适量。

用法：将甲鱼处理好后，清理干净，过沸水备用；将上述5味中药清洗干净放入锅中，将甲鱼置于其上，加入适量清水，大火煮沸后，加入料酒、盐、姜片，改用文火煮至甲鱼肉熟烂，即可食用。

（2）处方：桑白皮15g、杏仁10g、款冬花20g、猪肺500g，料酒、盐、姜片等适量。

用法：将猪肺清洗干净后切片备用，将桑白皮、杏仁、款冬花清洗干净后沥水备用。锅中放入适量油加热，放入姜片，将猪肺爆炒3分钟，加入料酒，加入适量清水大火煮沸，后改用文火煲3小时左右，加入适量盐调味即可食用。

【针灸理疗】

一、针灸推拿疗法

1．毫针疗法

（1）处方：肺俞、大椎、风门、定喘。

操作：常规消毒，快速进针，肺俞、风门直刺0.5~0.8寸；大椎直刺1~1.3寸。留针20分钟左右，用提插捻转平补平泻法行针2~3次。发作期每日1次，喘平后隔日1次，10次为一个疗程，休息1周继续治疗1~2个疗程。

（2）处方：大椎、风门、肺俞。

操作：常规消毒后，快速进针，肺俞、风门直刺0.5~0.8寸，大椎直刺

1~1.3寸。留针20分钟左右，行针2~3次，施以平补平泻手法，每日针刺1次，喘平后，听诊哮鸣音消失，可改为隔日1次，10次为一个疗程。

（3）处方：肺俞、膻中。

操作：令患者先取仰卧位，而后俯卧位，用75%酒精棉球常规消毒穴位皮肤，选用一根2寸长的毫针由上而下平刺膻中穴，进针1.0~1.5寸深；再选用2根3寸长的毫针，由上向下平刺肺俞穴进针2.0~2.5寸深，中等强度刺激，平补平泻手法，留针20~30分钟，每5分钟行针1次。针感要求：每个穴位有酸沉、麻木、胀痛、热或触电样感觉。起针后，可在膻中与肺俞上拔火罐5~10分钟。每日治疗1次，10次为一个疗程。

（4）处方：肺俞、定喘、尺泽、列缺、丰隆、天突。

操作：天突穴先进针0.2寸，然后沿胸骨壁向下刺1寸，得气出针，不留针。定喘、肺俞直刺0.5寸，尺泽、丰隆直刺进针1寸，均施提插捻转平补平泻法，每日1次。

（5）处方：膏肓俞、定喘、肺俞、太渊、关元、脾俞、肾俞、足三里。

操作：穴位常规消毒。针刺得气后，均施提插捻转补法，留针30分钟，每隔10分钟行针1次，每日1次，10次为一个疗程。

2.电针疗法

处方：孔最、鱼际、定喘、肺俞。

操作：每次选2~4穴，各穴交替使用。针刺得气后接G6805电针仪，刺激量由中等刺激逐渐增加到强刺激，每次15~60分钟。

3.温针疗法

处方：大椎、风门、肺俞。

操作：穴位常规消毒，针刺得气后，以1寸艾卷套在针柄上点燃施灸，留针10~15分钟。

4.火针疗法

处方：大椎、肺俞、风门、脾俞、肾俞。

操作：穴位常规消毒后，点燃酒精灯，右手持贺氏火针（中粗），以持笔式持针法，将针体针尖伸入外焰，烧针时先烧针身，后烧针尖，令至通红，然后迅速准确地点刺穴位，针刺深度以2~5分为宜。出针后，以消毒干棉球压迫针孔片刻，并嘱患者注意保持针孔局部清洁，以防感染。禁食辛辣、鱼腥之品。若针孔处出现红点瘙痒，不宜抓搔，可自行缓解。肺俞、风门、脾俞、肾俞均单取，每日针刺1次，大椎隔日针刺1次，连续12日为一个疗程，疗程间间隔4日。

5.热针疗法

处方：定喘、风门透肺俞。

操作：采用1.5~2寸热针，应用GZH型热针仪，热针温度指示40℃~70℃，留针20分钟。哮喘发作时每日治疗1次，听诊哮鸣音消失后改为隔日1次，6次为一个疗程。

6.三棱针疗法

处方：曲池（肘窝）、委中（腘窝）、背部俞穴、耳后静脉、少商、鱼际、太阳。

操作：曲池及委中缓刺静脉放血；少商、鱼际、耳后静脉点刺出血。背俞及太阳刺后拔罐2~3分钟，每日1~2次或隔日1次，5~10次为一个疗程。

7.皮肤针疗法

处方：肺俞、大椎、定喘、膏肓、肾俞、膻中、足三里、丰隆。

操作：穴位常规消毒后，采用皮肤针叩刺，以皮肤潮红为度，每日1次，3次为一个疗程。

8.针挑疗法

处方：大椎、定喘、肺俞、鸠尾、中脘。淤血明显加膈俞；脾虚痰多加脾俞；喘甚加天突。

操作：常规消毒后，用钩状挑治针，针尖对准穴位皮肤刺入约0.1寸，纵行挑破皮肤0.2~0.3cm，然后将针深入皮下挑刺，针尖拉住皮下纤维组织数根，直至将穴位下纤维组织挑尽为止，挑完后再以碘酒消毒，盖上消毒纱布，胶布固定。每周1次，7次为一个疗程。

9.耳针疗法

（1）处方：肾上腺、肺、平喘、支气管、皮质下、内分泌、交感、神门。

操作：缓解期可用王不留行籽贴压，每日自行按压3~5次，每次3~5分钟，1次贴1侧耳穴，隔日换贴1次。发作期可用0.5寸毫针选择2~3穴针刺0.2寸深，捻转强刺激，留针5~10分钟。

（2）处方：气管、肺、对屏尖、交感、肾上腺、皮质下。

操作：消毒针刺部位。每次选2~4穴，毫针强刺激，留针10~15分钟，每日1次。

（3）处方：肺、肾上腺、肾、定喘、交感。

操作：消毒针刺部位。每次选2~3穴，或先用探穴器探测压痛点，针刺留针30~60分钟。

10.穴位埋线法

（1）处方：肺俞、大椎、膻中。

操作：在选定穴上，皮肤做常规消毒，局部麻醉后，用缝皮针将0号羊肠线埋于穴位下肌肉层内，一般选用3~4穴，大部分用胸背部穴位，适用于哮喘的缓解期。

（2）处方：定喘、膻中、身柱、足三里、丰隆。

操作：取5mm长羊肠线穿入6号注射针尖端，将28号针灸针磨平针尖代作针芯，穿入6号注射针内备用。穴位常规消毒，用注射针迅速穿透皮肤刺入肌层，得气后，边退针头，边推针芯，将羊肠线埋入皮下，出针后，用消毒纱布覆盖，胶布固定保留2日。每次埋线1穴，隔2个月埋线1次。

11.穴位注射法

（1）处方：大椎、肺俞、定喘、足三里、膏肓俞。

操作：用胎盘组织液、黄芪注射液混合注射，每穴注入药液0.5~1ml，每次取1~2穴，逐日更换，10次为一个疗程。

（2）处方：定喘、肺俞、天突、膻中、中府、孔最、身柱、丰隆。

操作：用扑尔敏注射液2ml加注射用水至5ml，取背部一腧穴配孔最，或取胸部一腧穴配丰隆，两组交替，每穴1ml，每日1次，10次为一个疗程。

12.自血疗法

处方：定喘、肺俞、风门、大杼。

操作：以一次性注射器抽取自体静脉血2ml。常规皮肤消毒，对准穴位快速刺入，然后慢慢地上下提插2~3次，出现得气后，回抽如无回血，将自体血缓慢地注入。穴位注射分3个疗程，第一个疗程以止咳平喘为主，第2个疗程以培土生金为主，第3个疗程以补益肺肾为主。每次注射一对同名穴位，不同穴位交替进行注射。每个疗程注射5对同名穴位，隔日注射1次，5次为一个疗程，疗程间间隔10日，治疗3疗程，共50日。

13.穴位割治法

（1）处方：定喘、天突。

操作：穴位常规消毒，铺无菌巾，用2%利多卡因行局部麻醉，以穴位点为中心，竖切，切口约0.6cm长，深达皮下脂肪层，钝性分离，剔除脂肪约0.5g，然后埋入3号医用羊肠线2段，每段0.5cm，包扎切口，胶布做蝶形固定

（不缝合），每次1穴，15日治疗1次。

（2）处方：定喘、膻中。

操作：常规消毒后局麻，用小尖头手术刀割开长0.5~1cm、深0.4~0.5cm的切口。挑去皮下少量脂肪组织，并用止血钳略加按摩刺激，然后压迫止血，一般不缝合，涂上龙胆紫或红汞，将切口创面对齐挤合，切口上盖一块小纱布，用蝶形胶布封固即可。约1周痊愈。如有效，可重复1~2次。第2次再割时，可在第1次割治的穴位旁0.5cm处切口。

14. 穴位敷贴法

（1）处方：心俞、肺俞、定喘、厥阴俞、膈俞、风门；白芥子、甘遂各18g，玄胡、细辛各10g，半夏8g。

操作：取白芥子、甘遂各18g，玄胡、细辛各10g，半夏8g，共研细末，用生姜汁调成糊状（以上为1个人3次的用量）。治疗时将药膏分摊在6块边长为6cm的方玻璃纸上（药膏直径为3cm），第1次贴于双侧肺俞、心俞、定喘穴上，胶布固定，第2次贴于双侧厥阴俞、风门、膈俞穴上，两组穴位交替使用。于三伏日贴药，选每伏第1日，共贴3次，每次间隔10日。

（2）处方：定喘、膈俞、心俞、丰隆、肺俞、膻中、脾俞、华盖、足三里。

操作：用端阳艾、麝香、冰片、硫黄、皂角、雄黄等配成阴阳丹备用。在取穴范围内选取有痛、肿、痒、麻、汗出、湿冷等特异感觉或局部有青络脉显露的3~5穴，敷上阴阳丹，外贴胶布固定，以知痛痒为度，3~5日更换药丹1次。

15. 拔罐法

处方：上背部脊柱两侧，包括定喘、大杼、风门、肺俞等穴。

操作：患者取俯伏坐位，用大号罐2个，用闪火法吸附于脊柱两侧，行走罐法，可反复走2~3遍，约30分钟。用梅花针沿脊柱两侧叩打出血后，以闪火法将罐吸附于以上部位。叩打处可有较多血液浸出，留罐15~30分钟。

16. 艾灸法

（1）处方：大椎、风门、膻中、天突。

操作：用艾条灸，温和灸法，每穴灸5~10分钟，以皮肤微红，发热为度。每日灸治1次，10次为一个疗程。

（2）处方：膏肓俞、肺俞、定喘、足三里。

操作：用细艾绒制成麦粒大艾炷，直接置于穴位上灸治，燃尽自灭，每穴灸5~9壮，灸后敷以膏药，保持疮口清洁，有20~30日的化脓期。隔日灸治1

次，2月为一个疗程。

（3）处方：大椎、风门、肺俞、天突、膏肓俞。

操作：艾炷如枣核大，可直接灸5~7壮，也可用隔药饼灸，每穴3~5壮，以皮肤微红为度。化脓灸，传统上在小暑至白露施治，用细艾绒经压辗制成艾炷，直接置于穴位上灸治，每穴5~9壮，灸后敷以膏药，保持疮口清洁，并有20~30日的化脓期，间日灸治1穴，每疗程取3~4穴。也可用日灸法，取穴同上，以斑蝥、全虫去腿足，捣烂敷于穴位上，约12小时，使局部发泡，待自然愈合，保持局部清洁。

17.足疗法

处方：肾上腺、肾、输尿管、膀胱、尿道、甲状腺、甲状旁腺、肺与支气管（有结节）、上下身淋巴腺、胸等足反射区。

操作：用热水、盐、生姜泡脚20分钟后，进行全足按摩。在全足按摩的基础上重点加强上述反射区，对敏感点要加强，以患者能承受为原则，共治疗45分钟。

18.刮痧法

处方：大椎、肺俞、胃俞、脾俞、天突、膻中、气海、关元。

操作：用刮痧板从大椎直下，沿两侧膀胱经刮拭，并点穴，前胸从上向下沿左右两侧刮拭，并点穴，刮至发红为止。

二、现代物理疗法

1.超短波疗法

处方：胸背部。

操作：超短波或短波治疗仪，将电极对置于胸背部，微热量，每次15~20分钟，每日1次，15~20次为一个疗程。多用于发作期。

2.直流电离子导入法

处方：肩胛区。

操作：节段反射法，将150cm^{2}电极2个分别置于双上臂外侧，接阴极导入溴离子；300cm^{2}电极1个，置于肩胛间区，接阳极导入10%的利多卡因（无过敏者方可使用），电量10~15mA，每次20分钟，每日1次，15~20次为一个疗程。多用于发作期。

3.中频疗法

处方：颈胸段的节段反射区。

操作：用两个（3~5）cm×（7~10）cm的电极分别置于C_2~T_1平段脊柱两旁，

作用于颈胸段的节段反射区。开始的3分钟（学龄前儿童）和5分钟（学龄儿童）采用频率10Hz的断调波；其后的3~5分钟采用50Hz与150Hz的变频调制，调幅度50%~75%，电流强度以产生舒适的振颤感为度（6~12~18mA）。治疗时间：学龄前儿童为6分钟，学龄儿童为8~10分钟，每日1次，6~10次为一个疗程（视患儿年龄和病情而定）。

4.激光疗法

处方：定喘、肺俞、膻中、肾俞、足三里、丰隆。

操作：应用小功率的He-Ne激光针照射，也可用光导纤维对准穴位照射。照射距离一般为30~50cm，可根据具体情况选择。每日照射1次，每次取2~4穴，每穴照射2~5分钟，10~15次为一个疗程，每疗程间隔7~10日。也可在耳穴照射，取穴平喘、肺、内分泌、肾上腺等。

5.紫外线疗法

处方：胸背部。

操作：立地式紫外线灯，患者俯卧，照射野自后发际到至T_9，宽度15~20cm，3~4 MED。然后仰卧，照射野自颈前喉结至剑突与两肋下缘，宽度15~20cm，4~5 MED。多用于干咳的患者。多用于缓解期。

6.超声波疗法

处方：超声雾化吸入。

操作：超声雾化吸入器，1MHz左右的高频超声震荡，雾化药物可用抗生素（每次剂量为全日肌肉注射量的1/4~1/8）和化痰剂（3%的盐水或4%碳酸氢钠溶液，每次5~10ml；溴己新，每次4~8mg），每次吸入15~30分钟，1日1~2次，7~10次为一个疗程。多用于缓解期。

【护理措施】

1. **生活起居护理** 保持环境清洁、安静和舒适，特别在冬季，应选择恰当的时间通风换气，通风时给患者盖好被子，以免着凉，防止感冒。患者应该静养休息，多饮水，并保持呼吸道通畅。对于传染性肺炎，病室应该定期消毒，适当限制探视陪伴，预防交叉感染。要保持口腔清洁，嘱患者早晚清洁口腔，饭后漱口，生活不能自理者由护理人员协助进行，行口腔护理1~2次/日，防止口腔感染。

2. **饮食护理** 本病属中医热证的范畴，故患者饮食宜清淡，不宜食辛辣、煎燥、油腻、粘甜之品，避免食用对胃部刺激性大且不易消化的食物，如辣椒、炸排骨等，宜多食豆腐、莲藕、淮山药、蔬菜、水果等。患者病程长，体质较虚，还应该加强营养，食用鸡肉、鸡蛋、黄花、木耳、豆腐、豆芽等食品。咳嗽咳痰者，应该食用萝卜、梨子等清热化痰之品。恢复期选用银耳、百合以滋阴润肺。建议患者少吃或不吃罐头食品，因为罐头食品大多数含有防腐剂，可刺激患者的咽喉引起咳嗽、痒感等不适的症状。小儿应鼓励母乳喂养。对于小儿发热时间长，肝功能异常，食欲下降者，宜进食清淡易消化流质或半流质饮食，恢复期改为正常饮食。

3. 情志护理 肺炎患者往往情绪不好，特别是重症肺炎患者更是消沉悲观绝望，应热情接待，鼓励患者要面对现实，保持积极乐观的心态，增强患者及家属战胜疾病的信心，促进患者的康复。

4. 对症处理和护理 高热患者，应先进行物理降温，睡冰枕，保护脑细胞，必要时可以给予解热镇痛药降温；细菌性肺炎患者应给予足量的敏感抗生素；真菌性肺炎应及时抗真菌治疗；病毒性肺炎应进行抗病毒和对症处理。痰多者采用体位排痰法助患者排痰。病情需要时给予吸痰和吸氧，输液速度不可过快，并严密观察血压、心率、脉搏、呼吸和尿量的变化。

5. 健康教育 向患者或其家属讲解肺炎的有关知识和发病规律，嘱患者必须坚持治疗，防止病情复发。应该在医生的指导下合理运用抗生素。对于服中药的患者，应该向患者解释中药能标本兼治，虽口感差，但要坚持服用。平时应该注意个人清洁卫生，加强身体的锻炼，增强体质，积极预防感冒，同时应合理饮食，加强营养，防止过度疲劳。不适随诊。

第三节　贲门痉挛

食管——贲门失弛缓症（esophageal achalasia）又称贲门痉挛、巨食管，为一种罕见病（估计每10万人中仅有约1人患病），可发生于任何年龄，常见于20~39岁。儿童很少发病，男女发病率大致相等。贲门痉挛由食管神经肌肉功能障碍所致，主要特征是食管缺乏蠕动，食管下端括约肌（LES）高压和对吞咽动作的松弛反应减弱。临床表现为咽下困难、食物反流和下端胸骨后不适或疼痛。

【病因病理】

至今未完全明了。多数患者食管壁肌层间神经节发生变性或数目减少，胆碱能神经元功能减退，食管蠕动减弱或消失，贲门不能松弛，以至食物淤积，食管扩张肥厚。

【临床表现】

吞咽不畅，胸骨后饱胀不适。严重者，下咽受阻，伴有呕吐，呕吐物为滞留于食管内的食物，有时并发呼吸道感染。病程一般较长，几年至十几年不等，有明显的缓解期。在第6~8胸椎的脊柱区带内有压痛，或可触及结节和条索状物，或可触及棘突偏歪等。

【诊断依据】

上消化道钡餐透视：食管扩大并有液平面，下端呈鸟嘴状，出现逆蠕动。如食管高度扩大，可屈曲呈"S"形。但需与食道癌、贲门癌鉴别，可做食管镜进行鉴别。

【中药调养】

1.中药内服

（1）处方：藿香12g、陈皮12g、半夏10g、白芷10g、白术10g、生姜10g、砂仁6g、甘草3g。

用法：每日1剂，水煎服，每次250ml，每日2次，7天为一个疗程。

（2）处方：高良姜10g、香附10g、半夏10g、陈皮5g、吴茱萸10g。

用法：每日1剂，水煎服，每次250ml，每日2次，7天为一个疗程。

2.中药外敷

处方：中国灸。

用法：于中脘穴处予中国灸外贴，温经通络止痛，一般1张灸贴4小时，每日2次。

3.药膳食疗

（1）处方：粳米50g，山药30g。

用法：煮粥，早晚各1小碗，可长期服用。

（2）处方：藿香10g，生姜15g，山楂10g。

用法：每日1剂，水煎服，每日2次。

【针灸理疗】

一、针灸推拿疗法

1.针刺疗法

处方：太白、公孙、梁丘、内关、天枢、足三里、上巨虚、下巨虚。

操作：穴位常规消毒，毫针刺。留针30分钟，10分钟行针1次，每日1次，7次为一个疗程。

2.灸法

处方：中脘、足三里、气海、梁门、关元。

操作：每次选3~5穴，温和灸，每穴10~15分钟，灸至局部发热，每日1次，7次为一个疗程。病愈后仍可坚持灸足三里，每周1次。

3.温针灸

处方：中脘、建里、胃俞、梁门、下脘。

操作：中脘、建里直刺1~1.2寸，每次选取3~5穴，针刺得气后，均用平补平泻法，然后用2cm左右的艾段套在针柄上，点燃，每穴每次灸2~3壮，7次为一个疗程。

二、现代物理疗法

1.超短波

处方：患部。

操作：应用超短波治疗仪，电源220V、频率50Hz，功率200W，波长7.37m，电极20cm×15cm，间隙1~2cm；并置安放于患侧，连续振动与间歇振动交替进行，温度控制在50℃~60℃，以患者能耐受为度。每日1次，每次30分钟，5次为一个疗程。

2.中频电疗法

处方：患部。

操作：采用高级电脑中频治疗系统，根据患者实际情况选用合适的电极板，对置或者并置于患部，避开局部有破损的地方。波形为方形、指数波和三角波交替进行，工作幅度为连续进行、间歇加载，载波频率4000~5000Hz，扫频2000Hz，调制频率50~80Hz，剂量以患者耐受为度。每日1次，每次30分钟，5次为一个疗程。

3.超声波疗法

处方：胸背部。

操作：患者俯卧位，暴露胸背，用DM-200L型超声治疗仪治疗。超声输出设定为脉冲模式，时间为10分钟，根据患者热感，以及是否有酸胀感调节档位。剂量0.8~1.5W/cm²，每次8~12分钟，每日1次。5次为1个疗程。

【护理措施】

1. 生活起居护理 患者应注意保暖，适时更换衣服，防止感冒；保持愉悦的心情，培养良好乐观的人生观。居住环境应清洁，居室要采光充足，空气流通性好。平时睡觉时应用棉被将上半身垫高，以防止胃酸逆流，导致病情发作。患者应戒烟限酒，避免不良刺激。按时作息，起居有常。

2. 饮食护理 本病饮食护理十分重要。应以流质或半流质饮食为主，禁食一些会影响贲门的刺激性食物，例如烟酒、巧克力、薄荷、油腻食品以及酸的食物等，忌饮冰冷饮料。要养成少食多餐和温热饮食的习惯，吃饭时要细嚼慢咽，以免食物误入气道，饭后可以温热汤水或饮料帮助下咽。就寝前30分钟不要进食。多吃富含维生素B和维生素A的食物，如粗粮谷物类、蔬菜水果类等。另外，进食高钙食物，能在一定程度上缓解食管部肌肉痉挛。

3. 情志护理 患者多表现为焦虑、急躁、悲观、情绪不稳定，可导致病情加重，因此，我们应及时做好心理护理，向患者介绍本病的有关知识，使其对本病有正确的认识，并详细了解患者存在的心理负担，针对原因给予正确的心理疏导，消除顾虑，稳定情绪，让患者保持乐观的心态，积极配合治疗。

4. 对症处理和护理 对精神紧张和情绪不稳定者，可用镇静剂，如利眠宁、冬眠灵、奋乃静和安定等。症状发作时，给予硝基甘油片或亚硝酸异戊酯可获缓解。每晚睡前做食管引流，排出食管内贮留物和分泌物，并用清水灌洗，以预防并发症的发生。呕吐者，待其呕止后温开水漱口，并给予少量温热流质，药物给予胃复安，呕吐频繁或腹痛剧烈者，应暂时禁食，并给予支持对症治疗。

5. 健康教育 向患者介绍贲门痉挛的有关知识和发病原因，树立患者治疗的信心，坚持治疗。本病健康教育的关键是指导患者合理饮食和进行心理教育，指导患者自我进行精神调节，总是保持良好愉悦的心情。患者应在医生的指导下合理用药。并指导患者适当进行锻炼减肥以降低腹压。

第四节 慢性胃炎

慢性胃炎（chronic gestritis）系指不同病因引起的胃黏膜的慢性炎症或萎缩性病变，其实质是胃黏膜上皮遭受反复损害后，由于黏膜特异的再生能力，以致黏膜发生改建，且最终导致不可逆的固有胃腺体的萎缩，甚至消失。本病十分常见，约占接受胃镜检查患者的80%~90%，男性多于女性，随年龄增长发病率逐渐增高。

1728年，Stahl首先提出慢性胃炎的概念。二十世纪中期，Schindler按胃镜形态学观察将慢性胃炎分为浅表性胃炎、萎缩性胃炎、肥厚性胃炎和伴随其他疾病的胃炎。所谓肥厚性胃炎，过去由胃镜诊断者多未能由活检病理证实，因而目前该名词已废弃不用。Wood又将慢性胃炎分为浅表性胃炎，萎缩性胃炎及胃萎缩。纤维胃镜问世以来，对胃炎的研究更加深入。1973年，Whitehead从病理角度，按部位、程度、活动性及有无肠腺化生进行分类。1973年，Strckland等主张以病变部位结合血清壁细胞抗体的检测结果作为依据，将慢性萎缩性胃炎分为A型（胃体炎、壁细胞抗体阳性）和B型（胃窦炎，壁细胞抗体阴性）。1982年，我国慢性胃炎学术会议将其分为慢性浅表性胃炎与慢性萎缩性胃炎。1990年，Misiewicz等根据内镜所见与活检病理结合又提出了悉尼系统分类法。

【病因病理】

慢性胃炎的发病一般认为与周围环境的有害因素，以及易感体质有关。物理的、化学的、生物性的有害因素长期反复作用于易感人体即可引起本病。病因持续存在或反复发生即可形成慢性病变。

1. 物理因素 长期饮用浓茶、烈酒、咖啡，以及食用过热、过冷、过于粗糙的食物，可导致胃黏膜的损伤。

2. 化学因素 长期大量服用非甾体类消炎药，如阿司匹林、吲哚美辛等可抑制胃黏膜前列腺素的合成，破坏黏膜屏障；吸烟，烟草中的尼古丁不仅可影响胃黏膜的血液循环，还可导致幽门括约肌功能紊乱，造成胆汁反流；各种原因的胆汁反流均可破坏黏膜屏障。

3. 生物因素 细菌，尤其是Hp感染，与慢性胃炎密切相关。其致病机制是：Hp呈螺旋形，具鞭毛结构，可在黏液层中自由活动，并与黏膜细胞紧密接触，直接侵袭胃黏膜；并可产生多种酶及代谢产物，如尿素酶及其代谢产物氨、过氧化物歧化酶、蛋白溶解酶、磷脂酶A等破坏胃黏膜；此外，Hp抗体可造成自身免疫损伤。

4. 免疫因素 慢性萎缩性胃炎患者的血清中能检出壁细胞抗体（PCA），伴有恶性贫血者还能检出内因子抗体（IFA）。壁细胞抗原和PCA形成的免疫复合体，在补体参与下破坏壁细胞。IFA与内因子结合后阻滞维生素B_{12}与内因子结合，导致恶性贫血。

5. 其他 心力衰竭、肝硬化合并门脉高压、营养不良都可引起慢性胃炎。糖尿病、甲状腺病、慢性肾上腺皮质功能减退和干燥综合征患者同时伴有萎缩性胃炎较多见。胃部其他疾病，如胃炎、胃息肉、胃溃疡等，也常合并慢性萎缩性胃炎。遗传因素也已受到重视。

【临床表现】

慢性胃炎缺乏特异性症状，症状的轻重与胃黏膜的病变程度并非一致。大多数患者常无症状，或有程度不同的消化不良症状，如上腹隐痛、食欲减退、餐后饱胀、反酸等。萎缩性胃炎患者可有贫血、消瘦、舌炎、腹泻等，个别患者伴黏膜糜烂者上腹痛较明显，并可有出血。

【诊断依据】

本病的诊断主要依赖于胃镜检查和直视下胃黏膜活组织检查。

1. 浅表性胃炎 黏膜充血、水肿，呈花斑状红白相间的改变，且以红为主，或呈麻疹样表现，有灰白或黄白色分泌物附着，可有局限性糜烂和出血点。

2. 萎缩性胃炎 黏膜失去正常的橘红色，可呈淡红色、灰色、灰黄色或灰绿色，重度萎缩呈灰白色，色泽深浅不一、皱襞变细、平坦，黏膜下血管透见如树枝状或网状。有时在萎缩黏膜上见到上皮细胞增生而成的颗粒。萎缩的黏膜脆性增加，易出血，可有糜烂灶。

3. 慢性糜烂性胃炎 又称疣状胃炎或痘疹状胃炎，它常和消化性溃疡、浅表性或萎缩性胃炎等伴发，亦可单独发生。主要表现为胃黏膜出现多个疣状、膨大皱襞状或丘疹样隆起，直径5~10mm，顶端可见黏膜缺损或脐样凹陷，中心有糜烂，隆起周围多无红晕，但常伴有大小相仿的红斑，以胃窦部多见，可分为持续型及消失型。在慢性胃炎悉尼系统分类中它属于特殊类型胃炎，内镜分型为隆起糜烂型胃炎和扁平糜烂型胃炎。

常用的实验室检查有以下几种：

（1）胃酸测定：浅表性胃炎胃酸正常或偏低，萎缩性胃炎则明显降低，甚至缺乏。

（2）血液胃泌素含量测定：B型胃炎含量一般正常，A型胃炎常升高，尤其恶性贫血者上升更加明显。

（3）幽门螺杆菌检查：可通过培养、涂片、尿素酶测定等方法检查。

（4）其他检查：萎缩性胃炎血清中可出现壁细胞抗体、内因子抗体或胃泌素抗体。X线钡餐检查对慢性胃炎诊断帮助不大，但有助于鉴别诊断。

【中药调养】

1.中药内服

（1）处方：黄芪15g、炒山药15g、焦白术10g、陈皮10g、枳壳6g、砂仁6g、大枣5g、灸甘草5g。

用法：每日1剂，水煎服，每次250ml，每日2次，7天为一个疗程。

（2）处方：陈皮15g、厚朴15g、焦白术10g、炒山楂10g、枳壳6g、木香5g、灸甘草5g。

用法：每日1剂，水煎服，每次250ml，每日2次，7天为一个疗程。

2.药膳食疗

（1）处方：焦神曲、木瓜、炒麦芽各20g，冰糖适量。

用法：水煎后空腹温热服下，每天1剂，分2次服用，7天为一个疗程。

（2）处方：黄芪、牛肉、盐适量。

用法：将牛肉、黄芪煲汤至熟，加入适量盐，即可食用。

（3）处方：莲子、糯米、蜂蜜少许，大枣5枚。

用法：将莲子、糯米、大枣加清水煮，煮至莲子熟透，加入蜂蜜，即可食用。

（4）处方：干山楂片、新鲜苹果、冰糖、大米适量。

用法：干山楂片用清水泡软，苹果切丁，大米煮至8分熟，加入山楂及苹果煮至米烂，加入冰糖，即可食用。

【针灸理疗】

一、针灸推拿疗法

1.针刺疗法

处方：上巨虚、天枢、曲池、阴陵泉、大横、支沟、足三里、公孙、中脘。

操作：选取4~6穴，局部皮肤常规消毒，毫针刺，进针得气后，施捻转泻法。留针30分钟，每日1次，7次为一个疗程。

2.电针法

处方：中脘、气海、关元、天枢、地机、足三里。

操作：每次取3个腹部穴和2个四肢穴，毫针常规刺，得气后接G6805电针治疗仪，连续波刺激，强度以患者能耐受为度。每日1次，每次30分钟，7次为一个疗程。

3.温针灸法

处方：脾俞、胃俞、中脘、天枢、足三里、命门、肾俞、阴陵泉。

操作：上述诸穴，用毫针刺，提插补法，得气后留针，除阴陵泉外，余穴在针柄上套上1.5cm长艾段，点燃，行温针灸，每穴3壮。每日1次，7次为一个疗程。

二、现代物理疗法

1.超短波疗法

处方：患部。

操作：应用超短波治疗仪，电源220V、频率50Hz，功率200W，波长7.37m，电极20cm×15cm，间隙1~2cm；并置安放于患侧，连续振动与间歇振动交替进行，温度控制在50℃~60℃，以患者能耐受为度。每日1次，每次30分钟，5次为一个疗程。

2.中频电刺激疗法

处方：患部。

操作：采用中频电脑治疗仪（技术参数：电源电压220V，频率50Hz，功率12W，输出中频频率1KHz~10KHz，低频调制频率0.1Hz~60Hz；输出基本波形：方波，尖波，三角波，正弦波，指数波等）进行治疗，将中频电治疗仪阴极置于患肌的运动点上，阳极置于躯干，电极下放置厚衬垫，电流强度以能引起肌肉收缩而无疼痛为度。每次15分钟，每日1次，5次为一个疗程。

【护理措施】

1. **生活起居护理** 风寒之邪直中胃腑，会导致胃痉挛，故慢性胃炎患者要注意保暖、避风寒、慎起居。长期与周围环境中的有害物质接触也是致病的原因之一，所以患者的居住环境应该阳光充足，空气新鲜，流通性好。慢性胃炎患者胃功能较差，平素应戒烟酒。要讲究饮食卫生，养成良好的生活习惯，合理膳食，均衡营养，按时休息，保持精神愉快。

2. **饮食护理** 慢性胃炎多由于饮食所伤，包括饥饱失常、饮食寒温不适、食物不洁、嗜食辛辣、饮酒等，故应提倡良好的饮食习惯。首先要定时，提倡少食多餐；其次要定量，不能饥饱失常和暴饮暴食，一般进食七八成饱即可；再则要细嚼慢咽，促进吸收并能减轻胃的负担；最后要忌食辛辣、饮酒，因辛辣食物、酒能直接损伤胃黏膜。饮食宜软、宜烂、宜温，慢性胃炎的患者胃功能较差，软烂的食物能减轻胃的负担；饮食宜多样化，以充分摄取各种营养。禁食生冷寒湿之物，并加强保暖措施。

3. 情志护理 要热情接待患者，与患者诚恳友好的交谈，帮助患者正确认识和对待自己的疾病，减轻或消除其不良心理反应，增强患者战胜疾病的信心。要经常深入病房，有计划、有目的地与患者谈心，了解患者焦虑、忧伤的原因，进行有针对性的疏导、劝说，以减轻患者的心理压力，鼓励患者保持精神愉快，情绪开朗乐观，帮助患者学会掌握发病规律，积极配合治疗。慢性胃炎因病程长，疗效缓慢，住院时间也相对较长，患者的思想反复不定，应指导护士耐心护理，关心和照顾，细致地做好每项护理工作，满足患者的基本需要。

4. 对症处理和护理 对于胃脘痛甚者，可给予解痉止痛药物，如654-2等；属虚寒痛者，可用热水袋敷胃脘部，并注意全身保暖，或热服姜汤一碗，或用艾条悬灸中脘、足三里；反酸嗳气、胃酸分泌高者，可给予质子泵抑制剂奥美拉唑，或碱性药物氢氧化铝凝胶口服；腹胀、食积者给予胃蛋白酶合剂，或吗叮啉以增强胃蠕动，促进胃排空。呕吐者，注意观察呕吐物及其性质，呕吐停止后温开水漱口，并给予少量温热流质，药物给予胃复安，呕吐频繁或腹痛剧烈者，应暂时禁食，并给予支持对症治疗。

5. 健康教育 指导患者掌握慢性胃炎的有关知识和发病规律，坚持治疗，防止病情反复。指导患者平时注意调节情志、保持乐观，避免忧思、精神紧张等不良刺激，合理安排工作和学习，寒温、劳逸适宜。养成良好的饮食卫生习惯，不吸烟，不嗜酒，避免生冷、油腻、煎炸之食品，饮食有节，不暴饮暴食，并要持之以恒。不要私自用药或加大药物剂量，应在医生的指导下合理用药，可在饭后服用药物，避免服用对胃有刺激的药物。要积极治疗口腔、鼻咽部的慢性炎症病灶。要注意身体锻炼，可练气功、打太极拳、打门球等，以增强体质；平时亦可轻轻按摩上腹部或胃脘部，用拇指按摩百会、足三里及脾俞、胃俞穴，以增强脾胃功能，提高脾胃对病邪的防御能力。若有不适，及时就诊，不要盲目投医，以免延误病情。

第五节　消化性溃疡

消化性溃疡（peptic ulcer）主要指是发生于胃和十二指肠的溃疡，为多发病、常见病。溃疡的形成有各种因素，其中酸性胃液对黏膜的消化作用是溃疡形成的基本因素，因此得名。本病是全球性多发病，本病的总发病率可能占人口的10%~12%。

在大多数国家和地区，十二指肠溃疡比胃溃疡多见。男性多见，男女之比为5.23~6.5：1。本病可见于任何年龄，但以青壮年发病者居多。胃溃疡的发病年龄一般较十二指肠溃疡约迟10年，但60~70岁以上初次发病者也不在少数，女性患者的发病平均年龄比男性患者高。

【病因病理】

消化性溃疡的病因和发病机制尚未完全明确，但经实验和临床研究表明与多种因素相关，包括胃酸分泌过多、幽门螺旋杆菌感染、胃黏膜的保护作用减弱、胃排空延迟和胆汁反流、胃肠肽的作用，以及遗传、药物、环境和精神因素，其中前三类因素是引起消化性溃疡的主要因素。

由上述因素所致的溃疡多呈圆形或卵圆形，其边缘常因充血水肿而增厚，溃疡基底光滑而清洁，表面常覆以纤维素膜或纤维脓性膜。溃疡活动期其组织的病理改变由浅到深依次可分为四层：第一层为急性炎性渗出物，由坏死的细胞、组织碎片和纤维蛋白样物质组成；第二层由以中性粒细胞为主的非特异性细胞浸润所组成；第三层是肉芽组织，还有增生的毛细血管、炎症细胞和结缔组织成分；第四层为纤维样或瘢痕组织层，可扩展到肌肉的肌层甚至浆膜层。

【临床表现】

一、腹痛

本病患者少数可无症状，或以出血、穿孔等并发症的发生作为首次症状，但绝大多数是以中上腹疼痛起病的。

1.疼痛特点

（1）长期性：由于溃疡发生后可自行愈合，但每于愈合后又好复发，故常有上腹疼痛长期反复发作的特点。整个病程平均6~7年，有的可长达一二十年，甚至更长。

（2）周期性：上腹疼痛呈反复周期性发作，乃为此种溃疡的特征之一，尤以十二指肠溃疡更为突出。中上腹疼痛发作可持续几日、几周或更长，继以较长时间的缓解。全年都可发作，但以春、秋季节发作者多见。

（3）节律性：溃疡疼痛与饮食之间具有明显的相关性和节律性。十二指肠溃疡的疼痛多发生于两餐之间发生，持续不减直至下餐进食或服制酸药物后缓解。一部分十二指肠溃疡患者可发生半夜疼痛。胃溃疡疼痛的发生较不规则，常在餐后1小时内发生，经1~2小时后逐渐缓解，直至下餐进食后重复出现上述节律。

2.疼痛部位 十二指肠溃疡的疼痛多出现于中上腹部，或在脐上方，或在脐上方偏左处；疼痛的位置也多在中上腹，但稍偏高处，或在剑突下和剑突下偏左处。

3.疼痛性质 多呈钝痛、灼痛或饥饿样痛，一般较轻而能耐受，持续性剧痛提示溃疡穿透或穿孔。

二、其他症状与体征

1.其他症状 本病除中上腹疼痛外，尚可有唾液分泌增多、烧心、反胃、嗳酸、嗳气、恶心、呕吐等其他胃肠道症状。食欲多保持正常，但偶可因食后疼痛发作而惧食，以致体重减轻。全身症状可有失眠等神经官能症的表现，或有缓脉、多汗等植物神经系统不平衡的症状。

2.体征 溃疡发作期中上腹部可有局限性压痛，程度不重，其压痛部位多与溃疡的位置基本相符。

三、并发症

1.大量出血 是本病最常见并发症，也是上消化道出血的最常见原因。发生率约为20%~25%。并发于十二指肠溃疡者多见于胃溃疡，而并发于球后溃疡者更为多见。

消化性溃疡出血的临床表现取决于出血的部位、速度和出血量。如十二指肠后壁溃疡，常可溃穿其毗邻的胰十二指肠动脉而致异常迅猛的大量出血；溃疡基底部肉芽组织的渗血或溃疡周围黏膜糜烂性出血，一般只致小量而短暂的出血。消化性溃疡出血速度快而量多者，则表现为呕血及黑粪；如出血量少，出血速度慢而持久，则可表现为逐渐出现的低色素性小红细胞性贫血和粪便潜血阳性。短时间内的大量出血，可因血容量的锐减而致头昏、眼花、无力、口渴、心悸、心动过速、血压下降、昏厥，甚至休克。消化性溃疡并发出血前，常因溃疡局部的充血突然加剧而致上腹疼痛加重。出血后则可因充血减轻，以及碱性血对胃酸的中和与稀释作用，腹痛随之缓解。

2.穿孔 溃疡穿透浆膜层而达游离腹腔即可致急性穿孔。如溃疡穿透与邻近器官、组织粘连，则称为穿透性溃疡或溃疡慢性穿孔。后壁穿孔或穿孔较小而只引起局限性腹膜炎时，称亚急性穿孔。

急性穿孔时，由于十二指肠或胃内容物流入腹腔，导致急性弥漫性腹膜炎，临床上突然出现剧烈腹痛。腹痛常起始于右上腹或中上腹，持续而较快蔓延至脐周，以至全腹。疼痛可放射至一侧肩部（大多为右侧）。腹痛可因翻身、咳嗽等动作而加剧，故患者常卧床。两腿卷曲而不愿移动。腹痛时常伴恶心和呕吐。患者多烦躁不安、面色苍白、四肢湿冷、心动过速。如穿孔发生于饱餐后，胃内容物漏出较多，则致腹肌高度强直，并有满腹压痛和反跳痛；肠鸣音减低或消失。肝浊音界缩小或消失，表示有气腹存在。如胃肠内容物流达盆腔，直肠指诊可探到右侧直肠凹陷处触痛。亚急性或慢性穿孔所致的症状不如急性穿孔剧烈，可只引起局限性腹膜炎、肠粘连或肠梗阻征象，并于短期内即可见好转。

3. 幽门梗阻　其发生原因通常是由于溃疡活动期，溃疡周围组织的炎性充血、水肿或反射性地引起幽门痉挛。此类幽门梗阻属暂时性，可随溃疡好转而消失；内科治疗有效，故称之功能性或内科性幽门梗阻。反之，由溃疡愈合、瘢痕形成和瘢痕组织收缩或与周围组织粘连而阻塞幽门通道所致者，则属持久性，非经外科手术而不能自动缓解，称之器质性和外科性幽门梗阻。由于胃潴留，患者可感上腹饱胀不适，并常伴食欲减退、嗳气、反酸等消化道症状，尤以饭后为甚。呕吐是幽门梗阻的主要症状，多于餐后30~60分钟后发生。呕吐次数不多，约每隔1~2日1次。1次呕吐量可超过1 L，内含发酵宿食。患者可因长期、多次呕吐和进食减少而致体重明显减轻。但不一定有腹痛，如有腹痛则较多发生于清晨，且无节律性。因多次反复大量呕吐，H^+和K^+大量丢失，可致代谢性碱中毒，并出现呼吸短促、四肢无力、烦躁不安，甚至发生手足搐搦症。空腹时上腹部饱胀和逆蠕动的胃型以及上腹部震水音，是幽门梗阻的特有体征。

【诊断依据】

常用于诊断的实验室检查有下列几种。

1. 内镜检查　纤维胃镜和电子胃镜均可作为确诊消化性溃疡的主要方法。在内镜直视下，消化性溃疡通常呈圆形、椭圆形或线形，边缘锐利，基本光滑，为灰白色或灰黄色苔膜所覆盖，周围黏膜充血、水肿，略隆起。

2. X线钡餐检查　消化性溃疡的主要X线征象是壁龛或龛影，指钡悬液填充溃疡的凹陷部分所造成。在正面观，龛影呈圆形或椭圆形，边缘整齐。因溃疡周围的炎性水肿而形成环形透亮区。因溃疡纤维组织的收缩，四周黏膜皱壁呈放射状向壁龛集中，直达壁龛边缘。在侧面观，壁龛突出胃壁轮廓以外。龛影与胃腔的交界处，即溃疡口部，有时可显示一宽约1~2mm的透光细线（Hampton线）。

胃溃疡的龛影多见于胃小弯，且常在溃疡对侧见到痉挛性胃切迹。十二指肠溃疡的龛影常见于球部。由于溃疡周围组织的炎症和局部痉挛等，X线钡餐检查时可发现局部压痛与激惹现象。溃疡愈合和瘢痕收缩，可使局部发生变形，尤多见于十二指肠球部溃疡，后者可呈三叶草形、花瓣样等变形，这些均为溃疡存在的间接征象。

3. HP感染的检测　细菌培养是诊断HP感染最可靠的方法，作革兰染色检查HP是一种快速简便的方法。组织尿素酶检测也是一种简便、快速的诊断方法。血清学检测采用酶联免疫吸附测定（ELISA）法，测定血清中抗HP抗体。其敏感性和特异性都比较好，可应用于流行病学调查，了解人群的感染情况。随着分子生物学技术的迅速发展，应用PCR技术，能特异地检出活检组织中的HP。

4. 胃液分析　正常男性和女性的基础酸排出量（BAO）平均分别为2.5mmol/h和1.3mmol/h，（0~6mmol/h），男性和女性十二指肠溃疡患者的BAO平均分别为5.0mmol/h和3.0mmol/h。当BAO > 10mmol/h，常提示胃泌素瘤的可能。五肽胃泌素按6μg/kg注射后，最大酸排出量（MAO），十二指肠溃疡者常超过40mmol/h。由于各种胃病的胃液分析结果，胃酸幅度与正常人有重叠，对溃疡病的诊断仅作参考。

【中药调养】

1.中药内服
（1）处方：黄芪15g、桂枝3g、白芍10g、生姜3g、灸甘草5g、大枣7枚。

用法：每日1剂，水煎服，每次250ml，每日2次，7天为一个疗程。

（2）处方：柴胡10g、白芍10g、陈皮10g、厚朴5g、川芎5g、甘草2g、大枣7枚。

用法：每日1剂，水煎服，每次250ml，每日2次，7天为一个疗程。

2.药膳食疗
（1）处方：粳米50g，丹参15g克，冰糖适量。

用法：将丹参及粳米分别洗净，先煎丹参去渣取汁，再放入粳米及适量水煮粥，加入冰糖调匀，空腹温热服下，每天1剂。

（2）处方：莲子、糯米、蜂蜜少许、大枣5枚。

用法：将莲子、糯米、大枣加清水煮，煮至莲子熟透，加入蜂蜜，即可食用。

【针灸理疗】

一、针灸推拿疗法

1.毫针法

（1）处方：脾俞、胃俞、中脘、内关、足三里、关元、公孙。

操作：局部常规消毒，脾俞、胃俞向脊柱方向斜刺，其余穴位均直刺，得气后，用捻转补法，后用温针灸，留针20分钟，每日1次，10次为一个疗程。

（2）处方：脾俞、中脘、章门、足三里、三阴交、照海、胃俞。

操作：局部常规消毒，脾俞、胃俞向脊柱斜刺，其余穴位均直刺，针刺得气后，行捻转补法，留针30分钟，每日1次，10次为一个疗程。

2.电针法

处方：中脘、足三里、合谷。

操作：针刺后，接G6805电针仪，用疏密波，强刺激，针30分钟，间歇15分钟，间歇时间根据腹痛情况适当缩短或延长，连续留针8小时后，患者腹痛缓解，腹肌松弛，压痛反跳痛减轻，可停止针刺。

3.穴位埋线法

处方：胃俞透脾俞，中脘透上脘，胃仓透意舍、梁门、溃疡点、$T_8 \sim T_{12}$夹脊。

操作：选取1对或2对穴位，按上法把适当长羊肠线植入，视疗效不同，可在2~4周时间内选择另外2对穴位做第2次埋线。

4.穴位注射法

处方：中脘、梁门、脾俞、胃俞。

操作：用维生素B_1 50mg/ml，加0.25%利多卡因溶液18ml；每穴10ml，每日1次，两组穴位交替注射，10次为一个疗程。

5.灸法

处方：脾俞、胃俞、中脘、梁门、足三里。

操作：用艾条灸以上穴位，每穴熏灼5~10分钟，使之局部及胃脘部发热为佳。亦可用艾炷灸，每穴7~9壮，最好在灸背部、上腹部穴位时，在穴位周围用物阻挡，不使热量走散，以利于局部发热，每日1~2次，6周为一个疗程。

二、现代物理疗法

1. 超短波疗法

处方：患部。

操作：应用超短波治疗仪，电源220V、频率50Hz，功率200W，波长7.37m，电极20cm×15cm，间隙1~2cm；并置安放于患侧，连续振动与间歇振动交替进行，温度控制在50℃~60℃，以患者能耐受为度。每日1次，每次30分钟，5次为一个疗程。

2. 中频电疗法

处方：患部。

操作：采用高级电脑中频治疗系统，根据患者实际情况选用合适的电极板，对置或者并置于患部，避开局部有破损的地方。波形为方形、指数波和三角波交替进行，工作幅度为连续进行、间歇加载，载波频率4000~5000Hz，扫频2000Hz，调制频率50~80Hz，剂量以患者耐受为度。每日1次，每次30分钟，5次一个疗程。

【护理措施】

1. 生活起居护理 患者应避风寒、慎起居，注意保暖，预防感冒。居住环境应该清洁卫生安静，阳光充足，空气要新鲜流通。病情较重者应卧床休息，一般者可适当活动。保持口腔清洁，晨起睡前刷牙，进食后漱口，呕吐后及时清洁口腔。保持皮肤清洁，卧床患者应定时翻身、擦背。戒烟酒。保持愉悦的心情，乐观向上，避免忧郁等不良情绪加重病情，要按时休息，起居有常。

2. 情志护理 患者常常情绪低落，对事物不感兴趣，注意力不集中，食欲不佳，体质消瘦，对临床治疗和疾病的恢复缺乏信心。应该热情接待入院的患者，与他们多交流，取得患者的信任，耐心细致帮助患者了解病情，解除心理负担，鼓励患者树立战胜疾病的信心。还应该经常巡视病房，协助患者生活，及时解决需求。针对消化性溃疡患者存在的心理问题采取有针对性的心理护理。指出脾气暴躁、忧郁等不良情绪的危害性，帮助患者控制自己的行为，通过下棋、看报、听音乐等来调节情志，消除紧张感，还可配合性格训练，如精神放松法、呼吸控制训练法、气功松弛法、自我催眠法等，减少或防止溃疡的发生。

3. 饮食护理　饮食要定时定量，养成少量多餐，细嚼慢咽的良好饮食习惯。饮食中应以蛋白质与脂肪为主，以保证营养与热量的供应，以牛奶、鸡蛋、挂面、藕粉、鸡肉、鱼肉等少渣饮食为宜。饮食应结合患者的饮食习惯，如选用浓豆浆也可。同时，要注意维生素B与维生素C的补充。不吃过冷、过热的食物，避免饮用浓茶、咖啡以及甜食、肥腻、煎炸、易产气食物，并注意饮食卫生。不以任何理由不进早餐或推迟早餐时间在1小时以上。常见的宜食食物有花生油、豆制品（豆腐、豆浆等）、包心菜、菠菜、胡萝卜、猴头菇、蜂蜜、蜂王浆、海蜇、甲鱼等。在溃疡出血期，饮食以流质、易消化的软食为主。在溃疡恢复期，抗酸治疗的同时，不必过分限制饮食，以清淡为主，并鼓励进食一些粗粮、杂粮、高纤维类食物。幽门梗阻和呕血者宜禁食，便血患者只要不呕吐可允许进食流质或无渣软食。戒烟酒，进食时保持心情舒畅，禁暴饮暴食及食后即睡。

4. 对症处理和护理　注意观测神态、面色、血压、脉象、舌象、呕吐物、便色、腹痛（程度、性质、部位）等变化，发现溃疡病出血、穿孔等并发症及上消化道出血时，应立即安置患者平卧位或休克体位，迅速作好准备，严密观察脉搏、血压和出血情况并立即进行相应的对症处理。

5. 健康教育　指导患者认识到消化性溃疡的病因、病理、诱发因素、服药原则、卫生消毒方法、心理调控法，取得患者配合，当病情好转或痊愈后，不要掉以轻心，家中要备有治疗消化性溃疡的药物，当工作压力大、劳累、心情紧张、自我感觉不适时，可口服1~2粒兰索拉唑，进行预防性治疗，不要等到疼痛时再服药。消化性溃疡患者的饮食护理非常重要，所以指导患者一定要注意饮食，此外还要指导患者避免精神过度紧张和情绪不稳定，积极配合药物治疗，保持乐观开朗情绪，有规律的生活，树立和增强对治疗的信心；患者应进行适当的体育锻炼，增强机体抵抗力；要劳逸结合，保证足够的休息时间和睡眠。不适随诊，必要时复查胃镜。

第六节　阵发性心动过速

阵发性心动过速（paroxysmal tachycardia）是一种阵发性、规则而快速的异位性节律，心率一般为160~220次／分，有突然发作和突然停止的特点，根据异位起搏点的部位不同可分为房性、交界性和室性3种，前二者有时极难区别，故统称为室上性阵发性心动过速。

【病因病理】

室上性阵发性心动过速多发生于无器质性心脏病患者，预后多良好，但器质性心脏病患者，尤其是冠心病、风心病及甲状腺功能亢进者亦可出现。室性心动过速，大多发生于患有较严重心脏病的患者，特别是在急性心肌梗死或心肌炎时，亦可出现于低血钾、低血镁、原发性Q-T间期延长综合征，以及洋地黄、奎尼丁中毒时。

【临床表现】

心动过速突然发作和突然中止，其诱发因素多为情绪激动、猛然用力、疲劳或饱餐，亦可无明显诱因。发作时的主要症状为心悸、胸闷、头颈部发胀、头晕、乏力、出汗及恶心。室性阵速发作，尤其是持续时间较长时，大多有明显血流动力障碍，表现为休克、昏厥、阿-斯综合征发作、急性心力衰竭，甚至猝死，预后严重，应予以紧急处理。

【诊断依据】

一、室上性心动过速

心电图表现：心率160~220次／分；心律齐；QRS时间在0~10秒。如有P波，P-R＞0.12秒，则为房性心动过速；如每个搏动前或后见到逆行P波，P-R＜0.10秒，则为交界性心动过速。

二、室性心动过速

心电图表现：心率140~180次／分；QRS波群宽大畸形，间期＞0.12秒，T波方向与主波方向相反。如能发现P波，其频率比心室率慢，且彼此无固定关系；如能发现P波传入心室，形成心室夺获（由窦性P波下传引起心室激动，QRS波群为室上性），或室性融合波（分别由窦性P波下传激动心室形成QRS波群前半部及由异位室性起搏点激动心室，形成QRS波群后半部分所组成），则诊断更为明确。

三、扑动与颤动

当异位起搏点自律性增高，超过阵发性心动过速频率，便形成扑动或颤动。

1.心房扑动 频率一般在250~350次／分，快速而规则，如房室传导比例恒定，心室律总是规则的，多为2∶1传导或4∶1传导。传导比例发生改变时，则室律不规则，心电图表现为P波消失，代之以250~350次／分、间隔均匀、形状相同、连续的扑动波（F波），形如锯齿状；QRS波呈室上性；心室率随不同房室比例而定，心律可规则或不规则。

2.心房颤动 较常见，心电图表现为P波消失，代之以大小不等、形态各异、间隔极不规则的颤动波（f波），其频率为350~600次／分，QRS波群间隔极不规则。

3.心室扑动和心室颤动 心室扑动的心电图表现为连续比较规则的大振幅波动，其频率每分钟约250次左右，预后不良，且一般迅速转变为心室颤动。心室颤动时，QRS-T波群完全消失，代之以形状不一，大小各异，极不均匀的颤动波，其频率为每分钟250~350次。

【中药调养】

1.中药内服

（1）处方：龙骨10g、牡蛎15g、远志10g、党参6g、夜交藤20g、大枣5g、灸甘草5g。

用法：每日1剂，水煎服，每次250ml，每日2次，7天为一个疗程。

（2）处方：熟地10g、茯神10g、远志10g、党参6g、菖蒲6g、炒枣仁5g、当归6g、枸杞6g、灸甘草6g。

用法：上药捣碎炼蜜为丸，每丸重6g，每次2丸，每日3次。

2.药膳食疗

（1）处方：莲子30g、大枣10枚，党参6g，花生30g，冰糖适量。

用法：将以上四种食材洗净，温水浸泡40分钟，然后将其放入锅中大火煮沸，撇去上层泡沫，转小火慢炖15分钟，加入冰糖即可食用。

（2）处方：党参12g，山鸡200g，枸杞6枚、生姜2片、大枣6枚，盐适量。

用法：将山鸡切成小块，除水后同党参、枸杞、生姜、大枣一同放入锅中煲熟，加入适量盐调味后即可食用。

【针灸理疗】

一、针灸推拿疗法

1.针灸疗法

处方：膻中（或巨阙）、神门（双）、足三里、内关、照海。

操作：常规消毒后进针，平补平泻手法，得气后留针30分钟。每日1次。

2.腕踝针疗法

处方：腕上1、腕上2。

操作：取0.13mm×40mm的一次性无菌针灸针。患者坐位，局部常规消毒后，沿皮下30°角刺入皮下浅层组织，沿纵轴方向朝上轻推深度约40mm，要求不引起针感，如有针感则需调整针刺角度与深度，直至针感消失，用胶布固定3小时，患者自行取针。每日治疗1次，10次为一个疗程，疗程间间隔5日。

3.耳针疗法

处方：心、交感、神门、枕。

操作：因器质性疾病而致心律失常，加小肠、耳迷根；合并神经衰弱者，加肾、皮质下；合并内分泌紊乱者，加内分泌、皮质下；合并高血压者，加耳背沟。发作期先用耳毫针法，在穴区内找到敏感点进针，行强刺激，留针20~30分钟，每日1次，每次一侧耳穴，两耳交替。症状缓解后可用耳穴贴压法，在穴区内找到敏感点贴压王不留行籽。

4.皮内针疗法

处方：内关。

操作：常规消毒后，将皮内针按入内关，得气后将尺寸为8mm×20mm×2mm消毒磁片覆盖穴位，然后胶布固定，5日为一个疗程。

二、现代物理疗法

直流电疗法

处方：足部肾上腺反射区（右侧）、心反射区（左侧）。

操作：患者排尿脱鞋后，仰卧于床上，取准反射区，选择直流感应电疗机，将电极板固定在这两个反射区上，将感应电两个输出导线分别夹在心反射区、肾上腺反射区导线上，开机调节电流，以患者有麻感舒适为准，每次20~30分钟，每日1次，12次为一个疗程。

【护理措施】

1. **生活起居护理**　居住环境应该清洁安静，减少探视，避免不良刺激，居室空气要新鲜流通，阳光充足，注意保暖，防外邪。患者应戒烟酒，避免情绪过于激动，保持心情愉悦；病情稳定者逐渐鼓励床上活动至下床活动，病情进一步好转者可逐渐在医护人员的监护下进行限制性有氧运动，重症患者绝对卧床休息；生活要有规律，养成按时排便的习惯，预防便秘，以免排便时用力过大诱发心肌梗死等严重后果。

2. 饮食护理 不食用辛辣食物等刺激性食物，宜给高维生素、易消化饮食，少量多餐。高血压病、冠心病、心功能不全者应限制钠盐食物。多食蔬菜、水果及富含纤维素食物。可常食用丹参含片等保健食品。

3. 情志护理 由于阵发性心动过速的患者主要表现为心慌、胸闷、气短等症状，极易使患者产生恐惧、烦躁、焦虑不安的心理，而遇不良情绪会引起交感神经兴奋性增高，导致心律失常加重。因而对患者应予以抚慰、鼓励，告诉患者经过治疗，症状会迅速缓解，以诚恳的态度取得患者的信任，消除患者的恐惧心理，增强治愈疾病的信心；要尊重患者，对他们提出的问题应予以重视与解决；了解患者家庭及生活方面的问题，与家属取得联系，多关心患者，使其能愉快地配合治疗。

4. 健康指导 指导患者和家属了解本病的相关知识和病因，宣传有关疾病的防治与急救知识，教会患者在该病发作时采用深呼吸和压迫眼球的方法进行自我急救；鼓励患者积极治疗各种原发病，避免各种诱因；指导患者劳逸结合，保证足够的睡眠并避免任何精神刺激；合理饮食，少量多餐；随身携带好急救药物；患者应遵医嘱按时服药，定期复查心电图。

第七节　窦性心动过缓

当窦房结发出的冲动频率过慢，每分钟在60次以下称为窦性心动过缓（sinus bradycardia）。在正常情况下，常见于运动员、健康的青年人，以及睡眠状态。主要为植物神经功能紊乱，如迷走神经张力增强所致。其他病因包括甲状腺功能减退、阻塞性黄疸、颅内压增高、冠状动脉硬化性心脏病、慢性心肌病变，以及伤寒等。

【病因病理】

当窦房结发生炎症、缺血、中毒或退行性变等损害时可引起窦性心动过缓；迷走神经兴奋时可通过神经–体液机制经心脏外神经而起作用，或是直接作用于窦房结而引起窦性心动过缓。此外，因心肌炎、心包炎、心肌硬化等引起的心肌受损也可导致窦性心动过缓。急性心肌梗死时窦性心动过缓的发生率为20%~40%。

【临床表现】

临床可无症状。但若心率减慢较明显，则可有心悸、胸闷、头晕、乏力，偶亦有发生晕厥者。听诊心率慢而规则，第一心音减弱，活动后心率可增快。

【诊断依据】

窦性P波规律出现，每分钟40~60次；P-R间期＞0.12秒；常伴有窦性心律不齐，即不同P-P间期之间的差异大于0.12秒。

【中药调养】

1.中药内服

（1）处方：麻黄6g、附子（先煎）6g、细辛3g、党参12g、黄芪12g、桂枝10g、丹参10g、桃仁6g、肉苁蓉6g、炙甘草10g。

用法：每日1剂，水煎服，每次250ml，每日2次，7天为一个疗程。

（2）处方：党参12g，黄芪15g，当归10g，白术10g，茯苓10g，酸枣仁10g，丹参10g，远志6g，元参10g，大枣5枚，陈皮3g，炙甘草5g。

用法：每日1剂，水煎服，每次250ml，每日2次，7天为一个疗程。

2.药膳食疗

（1）处方：益智仁10g、猪尾骨300g、白萝卜、花生适量，盐5g。

用法：猪尾骨洗净放入清水中煮沸，捞出。将益智仁、猪尾骨共同放入锅中水沸后大火煮15分钟，放入白萝卜、花生，再煮20分钟至熟，加入适量盐调味即可食用。

（2）处方：小米150g、大枣10枚、柏子仁10g，冰糖适量。

用法：先将柏子仁、大枣洗净加清水煮熟后转小火，最后加入小米，共同煮成粥，至黏稠时加入冰糖即可。

【针灸理疗】

一、针灸推拿疗法

1.针刺疗法

处方：内关。气虚补心俞、通里；血虚补脾俞，灸足三里；瘀血刺百会、血海，用平补平泻手法；灸气海，善惊者加大陵。

操作：常规消毒后进针，用平补平泻手法，得气后留针30分钟，每日1次。

2.温针灸疗法

处方：膻中、关元、内关（双）、神门（双）。心阳虚衰配命门；阳虚血瘀配双侧膈俞；痰湿壅塞配双侧丰隆。

操作：平刺膻中，直刺关元、内关及神门，捻转与提插平补平泻；直刺命门，捻转与提插补法；直刺膈俞与丰隆穴，捻转与提插泻法。诸穴均留针30分钟。留针期间，将一段长约2cm的艾卷置于关元穴针柄上，将艾卷点燃，直至燃尽。每日1次，连续治疗1个月。

二、现代物理疗法

1.直流电疗法

处方：足部肾上腺反射区（右侧）、心反射区（左侧）。

操作：患者排尿脱鞋后，仰卧于床上，取准反射区，选择直流感应电疗机，将电极板固定在这两个反射区上，将感应电两个输出导线分别夹在心反射区、肾上腺反射区导线上，开机调节电流，以患者有麻感舒适为准，每次20~30分钟，每日1次，12次为一个疗程。

2.激光疗法

处方：定喘、肺俞、膻中、肾俞、足三里。

操作：应用小功率的He-Ne激光针照射，也可用光导纤维对准穴位照射。照射距离一般为30~50cm，可根据具体情况选择。每日照射1次，每次取2~4穴，每穴照射2~5分钟，10~15次为一个疗程，每个疗程间隔7~10日。也可在耳穴照射，取穴平喘、肺、内分泌、肾上腺等。

【护理措施】

1. 生活起居护理 本病因胸阳不振，心气不足所致，亦可因气血不足，心脉瘀阻或某些药物所致。患者居住环境应该清洁安静，居室空气要新鲜流通，阳光充足，注意保暖，防外邪。患者应戒烟酒，避免情绪过于激动，保持心情愉悦；适度进行运动锻炼，可在医护人员的监护下进行限制性有氧运动；生活要有规律，养成按时排便的习惯，预防便秘，以免排便时用力过大出现晕厥等严重后果。急性心梗引起者不能单独让患者下床排便。对于长期卧床患者应进行防褥护理，经常给患者翻身，勤换被褥。

2. 饮食护理 进餐不宜过饱、宜少量多餐、给予易消化、低脂、含充足纤维素且有足够营养的膳食，并适量补充高钙食品，如牛奶等；可佐以补气养血、活血化瘀、振奋胸阳之中药，在膳食中可加入肉桂，干姜等辛温之品，可常食大枣，桂圆，山楂等，亦可用黄芪、丹参、大芸等泡茶常服。老年人为预防便秘，可使用缓泻剂，如液体石蜡、蜂蜜、番泻叶、麻仁丸等。

3. 情志护理 本病的发生与情绪有密切的关系，应给予患者耐心指导，关心体贴患者，让患者得到安慰，保持良好的精神状态，更好地配合治疗。严重心动过缓的患者，由于病情重，患病时间长，常常情绪低落，焦虑，此时更应该积极鼓励患者，多与他们聊天沟通，消除其负性心理，争取他们的合作，让他们保持良好的心理状态积极配合治疗。

4. 健康教育 向患者及其家属讲述窦性心动过缓的症状、特点、原因，使患者及其家属提高认识，协助促进患者保持良好的心理健康水平。如心率不低于每分钟50次，无症状者，无需治疗。此外要指导患者合理饮食，以增加胃肠蠕动，利于消化吸收；指导适量的活动和合理的休息。嘱咐患者一定要在医生的指导下合理用药。要注意休息，进行适当的体育锻炼，预防感冒。不适随诊，定期复查心电图。

第八节　甲状腺功能亢进症

甲状腺功能亢进症（简称甲亢）是由于多种病因（包括自身免疫、遗传和精神因素等）引起的甲状腺激素分泌过多所致的一组内分泌系统的常见病。本病临床上以高代谢症群、神经兴奋性增高、甲状腺弥漫性肿大，不同程度的突眼症为特征。患者表现为急躁亢奋、多食消瘦、恶热多汗、心悸心慌、大便量多、目突、颈肿等。

【病因病理】

西医认为弥漫性甲状腺肿伴甲亢的病因尚未完全阐明。目前认为本病的发生与自身免疫、遗传以及精神刺激等因素有关。

1. 自身免疫学说 大多数活动期患者血中可测出抗甲状腺球蛋白抗体和抗微粒体抗体。有研究表明，长效甲状腺刺激物（LATS），能刺激甲状腺增生，并促进甲状腺的碘摄取、甲状腺激素的合成和释放，但约有半数患者血中测不出LATS，患者的亲属血中也可测出LATS，但并无甲亢。近年来，在患者血中发现了一种LATS保护物，可阻碍LATS与甲状腺的结合，使其保持活性，且有90%的患者血清中可测LATS保护物。因此，有人认为LATS-P可能是引起甲亢的主要原因，但是血中LATS-P浓度和甲亢的严重程度也无明显的关系。在甲亢中，发生自身免疫反应的原因还不肯定，可能是由于甲状腺细胞的抗原性发生了变化，使免疫系统将其当作外来物质，于是发生自身免疫反应；或者由于免疫活性细胞发生了突变，出现针对自身甲状腺的淋巴细胞，而由于遗传上的免疫监视功能的缺陷，不能迅速将这种突变细胞杀死，使其存活下来，造成自身免疫。

2. 遗传　自身免疫病一般均有家族史或遗传史。甲亢患者的家庭中常常发生甲状腺疾病。遗传是本病的易感因素。

3. 精神因素　临床证实多数患者在发病前有精神刺激或创伤的病史。有人认为精神刺激可扰乱机体免疫系统，增加对感染的易感性，减少抗体产生，促进自身免疫疾病的发生。

甲状腺呈不同程度的弥漫性肿大，腺体内血管扩张，增生。腺泡上皮细胞增生，由静止时的立方形变为柱状，腺泡壁增生皱褶呈乳头状突起伸向滤泡腔。腺泡内胶质减少。间质组织中有大量淋巴细胞及浆细胞浸润。全身淋巴组织包括脾和胸腺中淋巴组织增生。

在浸润性突眼的患者中，球后组织脂肪增加，淋巴细胞浸润，水肿、黏多糖（包括透明质酸）沉积，眼外肌水肿变性。此外，还可有颈前局限性黏液性水肿，常呈对称性皮肤增厚、淋巴细胞浸润、黏多糖沉积、胶原纤维断裂、水肿等变化、骨骼肌、心肌变性、心脏增大、肝脂肪浸润、骨质疏松等改变。

【临床表现】

甲亢的主要临床表现有甲状腺肿大、性情急躁、容易激动、失眠、两手颤动、怕热、多汗、食欲亢进、体重减轻、心悸、脉快有力（脉率常在每分钟100次以上，休息及睡眠时仍快）、脉压增大（主要由于收缩压升高）、内分泌功能紊乱（如月经失调）等。其中脉率增快及脉压增大尤为重要，常可作为判断病情程度和治疗效果的重要标志。

【诊断依据】

除依据其主要临床表现，还需结合一些特殊检查。甲亢的特殊检查方法中，较重要的有：

1. 基础代谢率测定　可根据脉压和脉率计算，或用基础代谢测定器测定。后者较可靠，前者简便易行。常用计算公式为：基础代谢率 =（脉率 + 脉压）- 111。

测定基础代谢率要在完全安静、空腹时进行。基础代谢率正常为 ±10%；增高至 +（20%~30%）为轻度甲亢，+（30%~60%）为中度，+60% 以上为重度。

2. 甲状腺摄 ^{131}I 率测定　正常甲状腺 24 小时内摄取的 ^{131}I 量为人体总量的

30%~40%。如果在2小时内甲状腺摄取^{131}I量超过人体总量的25%，或在24小时内超过人体总量的50%，且吸收^{131}I高峰提前出现，都表示有甲亢。

3.**血清中T$_3$和T$_4$含量的测定** 甲亢时，血清T$_3$可高于正常4倍左右，而T$_4$仅为正常的2倍半，因此，T$_3$测定对甲亢的诊断具有较高的敏感性。

拍以C$_6$~T$_1$为中心的X光片，了解椎体移位情况。

【中药调养】

1.中药内服

（1）处方：青木香10g、昆布30g、海藻15g、乌贼骨15g、香附10g、枳壳9g、郁金9g、山药6g、白术6g、茯苓6g。

用法：每日1剂，水煎服，每次250ml，每日2次，7天为一个疗程。

（2）处方：龙胆草10g、知母10g、栀子10g、黄芩10g、生地15g、生石膏20g、升麻10g、连翘15g、海藻30g、黄连10g、白蒺藜10g、柏子仁10g、酸枣仁15g。

用法：每日1剂，水煎服，每次250ml，每日2次，7天为一个疗程。

2.药膳食疗

（1）处方：白萝卜200g、紫菜20g、橘皮15g，盐适量。

用法：将上述食材煮汤食之，橘皮可不吃。

（2）处方：鸡蛋1个，海带丝适量。

用法：将鸡蛋打一个小孔，把切碎的海带丝装入蛋内，蒸熟，每天早上吃一个，连续服用1个月。

【针灸理疗】

一、针灸推拿疗法

1.针刺疗法

处方：臑会、合谷、足三里、天突、天容、阴郄、复溜、风池。

操作：严格消毒，毫针刺，平补平泻，中等刺激，留针15分钟，每日1次，10次为一个疗程。

2.耳针疗法

处方：神门、皮质下、内分泌、甲状腺、平喘、心、脾、脑点。

操作：常规消毒，毫针斜刺。用较强刺激手法针刺，捻转幅度为3~4圈，捻转频率为每秒3~5个。每次留针30分钟，留针期间行针3~5次，每次行针10~30秒。每日1次。

3.灸法

处方：大椎、大杼、风池、风门、肺俞、身柱为主穴。根据病情结合辨证施治选用配穴。

操作：主穴、配穴结合分为两组，两组交替使用。分别采用麦粒灸、实按灸的方法，每次每穴约灸7~10壮，至局部皮肤红晕、药气温热透达深部为度。隔日1次，10次为1个疗程。

4.穴位埋线法

处方：心俞（双侧）、肝俞（双侧）。

操作：常规消毒后局麻，用12号腰椎穿刺针穿入羊肠线1.5~2cm，刺入穴位得气后埋入羊肠线，以无菌干棉球按压片刻，外敷创可贴，每2周1次，4次后，间隔2个月再埋线4次。同时口服他巴唑片（规格：5mg），每次1片，每日2次，45天后减为每日1片，连续服用12~18个月。

二、现代物理疗法

穴位激光疗法

处方：患部。

操作：采用激光聚焦照射患部。每次照射5~7分钟，每日1次，10次为1个疗程。

【护理措施】

1. **生活起居护理** 劳累、刺激、感染、妊娠、外伤是加剧病情的诱因，要尽量避免。嘱咐患者应卧床充分休息，避免劳累，合理安排生活。嘱咐家属保持室内安静、通风，避免声、光、影等外来刺激。白天适当活动，避免精神紧张和注意力过度集中。外出戴深色眼镜，以防灰尘进入眼睛及光线等刺激，限制水盐的摄入，防止眼压过高。

2. **饮食护理** 甲亢患者机体消耗较大，应给予高热量、高蛋白、高碳水化合物、清淡易消化的饮食，指导患者加强营养，如食用营养丰富的瘦肉、鸡肉、鸡蛋、淡水鱼、奶类等以纠正体内负氮平衡；摄入含维生素高的蔬菜、水果、豆类、奶类、鸭、蛋等，以及银耳、香菇、燕窝等以补充高代谢的需要，适当限制脂肪；禁食刺激性食品，禁烟、酒、浓茶、咖啡，禁食含碘丰富的海产品食物，如海带、海鱼、海蜇皮、卷心菜、白兰菜等，禁食含碘丰富的药物。另外，每日饮水2000~3000ml，补偿因出汗等引起的水分丢失，有心脏病患者除外，以防水肿、心衰。忌食生冷食物，减少食物中粗纤维的摄入，改善排便次数多等消化道症状。

3. 情志护理 甲亢患者常有焦虑、情绪急躁、易怒等表现，故要关心体贴患者，应态度和蔼，耐心向患者解释其易怒、烦躁是由于甲状腺激素过多提高了中枢神经兴奋性所致，告诉患者要耐心治疗，待病情稳定后，症状会逐渐消失。对个别经较长时间服药病情仍控制不好而产生悲观心理的患者，要帮助患者分析原因，帮助患者建立信心，只要遵照医生的嘱咐调整药物剂量，就一定能较好控制病情。

4. 健康教育 指导患者按时、按量服药，不能随便停药、减药或加药。详细告诉患者甲状腺药物常见的副作用，服药期间若出现皮疹、发热、咽痛、乏力、食欲减退、尿色加深等症状应及时复诊，定期复查血常规及肝功能变化。如果出现怕冷、乏力、浮肿、嗜睡、体重增加过快等症状时，要及时复查血 T_3、T_4、TSH，为减药提供依据，避免药物性甲状腺功能减退的发生。帮助患者了解发生甲亢或使甲亢加重的有关因素，懂得充分休息、合理饮食，保持心情愉快，及时复查，坚持服药，症状控制后仍应禁食富含碘的食物，避免精神刺激和过度疲劳，以减少复发。做到饮食有节、起居有常，避免精神刺激，消除紧张心理，顺应自然规律，适当锻炼，增强机体的免疫功能。

第九节　男性性功能障碍

男性性功能障碍是以性功能异常改变为特征的常见病。可能因下丘脑垂体纤维受损影响垂体前叶促性腺激素释放，或下丘脑脊髓纤维受损影响调节脊髓各中枢活动引起。表现为性欲减退、阳痿、性早熟，以及发育延迟等。

【病因病理】

男性的正常性功能包括性欲、阴茎勃起、性交、射精和情欲高潮，是由一系列条件和非条件反射构成的复杂生理活动。大脑皮层有性功能中枢，间脑和丘脑下部有皮层下中枢，脊髓有勃起中枢和射精中枢。各中枢之间有密切联系，脊髓中枢又与生殖器官联系。性中枢的兴奋不仅可因生殖器官和其他动情区感觉神经末梢的刺激而产生，更主要的是由大脑皮层和高级感觉器官的条件刺激所引起。各种概念、回忆、视、听，以及其他条件联系，在一定情况下都可引起性欲和与非条件反射相同的兴奋。性的条件反射是后天性的，在性成熟和性生活过程中形成，在性功能中起决定性作用。性激素是生殖器官发育所必需具备的，在已经发育成熟的男性，性激素使性中枢保持在准备状态，受到适当刺激时出现应有的反应。

性功能障碍的病因可概括为以下两种：

1.功能紊乱引起的男性性功能障碍

（1）大脑皮层功能紊乱：抑制作用加强或兴奋作用加强。

（2）脊髓的性功能中枢功能紊乱：勃起中枢或射精中枢的功能紊乱。

2.器质性病变引起的男性性功能障碍

（1）生殖器官疾病。

（2）神经系统疾病。

（3）内分泌系统疾病。

（4）其他器质性疾病。

在上述两大类中，功能紊乱引起的性功能障碍是主要的，绝大多数病例属这一类。在这一类中，大脑皮层功能紊乱又是最主要的。器质性病变在男性性功能障碍中只占次要地位。有严重器质性病变的患者，不论原发疾病是什么，都会有性功能方面的改变，但由于患者有其他症状，性功能改变不成为主要的临床问题。器质性病变引起性功能障碍时，大脑皮层功能紊乱仍是重要因素，因为有时器质性病变并不严重，却成了引起大脑皮层功能紊乱的精神因素。在这里我们要讨论的主要是第一种情况及甲亢、糖尿病等内分泌疾病所引起的病证，而不包括生殖器官病变及肿瘤、损伤、睾丸发育不全、隐睾等器质性病变引起的性功能障碍。

【临床表现】

1.**阳痿**　指阴茎不能勃起或勃起不满意。

2.**无性欲、性欲降低、性欲旺盛**　性欲是指在一定刺激下有进行性交的欲望，性欲达到一定程度时，即引起阴茎勃起。只有长时期在适当刺激下不引起性欲，或在同样条件下性欲出现显著改变，才有实际意义。

3.**早泄**　性交经一定时间后即引起射精和情欲高潮，早泄是指射精过早。健康的壮年一般在性交2~6分钟左右时射精，在更短时间内射精亦是正常的。因此，只有在阴茎进入阴道前就射精才能称为早泄。

4.**遗精**　遗精是在无性交活动时的射精。未结婚的青年人，一定频率的遗精是正常的。由于性欲观念在清醒时发生遗精，或在正常性生活的情况下经常遗精，都是病理性的。

5.其他　还有性交困难、不射精等症状。

【诊断依据】

1. 病因　性生活的经历、频率、持续时间、性欲、勃起、射精和情欲高潮的情况；手淫的频率；有无精神症状；对不能射精的患者应了解有无遗精；对勃起障碍者应了解性交和不性交时的差别；有无功能性和器质性病变史。

2. 体格检查　有无生殖系统畸形和炎症；有无神经系统和内分泌系统疾病。

【中药调养】

1.中药内服

（1）处方：淫羊藿30g、黄芪30g、党参30g、菟丝子30g、当归10g、白术10g、远志10g、仙灵脾6g、炙甘草6g。

用法：每日1剂，水煎服，每次250ml，每日2次，7天为一个疗程。

（2）处方：枸杞15g、女贞子15g、肉苁蓉15g、紫河车12g、巴戟天12g、山萸肉10g、熟地10g。

用法：每日1剂，水煎服，400ml分两次服用，7天为一个疗程。

2.药膳食疗

（1）处方：冬虫夏草10g、粮食白酒500ml。

用法：将药入酒中浸泡，1周后开始饮用，每日1两。

（2）处方：牛尾巴1条，当归、黄芪各30g。

用法：上述食材和药物同煮，熟后食用，连续食用2周左右。

【针灸理疗】

一、针灸推拿疗法

1.温针灸法

处方：膈俞、肝俞、肾俞、关元俞、腰阳关、八髎。

操作：俯卧位，所取穴用28号3寸毫针，进针2寸，膈俞、肝俞进针1.5寸；进针得气后用平补平泻手法，小幅度捻转2~3分钟，使针感传至阴茎部，然后施温针灸操作，约30分钟。

2.电针法

（1）处方：①中极、关元、归来、足三里、三阴交、太冲；②肾俞、气海俞、次髎、阴陵泉、三阴交、太溪。

操作：两组穴位交替使用，排空小便后，用平补平泻法，接G6805电针仪，选用疏密波，留针30分钟，每2日治疗1次，共治疗30日。

（2）处方：①肾俞、中膂俞、会阴、委中；②气海、关元、水道、三阴交。

操作：两组穴位交替使用，随证加减，其中关元、气海用补法；肾俞、中膂俞、会阴、气海、关元、水道加电针，每日治疗2次，30次为一个疗程。

3.穴位注射法

处方：关元、曲骨、会阴、肾俞（主穴）；上髎、命门、足三里（配穴）。

操作：取复方麝香注射液、鱼腥草注射液及维生素B_{12} 250mg，三种药物混合使用。每次取2~3穴，针刺后再用药液5m1注射。每日1次，10次为一个疗程，共治三个疗程。

4.灸法

处方：关元、气海、会阴。

操作：用仿灸仪，每次20分钟，10次为一个疗程。

二、现代物理疗法

1.音频电疗后碘离子导入疗法

处方：患部。

操作：采用音频电疗机，频率2000Hz，长条形电极置于患侧，电流量4~5mA，每次治疗15分钟，直流电离子导入用10%碘化钾溶液，用一个直经3cm小圆形电极连接阴极置患处，另一直径4cm之圆形电极置于患侧颈后或患侧足三里处，电流强度0.4~1.2mA，每次12~15分钟，每日1次，12次为一个疗程，两个疗程间隔7~15天。

2.超声波疗法

处方：患部。

操作：采用超声治疗仪，超声频率为800KHz ± 8KHz，输出声强为0.5W ± 0.075W/cm²，在超声探头上均匀涂抹超声耦合剂，探头贴放在病灶部位，并适当加压，将超声头做缓慢回旋或往返运动，速度1~2cm/s，每次25分钟，每日1次，周日休息，连续治疗3个月。

3.电磁波疗法

处方：患部。

操作：采用单头落地式治疗机，辐射板直径78mm。电磁波谱范围

2~50μm，调整辐射头照射区域的角度，对准患部，距离30cm，每次照射15~20分钟，每日1次。

【护理措施】

1. 生活起居护理 居住环境应清洁温馨，阳光充足，空气要清新温暖，防外邪。本病多为恣情纵欲或思虑、惊恐伤及心脾肾，或肝失疏泄，湿热下注，宗筋弛纵所致，故患者要戒除手淫，房事适度，戒除烟酒；要穿宽松的内裤并勤换内裤；不要经常长时间泡热水澡，以免抑制精子的产生；平时要注意培养健康的兴趣爱好，移情易性，多外出旅游开阔心胸，保持乐观情绪；适当进行体育锻炼，增强腹肌力量；按时休息，起居有常。

2. 饮食护理 要增加营养，多食高蛋白、高钙食物，如牛奶等；多食高锌食物，如黄豆、牛肉等；多食温而不燥的壮阳食物，如羊肉、韭菜等；要适当补充维生素E、维生素B。常食大芸炖羊肉，人参炖雄鸡等药膳，以温肾壮阳。湿热下注者，应多食清热利湿之品，如绿豆、扁豆、马齿苋等。

3. 情志护理 本病患者多焦虑、抑郁、情绪低落，而这常常可以引起病情加重而形成恶性循环。对于具有悲观心理的患者，要帮助患者建立信心，经常鼓励他们，引导他们树立正确的人生观及生活观，应嘱患者妻子多关怀体贴患者，切忌冷嘲热讽，恶语刺激。

4. 对症处理和护理 可采用中药疗法，疏肝理气、温肾壮阳。鹿茸等温燥中药应注意用量，不可大量服用。

5. 健康教育 指导患者掌握本病的相关知识及发病原因，积极寻找病因，克服害羞心理，及时治疗。嘱患者要在医生的指导下合理用药，不可相信广告或宣传单介绍的药物。激素类药物只对血清睾酮低下者有效，自己随意滥用药物，有可能加重病情，要及时就诊，以得到正确的治疗。服用中药的患者，要注意温补性中药应在饭前半小时服用，清热利湿药物可在饭后服用，以免伤胃。患者要适量锻炼身体，养成好的生活道德情操，培养健康的兴趣爱好。

第十节　慢性前列腺炎

慢性前列腺炎是男性泌尿生殖系统的常见病，发病率高，占泌尿科男性患者的35%~40%，多发于20~40岁的青壮年。本病发病缓慢，经久难愈。分为慢性细菌性前列腺炎和慢性非细菌性前列腺炎两种类型，且以后者较多见。

【病因病理】

1.病因

（1）慢性细菌性前列腺炎：多数由尿道的逆行感染所致。前列腺分内层与周围层，内层腺管为顺行性，而周围层腺管为逆行倒流。因此，在射精时如后尿道有感染，可使大量致病菌挤向周围层腺管。下尿路或结肠的炎症也可通过淋巴管感染前列腺。另外，性欲过旺、前列腺充血、会阴部及尿道损伤，其他泌尿生殖系统病变，如尿道狭窄、前列腺增生、下尿路梗阻，都可成为慢性细菌性前列腺炎的诱因。

（2）慢性非细菌性前列腺炎：盆腔充血、中断性交、长途骑车、经常坐位工作可使前列腺经常反复或长时间充血，而引发慢性非细菌性前列腺炎。

2.病理
慢性前列腺炎的病理变化为腺泡、腺管和间质呈炎性反应，有多核细胞、淋巴细胞、浆细胞和巨噬细胞浸润和结缔组织增生，坏死灶纤维化、腺管管径狭窄或小管被脓细胞或上皮细胞堵塞引起腺泡扩张，使腺体结构破坏、皱缩、纤维化，而变小变硬。细菌性前列腺炎患者前列腺周围层可见大量致病菌。因多数抗生素不能透入前列腺，故本病不易根治。

【临床表现】

一、症状及体征

1.症状
慢性前列腺炎症状表现多样，且无特异性。

（1）尿频、轻度尿急，尿痛或尿道烧灼感，并可放射到阴茎头部。严重者出现排尿困难，甚至尿潴留。可见终末血尿。细菌性慢性前列腺炎患者清晨尿道口有黏液、黏丝及脓液分泌。

（2）后尿道、会阴部和肛门部钝痛，肛门坠胀感，下蹲或大便时加重。下腰部有反射痛，可放射至阴茎、精索、睾丸、腹股沟部、耻骨上区、大腿内侧、臀部等处。

（3）性功能障碍：性欲减退或消失、射精痛、血精、阳痿、遗精、早泄，以及不育。

（4）精神症状：患者情绪低落，甚或并发神经官能症，表现为乏力、头晕、眼花、失眠、精神抑郁。

2. 体征 肛门指诊可扪及前列腺表面大小不同的结节。这些结节可以有一定弹性和活动度，或完全硬固，腺体周围粘连固定，大多数有轻度压痛。

二、实验室及其他检查

慢性前列腺炎的临床症状和体征比较复杂而又无特异性，仅根据症状和体征作出诊断是不可靠的。实验室及其他检查对提高慢性前列腺炎诊断水平有决定性的意义。

1. 尿液检查 尿的常规检查和培养意义不大。尿三杯试验有较大诊断价值。前列腺炎常在第1杯出现碎屑，第2杯清晰，第3杯继续有碎片、白细胞及上皮细胞。

2. 前列腺液检查 对慢性前列腺炎的诊断目前仍以前列腺液中白细胞的多少作为主要依据。正常前列腺液镜检每一高倍视野白细胞不超过10个，还可看到许多黄色屈光的卵磷脂小体；若每高倍视野细胞超过10个以上，即可诊断，此时磷脂小体也显著减少或消失。

3. 前列腺液培养 对慢性前列腺炎的诊断，特别是鉴别细菌性或非细菌性前列腺炎有诊断价值。

4. 尿液或前列腺液分段定位培养和菌落计数（Meares–stamey检查法） 按要求无菌操作下分别收集按摩前列腺前首先排出的10ml尿（VB1），代表尿道标本；排尿200ml弃去，留取10ml中段尿（VB2），代表膀胱标本；经按摩后排出的纯前列腺液（EPS）以及前列腺按摩后立即排出的10ml尿（VB3），代表前列腺及后尿道标本。将收集的各标本作培养及定量菌落计数和药敏试验。若VB2菌落数多而超出1000个/ml，为膀胱炎；VB1菌落之最高污染极限为100个/ml；在VB2无菌时，VB1菌落数明显>EPS或VB3，为尿道炎；若VB1及VB2阴性，或菌落数<3000个/ml，而EPS或VB3菌落数超过5000个/ml，即VB3超过VB2的二倍时，就可诊断为细菌性前列腺炎；VB1等4个标本均无菌时可诊断为非细菌性前列腺炎。

5. 精液检查 前列腺感染严重时，在精液中可发现大量脓细胞和细菌，对不愿做前列腺按摩或按摩失败者，精液检查有一定参考价值。

6. 前列腺液pH值测定 目前一般认为前列腺液的pH值为6~7，即呈弱酸性。慢性前列腺炎，前列腺液pH值则明显增高。前列腺治愈程度和前列腺液pH值恢复正常成正比。因此，前列腺液pH值的测定不仅可作为慢性前列腺炎诊断的参考，而且还可作为衡量疗效的一项指标。

7. 前列腺液免疫球蛋白测定 在慢性前列腺炎的前列腺液中，3种免疫球蛋白都有不同程度的增加，其中IgA最明显，其次为IgG。这种增加在细菌性前列腺炎中更明显。

8. 尿流动力学检查 慢性前列腺炎中层最高尿流率偏低，尿流曲线高峰多呈锯齿状，曲线升线和降段呈长斜坡状。

三、并发症

1. 过敏反应 由细菌毒素引起，主要表现为神经炎、神经痛、虹膜炎、结膜炎或关节炎。

2. 附睾炎 细菌性前列腺炎可继发附睾炎。致病菌经输精管逆行进入附睾造成炎症反应，可有周身不适及发热、阴囊红肿、附睾肿大触痛等症状。

3. 继发不育 前列腺炎可减少精子数量，降低其活力；前列腺液有细菌存在，可引起精子细胞分解，精子寿命缩短及精子凝集等现象，导致不育。

【诊断依据】

本病诊断主要依据病史、症状、体征，辅以实验室检查。一般说来，如果无尿路感染及全身症状，而前列腺液检查每一高倍视野有10个以上白细胞，前列腺液培养找到一定量的致病菌即可作出细菌性前列腺炎诊断；若症状像慢性前列腺炎，前列腺液有白细胞增多，但前列腺液涂片及培养都没有细菌，尿液检查细菌阴性者，则可诊为无菌性慢性前列腺炎。本病须与慢性尿道炎、膀胱炎、前列腺化脓性感染、前列腺淋菌感染、前列腺结核、前列腺结石、前列腺增生症、前列腺癌及某些肛门疾病等进行鉴别。

【中药调养】

1. 中药内服

（1）处方：柴胡15g、升麻12g、桔梗12g、猪苓10g、泽泻10g、车前子10g、茜草6g、赤芍6g。

用法：每日1剂，水煎服，每次250ml，每日2次，7天为一个疗程。

（2）处方：知母15g、黄柏15g、龙骨10g、牡蛎10g、丹皮10g、海螵蛸6g、泽泻6g。

用法：每日1剂，水煎服，400ml分两次服用，7天为一个疗程。

2. 药膳食疗

（1）处方：葵花根50g。

用法：水煎服代茶饮。

（2）处方：生南瓜子。

用法：去壳，嚼服，每日50粒。

（3）处方：新鲜绿豆芽500g。

用法：将洗净的绿豆芽放入榨汁机中制成绿豆芽汁，早晚各一次，可加入适量白糖调味，频频代茶饮。

【针灸理疗】

一、针灸推拿疗法

1.针刺疗法

（1）处方：小肠俞、膀胱俞、脾俞、次髎、关元、中极（主穴）；阴陵泉、三阴交、太溪（配穴）。实证加曲骨、外关；虚证加肾俞、足三里。

操作：俯卧位，所取穴用28号3寸毫针，进针2寸；仰卧位，所取穴用30号1.5寸毫针，进针0.5~1寸。实证进针得气后用泻法，提插、捻转2~3分钟，使针感传至腰骶部，留针20~30分钟。虚证得气后用平补平泻手法，小幅度捻转2~3分钟，使针感传至阴茎部，然后施温针灸，约30分钟。以上治疗每日1次，每次取主穴、配穴3~4个，交替选用。俞募穴兼取时，先针俯卧位，后针仰卧位。一般每次只针俯卧位或仰卧位。10日为一个疗程，每个疗程间休息3~5日。

（2）处方：会阴。

操作：患者仰卧，以75%酒精棉球行会阴部皮肤消毒后，选用28号3寸毫针向前上方施以合谷刺（合谷刺所在的平面与水平面呈20°角），即毫针针尖向前上方正中刺入6~7cm，然后将毫针由深出浅，在上述平面内分别向两侧斜刺同样深度（向两侧斜刺的方向和正中针刺方向的夹角分别为10°）。每次由浅入深时患者会阴部有酸胀重等感觉，并可向小腹、腰骶部放射，在针尖刺入约6cm时可有脱空感，此时应继续深入0.5~1cm，以直达病所。不提插，不捻转，不留针。每日治疗1次，6次为一个疗程，每个疗程间休息1日，共治疗4个疗程。

2.电针法

（1）处方：①中极、关元、归来、足三里、三阴交、太冲；②肾俞、气海俞、次髎、阴陵泉、三阴交、太溪。

操作：两组穴位交替使用，排空小便后，平补平泻法，接G6805电针仪，选用疏密波，留针30分钟，每2日治疗1次，共治疗30日。

（2）处方：①肾俞、中膂俞、会阴、委中；②气海、关元、水道、三阴交。

操作：两组交替使用，随证加减，其中关元、气海用补法；肾俞、中膂俞、会阴、气海、关元、水道加电针，每日治疗2次，30次为一个疗程。

3.刺血法

处方：督脉、夹脊穴。

操作：以第五腰椎棘突为中心，上、下、左、右各1寸为针刺区，患者取俯卧位，暴露针刺区，常规消毒后，医者右手持宽约1.2mm，厚约0.5mm的剑形特制钢针，左手捏起皮肤，按先督脉、后夹脊穴的顺序，快速刺入约1cm后出针，然后加拔火罐20分钟，使其充分出血。每5日治疗1次，6次为一个疗程。

4.穴位注射法

（1）处方：关元、曲骨、会阴、肾俞（主穴）；上髎、命门、足三里（配穴）。

操作：取复方麝香注射液、鱼腥草注射液及维生素B_{12} 250mg，3种药物混合使用。每次取2~3个穴位，针刺后再用药液5ml注射。每日1次，10次为一个疗程，共治疗三个疗程。

（2）处方：会阴。

操作：先取前列腺液做细菌培养及药敏检查，根据药敏结果选用有效药物。常用的有庆大霉素、林可霉素、头孢类霉素及卡那霉素等抗菌药物。先在会阴穴注入药物1ml，随即将针退至皮下，分别斜向前列腺左、右叶，穿过前列腺上皮脂膜各注入药液2~3ml，每周2次，10次为一个疗程。

5.灸法

处方：关元、气海、会阴。

操作：用仿灸仪，每次20分钟，10次为一个疗程。

二、现代物理疗法

1.激光照射法

处方：会阴。

操作：令患者侧卧位，屈膝，取会阴穴常规消毒，将直径80μm的光导纤维，经特制的空芯激光针，于会阴穴（即会阴部的中点）与皮肤垂直方向刺入深度约2cm，留针20分钟。每日1次，10次为一个疗程，间隔3日，可进行第二疗程。

2.磁疗法

（1）处方：三阴交、归来、水道、阴陵泉、气海、关元。

操作：腹部与下肢穴配合，均双侧交替使用。选用特制稀土钴合金为磁片，对准所取穴位并接通G6805治疗仪导线通电30分钟，每日1次，5次为一个疗程。

（2）处方：关元、曲骨、会阴。

操作：取上述穴位用磁片贴敷，每次轮贴3个穴位，隔日换贴1次，连贴7次为一个疗程，疗程间隔3日。

【护理措施】

1. 生活起居护理 要生活规律，起居有常。坚持适当的体育锻炼，如打球、短跑、饭后散步等，能改善血液循环，有利于局部炎症的吸收，增强内在抵抗力。鼓励患者多参加娱乐活动，多看一些有益于身心健康的书报、杂志、电视，开扩视野，提高自身素质，保证充足的睡眠。戒手淫，不看黄色录像、书刊，培养良好的情操。合理的性生活，房事后应清洗阴茎及会阴部，防止感染。每日清洗会阴部，更换内裤。养成每晚热水坐浴的良好习惯，平时不穿紧身裤（尤其是睡眠时）。平时应多饮水，增加尿量，通过尿夜经常冲洗尿道，帮助前列腺分泌物排出，以预防重复感染。

2. 饮食护理 烟酒、辛辣等刺激性食物均可引起前列腺血管扩张及充血。因此指导患者禁烟、酒、辛辣等刺激性食物，以避免前列腺组织长期反复慢性充血，诱发前列腺炎；少食醇酒厚味之物，以免内生湿热；多进食新鲜蔬菜水果，进食含锌量高的食物，如肉类、蛋类、海产品、动物肝脏、芝麻等。

3. 情志护理 患者多有害羞心里，难以企齿，故医护人员必须严肃认真、庄重含蓄，使患者产生信赖感，并保护患者隐私。由于慢性前列腺炎病程较长，反复发作，难以彻底根治，久之还可影响性功能，甚至引起不育，易使患者产生较大心理压力。因此，指导患者保持轻松愉快的心情，告知患者恐惧忧虑、烦躁易怒等不良情绪均对康复不利，慢性前列腺炎并非不治之症，只要认真治疗，保持良好的生活习惯和心态，是完全可以治愈的。

4. 健康教育 注意个人卫生，勤换内裤，穿较宽松柔软的内裤，以减少摩擦引起的疼痛。指导患者生活要有规律性，劳逸结合，寒温适调，起居有常。房事要节制，频繁手淫也是引发前列腺炎的不良习惯。要在医生的指导下合理用药，并坚持疗程，不要相信广告，自己私自用药。嘱患者多饮水，饮水不少于每日1000ml。定期复查前列腺液常规（RT）和前列腺液（EFS）。要适量锻炼身体，养成好的生活道德情操，培养健康的兴趣爱好。

第六章 外科疾病

第一节 慢性阑尾炎

慢性阑尾炎是一种常见病,临床表现无典型体征,多以右下腹疼痛、不适及食欲不振为特征,常与其他脏器的慢性炎症相混淆。

【病因病理】

大多数慢性阑尾炎是急性阑尾炎消退后遗留下来的病变。少数慢性阑尾炎是由阑尾腔内有粪石、谷粒、虫卵等异物刺激所致;或先天性扭曲、粘连、淋巴滤泡过度增生,致使管腔变窄所致。在急性阑尾炎发作时,如当时炎症较轻,症状可很快消失,但数周后阑尾的炎症可转为慢性。慢性阑尾炎中,阑尾黏膜和黏膜下层可见以淋巴细胞和嗜伊红细胞为主的慢性炎性细胞浸润,阑尾管壁中有巨噬细胞。此外,阑尾因纤维组织增生,脂肪增加,管壁变厚,甚至管腔狭窄或闭塞,妨碍了阑尾排空,压迫阑尾壁内神经末梢而产生疼痛等症状。

【临床表现】

常具有典型的急性阑尾炎发作史,右下腹又经常疼痛;有的患者仅有隐痛或不适感,剧烈活动或饮食不节可诱发急性发作。有的表现类似于消化性溃疡的表现,有胃肠道功能紊乱或大便习惯改变等症状。

【诊断依据】

患者有不同程度的右下腹部疼痛史,并可因劳累和饮食不节诱发。有明确的急性发作史有助于诊断。直肠指诊右侧触痛的阳性率不高,阳性有助于阑尾炎的确诊。有局限的右下腹压痛。第10~11胸椎脊柱区带范围内有压痛、结节、条索状物、椎体的偏移。阑尾部位有局限性压痛。X线钡餐检查可见阑尾不充盈或钡剂排出缓慢,充盈的阑尾位置不易移动等。

【中药调养】

1.中药内服

(1)处方:党参10g、白术10g、陈皮10g、半夏6g、附子3g、香砂仁6g、丁香6g、白芍6g、元参6g。

用法：每日1剂，水煎服，每次250ml，每日2次，7天为一个疗程。

（2）处方：金银花20g、连翘20g、郁金10g、乌药6g、枳壳6g、赤芍6g、生甘草6g。

用法：每日1剂，水煎服，每次250ml，每日2次，7天为一个疗程。

2.药膳食疗

（1）处方：山药100g、鲫鱼1条重约300g，葱姜蒜盐等调料适量。

用法：将山药洗净切片放盘底，鲫鱼置于山药上，按正常蒸鱼程序蒸30分钟即可食用。

（2）处方：马齿苋300g、大蒜10g，盐等调料适量。

用法：将马齿苋放入沸水中过水，5秒后捞出备用。蒜蓉入油炒香，加入马齿苋翻炒，最后放入盐等调料即可食用。

【针灸理疗】

一、针灸推拿疗法

1.针刺疗法

（1）处方：天枢、上巨虚、阿是穴。

操作：常规针刺得气后，均行提插捻转泻法，留针30分钟，留针期间，每10分钟行针1次。隔日治疗1次，15次为一个疗程。

（2）处方：上巨虚、阑尾穴、阿是穴。

操作：直刺进针得气后稍加提插捻转，留针30分钟，留针期间，每10分钟行针1次。隔日1次，15次为一个疗程。

2.耳针法

处方：神门、阑尾、大肠、交感。

操作：每次选1～2穴，两耳交替应用，用0.5寸毫针，进针后行小幅度捻转，得气后留针20~30分钟，隔日治疗1次，10次为一个疗程。也可用埋针法或压豆法，每次选2～4穴，两耳交替应用，夏天每2~3日更换1次，冬天每5~7日更换1次，治疗期间，患者每日自行按压3~5次，每次3~5分钟。

3.穴位注射法

处方：人迎、水突、阿是穴。

操作：药液选用0.66%碘酊液，皮肤常规消毒后，缓慢进针至肿块中心，回抽无血后，每穴缓慢注射药液0.5~1ml。每周治疗2次，1个月为一个疗程。

4.艾灸法

处方：阿是穴、上巨虚、天枢。

操作：以中等大小的艾炷点燃施灸，每穴5~9壮；或用清艾条施以温和灸，每穴5~10分钟。每日1次，15次为一个疗程。

二、现代物理疗法

1.光疗法

处方：患部。

操作：主要采用紫外线疗法，每1~2日治疗1次，每次15~20分钟，5~10次为一个疗程，有防止感染的作用。

2.电疗法

处方：患部。

操作：以草状电极作用于局部，采用移动法，强剂量火花法，每次5~8分钟，每日1次，5~10次为一个疗程。

【护理措施】

1. **生活起居护理**　外感六淫、暴饮暴食导致肠道功能失调、气血凝滞、经络阻塞而发病，故要注意寒温适宜，特别要注意腹部保暖。要注意饮食卫生，避免细菌感染，忌食生冷，并应节制饮食，做到定时、定量，食后不做剧烈活动。患者居住地应保持干燥清洁，室内空气新鲜，温度湿度适宜。起居要有规律，避免过度疲劳，保证充足睡眠以及精神舒畅。注意保持大便通畅。戒酒，避免重体力劳动，特别是避免增加腹压的活动。

2. **饮食护理**　慢性阑尾炎患者饮食宜保持清淡，少量多餐，多食富含纤维的食物，以保持大便通畅。忌酒、肉、油腻、煎炸、鱼腥等食物。温热性质的肉类，如羊、牛、狗肉应节制食用，葱、姜、蒜、辣椒也不宜多吃。绿豆、豆芽、苦瓜等具有清热解毒利湿作用的食物，可以择而食之。腹膜炎症状明显或合并肠麻痹者应禁食。

3. **情志护理**　对患者要满腔热忱地予以接待，使患者感到温暖如家，尊重患者人格，处处关心他们，使其得到安慰，患者情绪低落时，应关心体贴患者，主动与患者谈心，鼓励其增强战胜疾病的信心，使其消除焦虑恐惧心理，积极配合治疗。

4. 对症处理和护理 密切观察病情变化，包括血压，腹痛部位、性质、疼痛程度的变化，以及观察恶心、呕吐等症状，有便秘倾向的患者可以自我进行腹部按摩，也可试服通便药物，如麻子仁丸、通便灵、果导、番泻叶等，或用开塞露。确诊慢性阑尾炎的患者，原则上应鼓励外科手术治疗，切除病理性阑尾；有急性发作史的患者，更应及时手术。

5. 健康教育 向患者及其家属讲述慢性阑尾炎的症状特点，提高对慢性阑尾炎的认识，协助促进患者保持良好的心理健康水平。应合理饮食，适量的活动及休息。鼓励患者积极参加体育锻炼，增强体质，提高机体免疫能力。

第二节　胆囊结石

胆囊结石是我国的一种常见病，多为胆固醇结石，或以胆固醇为主的混合结石。胆囊结石占全部胆结石的50%左右。女性发病率高于男性。年龄在40岁以上，身体肥胖者发病率高。常可伴发胆囊炎。

【病因病理】

胆囊结石的形成机制尚不十分清楚，一般认为胆固醇结石的发生与代谢因素关系密切。任何影响胆固醇与胆汁酸浓度比例改变和造成胆汁淤滞的因素都能导致结石形成。肥胖、高脂肪饮食、长期肠外营养、糖尿病、高脂血症、胃切除或胃肠吻合手术后、肝硬化、溶血性贫血等因素都可引起胆囊结石。我国西北地区的胆囊结石发病率相对较高，可能与饮食习惯有关。

【临床表现】

临床表现与结石的大小、部位，是否梗阻，有无炎症等因素有关。早期常无明显症状，有时仅有轻微的消化道症状。大个单发的胆固醇结石一般不产生绞痛症状，称为静止性胆结石。

当胆囊结石嵌于胆囊颈时，可引起急性胆囊炎，出现一系列临床症状。胆绞痛最为典型，呈右上腹阵发性绞痛，向右肩背放射；疼痛一般经过1~6小时可自行缓解。可伴有反射性恶心、呕吐等症状，但发热、黄疸不常见。于发作的间歇期可有右上腹胀不适或胃灼热、嗳气、反酸等胃肠道症状。检查时右上腹压痛、肌紧张，有时可触到肿大的胆囊，Murphy征阳性。

较小的胆囊结石可通过胆囊管排入胆总管，导致胆囊管括约肌收缩，甚至梗阻，不但会产生胆绞痛，还会引起急性胆囊炎和全身感染症状。

胆囊结石长期嵌顿而不引起继发感染时，可导致胆囊积水。

【诊断依据】

B型超声检查或X线口服法胆囊造影发现胆囊内有结石影则可确诊。

【中药调养】

1.中药内服

（1）处方：金钱草6g、鸡内金10g、陈皮10g、大黄6g（后下）。

用法：每日1剂，水煎服，每次100ml，每日2次，连续服用3天。

（2）处方：郁金15g、姜黄15g、海金沙10g、枳实10g、茵陈20g。

用法：每日1剂，水煎服，每次250ml，每日2次，7天为一个疗程。

2.药膳食疗

（1）处方：大米120g、玉米须20g，盐适量。

用法：将大米加入锅中煮至八成熟，加入玉米须，再煮至浓稠，加入适量盐即可食用。

（2）处方：排骨300g、海带60g，洋葱1根，盐等调料适量。

用法：用上述食材煮汤食用。

【针灸理疗】

一、针灸推拿疗法

1.毫针法

（1）处方：脾俞、胃俞、胆俞、中脘、内关、足三里、关元、公孙。

操作：局部常规消毒，脾俞、胆俞、胃俞向脊柱方向斜刺，其余穴位均直刺，得气后，用捻转补法，后用温针灸，留针20分钟，每日1次，10次为一个疗程。

（2）处方：脾俞、中脘、胆俞、章门、足三里、三阴交、照海、胃俞。

操作：局部常规消毒，脾俞、胆俞、胃俞向脊柱斜刺，其余穴位均直刺，针刺得气后，行捻转补法，留针30分钟，每日1次，10次为一个疗程。

2.电针法

处方：中脘、足三里、合谷。

操作：针刺后，接G6805电针仪，用疏密波，强刺激，针30分钟，间歇15

分钟，间歇时间根据腹痛情况适当缩短或延长，连续留针8小时后，患者腹痛缓解，腹肌松弛，压痛反跳痛减轻，可停止针刺。

3.穴位埋线法

处方：胃俞透脾俞，中脘透上脘，胃仓透意舍、梁门、溃疡点、T_8~T_{12}夹脊。

操作：选取1对或2对穴位，植入适当长羊肠线，视疗效不同，可在2~4周时间内选择另外2对穴位做第2次埋线。

4.穴位注射法

处方：中脘、梁门、脾俞、胃俞、胆俞。

操作：用维生素B_1 50mg/ml，加0.25%利多卡因溶液18ml，每穴注射10ml，每日1次，两组穴位交替注射，10次为一个疗程。

5.灸法

处方：脾俞、胃俞、中脘、梁门、足三里、胆俞。

操作：用艾条灸上述穴位，每穴熏灼5~10分钟，使之局部及胃脘部发热为佳。亦可用艾炷灸，每穴7~9壮，最好在灸背部、上腹部穴位时，在穴位周围用物阻挡，不使热量走散，以利于局部发热，每日1~2次，6周为一个疗程。

二、现代物理疗法

1.超短波疗法

处方：患部。

操作：应用超短波治疗仪，电源220V，频率50Hz，功率200W，波长7.37m，电极20cm×15cm，间隙1~2cm；并置安放于患侧，连续振动与间歇振动交替进行，温度控制在50℃~60℃，以患者能耐受为度。每日1次，每次30分钟，5次为一个疗程。

2.中频电刺激疗法

处方：患部。

操作：采用中频电脑治疗仪（技术参数：电源电压220V，频率50Hz；功率12W；输出中频频率1KHz~10KHz；低频调制频率0.1Hz~60Hz；输出基本波形：方波、尖波、三角波、正弦波、指数波等）进行治疗，将中频电治疗仪阴极置于T_{10}附近的压痛点上，阳极置于躯干，电极下放置厚衬垫，电流强度以能引起肌肉收缩而无疼痛为度。每次15分钟，每日1次，5次为一个疗程。

【护理措施】

1. 生活起居护理 患者应居住在阳光充足、温暖舒适的地方，周围环境应清洁安静；要经常通风换气，保持室内空气新鲜；病室的温度、湿度要适宜。患病后应静心休养，以培育正气，利于脏腑功能的恢复，达到早日康复的目的。随着病情的好转，适当增加活动量，但应以不感劳累为原则。戒烟酒，保持大便畅通。生活规律，起居有常，特别是要保持心情舒畅。

2. **饮食护理**　胆囊结石患者须食高蛋白、高维生素、低脂、低胆固醇的食物，此外要多饮水。以清淡食物为主，每日3餐须定时、定量，忌暴饮暴食。忌油煎与油炸食物。含过多脂肪的食物，尤其是动物脂肪，如肥肉、猪油、奶油制品等，以及富含胆固醇的食物，如蛋黄、肥肉、动物的内脏等，均以少食为宜。可以进食优质蛋白质，如牛乳、瘦肉、蛋清、豆类蛋白等。应该多吃含丰富的多种维生素的食物，特别要注意补充维生素B、维生素K。要注意缩短空腹时间，如晚餐不要过早，睡前应少量吃些食物，早餐不能少，以促进胆囊的收缩与排空。

3. **情志护理**　此类患者多为中年肥胖患者，顾虑较多，心理压力大，应及时了解患者及家属的焦虑、恐惧的心情，积极找患者交谈，用和蔼的态度，认真的工作，取得患者及家属的信任，积极鼓励他们，树立其战胜疾病的信心。告知患者保持精神乐观，心胸开阔，避免情志失度，并告知其家属应关心体贴患者，消除不良因素的刺激。

4. **对症处理和护理**　密切监测患者的体温、血压、心率，观察患者神志和面色变化，一旦病情变化，及时处理。注射阿托品的患者，要注意患者瞳孔、面色、脉搏的变化。使用杜冷丁等镇痛药时，更要严密监护患者的生命体征。高热患者要及时物理降温；同时应给予抗生素控制感染。

5. **健康教育**　医护人员要向患者及其家属讲述胆囊结石的症状特点，使患者及其家属提高认识，协助促进患者保持良好的心理健康水平。指导患者合理饮食，以增加胃肠蠕动，利于消化吸收。注意适量的活动和合理的休息。指导患者合理用药，并告诫患者一定要在医生的指导下用药。注意休息，进行适当的体育锻炼，预防感冒。不适随诊，定期复查肝、胆B超。

第三节　慢性膀胱炎

慢性膀胱炎是最常见的泌尿系统疾病，病因多样。

【**病因病理**】

慢性膀胱炎常是上尿路慢性感染的继发病，同时也是某些下尿路病变，如前列腺增生、尿道狭窄，膀胱内结石、异物等的继发病。女性有处女膜伞、尿道口处女膜融合、尿道旁腺积脓，也是诱发本病的重要因素。

【临床表现】

慢性膀胱炎表现为持续性或反复性膀胱刺激症状，尿液混浊或呈脓性。尿中白细胞增多，也可有红细胞存在。尿细菌培养可见大肠杆菌和变形杆菌。

【诊断依据】

体格检查发现腰部肿块，提示肾盂积水。膀胱有时可因慢性尿潴留而膨胀，而患者自己并不察觉。男性应做直肠指检判明有无前列腺病变，并做尿道全段扣诊，尿道探杆探查或X线检查以排除尿道结石。女性患者应检查有无尿道外口处女膜畸形、宫颈炎、阴道炎或前庭腺炎症等，挤压尿道有无滴脓。病程较长，并有贫血及消耗体质者还应检查胃肠、呼吸道等。患者尿培养往往阳性；肾功能可不受影响。在严重梗阻、感染、膀胱输尿管返流等情况下可并发肾盂积水或肾盂肾炎，甚至肾功能障碍。儿童期可有先天性膀胱输尿管返流，故肾盂肾炎的发病率相应增高。

【中药调养】

1.中药内服

（1）处方：地肤子15g、海金沙10g、甘草6g。

用法：每日1剂，水煎服，每次250ml，每日2次，7天为一个疗程。

（2）处方：黄芩15g、黄柏15g、鱼腥草12g、滑石12g、益母草10g、车前子10g、桃仁6g、红花6g、甘草6g。

用法：每日1剂，水煎服，每次250ml，每日2次，7天为一个疗程。

2.药膳食疗

（1）处方：玉米须100g、甘草10g，冰糖适量。

用法：玉米须、甘草煮水，冰糖调味代茶饮。

（2）处方：红仁花生米30粒、红枣10枚。

用法：水煎共食之，连用2周。

【针灸理疗】

一、针灸推拿疗法

1.针刺疗法

（1）处方：小肠俞、膀胱俞、脾俞、次髎、关元、中极（主穴）；阴陵泉、三阴交、太溪（配穴）。实证加曲骨、外关；虚证加肾俞、足三里。

操作：俯卧位，所取穴用28号3寸毫针，进针2寸；仰卧位，所取穴用30号1.5寸毫针，进针0.5~1寸。实证进针得气后用泻法，提插、捻转2~3分钟，使针感传至腰骶部，留针20~30分钟。虚证得气后用补法，小幅度捻转2~3分钟，使针感传至阴茎部，然后施温针灸，约30分钟。每日1次，每次取主穴、配穴3~4个，交替选用。俞募穴兼取时，先针俯卧位，后针仰卧位。一般每次只针俯卧位或仰卧位。10日为一个疗程，疗程间休息3~5日。

（2）处方：会阴。

操作：患者仰卧，以75%酒精棉球行会阴部皮肤消毒后，选用28号3寸毫针向前上方施以合谷刺（合谷刺所在的平面与水平面呈20°角），即毫针针尖向前上方正中刺入6~7cm，然后将毫针由深出浅，在上述平面内分别向两侧斜刺同样深度（向两侧斜刺的方向和正中针刺方向的夹角分别为10°）。每次由浅入深时患者会阴部有酸、胀、重等感觉，并可向小腹、腰骶部放射，在针尖刺入约6cm时可有脱空感，此时应继续深入0.5~1cm，以直达病所。不提插，不捻转，不留针。每日治疗1次，6次为一个疗程，每疗程间休息1日，共治疗4个疗程。

2.电针法

（1）处方：①中极、关元、归来、足三里、三阴交、太冲；②肾俞、气海俞、次髎、阴陵泉、三阴交、太溪。

操作：两组穴位交替使用，排空小便后，用平补平泻法，接G6805电针仪，选用疏密波，留针30分钟，每2日治疗1次，共治疗30日。

（2）处方：①肾俞、中膂俞、会阴、委中；②气海、关元、水道、三阴交。

操作：两组穴位交替使用，随证加减，其中关元、气海用补法；肾俞、中膂俞、会阴、气海、关元、水道加电针，每日治疗2次，30次为一个疗程。

3.穴位注射法

处方：关元、曲骨、会阴、肾俞（主穴）；上髎、命门、足三里（配穴）。

操作：取复方麝香注射液、鱼腥草注射液及维生素B_{12} 250mg，三种药物混合使用。每次取2~3穴，针刺后再用药液5ml注射。每日1次，10次为一个疗程，共治疗三个疗程。

4.灸法

处方：关元、气海、会阴。

操作：用仿灸仪，每次20分钟，10次为一个疗程。

二、现代物理疗法

1.激光照射法

处方：会阴。

操作：患者取侧卧位，屈膝，会阴穴常规消毒，将直径$80\mu m$的光导纤维，经特制的空芯激光针，于会阴穴（即会阴部的中点）与皮肤垂直方向刺入，深度约2cm，留针20分钟。每日1次，10次为一个疗程，间隔3日，可进行第二疗程。

2.磁疗法

（1）处方：三阴交、归来、水道、阴陵泉、气海、关元。

操作：腹部与下肢穴配合使用，均双侧交替使用。选用特制稀土钴合金为磁片，对准所取穴位并接通G6805治疗仪导线通电30分钟，每日1次，5次为一个疗程。

（2）处方：关元、曲骨、会阴、前列腺穴。

操作：取上述穴位用磁片贴敷，每次轮贴3穴，隔日换贴1次，连贴7次为一个疗程，疗程间隔3日。

【护理措施】

1. **生活起居护理** 避风寒，防外邪，预防感冒。养成多饮水的习惯，每日饮水1500~2000ml以上，饮水可增加尿量，对感染的泌尿道有"冲洗"和清洁作用。注意阴部的清洁，每日清洗外阴部，避免细菌从尿道口侵入。睡前和房事后应排尿一次。要坚持不懈开展体育运动，如跑步、体操、气功锻炼等，增强抗病能力。保持床铺清洁干燥，讲究卫生。戒烟酒。按时休息，起居有常。

2. **饮食护理** 指导患者加强营养，进食高蛋白、高维生素，富含铁剂的食物，以利于机体的恢复。宜吃清淡、富含水分的食物，多吃蔬菜，忌食韭菜、葱、蒜、胡椒、生姜等辛辣刺激性食物。多进食各种水果，因其含有丰富的维生素C和胡萝卜素等，有利于炎症消退和泌尿道上皮细胞的修复。忌食温热性食物，如羊肉、狗肉、兔肉，以及其它油腻食物，以免炎症加剧。

3. **情志护理** 本病呈久治不愈的慢性过程，给患者精神上带来沉重的负担，表现为焦虑、情绪不稳。因此，要及时做好心理护理，向患者介绍本病的有关知识，使其对本病有正确的认识，消除顾虑，稳定情绪，树立其战胜疾病的信心，积极配合治疗。取得患者及家属的信任，并告知其家属应关心体贴患者，消除不良因素的刺激。

4. **对症处理和护理** 密切观察患者生命体征的变化。定时给患者做膀胱冲洗，密切观察患者用药反应及尿液的颜色、性质，并详细记录冲洗液量、尿量等。用药前，应正确留取尿液标本，以膀胱穿刺法，取清晨中段尿，做尿液涂片化验，以利于合理使用抗生素。嘱患者多饮水，不憋尿，以减轻其对膀胱的刺激。碱化尿液，用5%碳酸氢钠250ml，每日2次静滴。每次排尿时测pH值，pH<7.0时增加碳酸氢钠的用量，并注意调整水电解质的平衡，每日做尿常规检查。

5. 健康教育 做好卫生宣教，向患者讲述本病常识，急性尿路感染患者要坚持治疗，在症状消失、尿检查阴性后，仍要服药3~5日，并继续每周做尿常规检查，连续2~3周。及时治疗患者体内感染的各种疾病，如感冒、鼻窦炎、皮肤疖肿等，身体上有感染病灶，应及时治愈，不让其中的细菌有机会播散到泌尿系统。每日饮水量应超过1500ml，养成定时排尿的习惯，特别是不能憋尿，每次排尿后清洗会阴部，注意个人卫生。向患者及家属说明做好会阴部清洁护理的重要性，注意饮食营养，生活有规律，增强体质，以提高治疗效果。

第四节　肛裂

肛裂是指肛管后正中部（少数在前正中部）由于反复损伤和感染引起的皮肤全层裂开，以致形成溃疡，经久不愈，并伴有典型症状。患者多有长期便秘史，且肛管后正中部位皮肤裂伤多见。

【病因和病理】

多数患者由于大便干燥，排便时用力过猛，而引起肛管皮肤出现纵向裂口或椭圆形溃疡或合并感染的裂口，即肛裂。有少数患者肛裂起始于后正中部位的肛窦炎。反复损伤使肛管裂伤深及全层皮肤，并无法愈合。肛裂形成后必然继发感染，因此更不易愈合。

肛管后正中是肛裂的常见部位，因其皮肤较为固定，且有弯曲，易于受损。发生在肛管其他部位的表浅性裂伤，很快自愈，且无症状。

肛管反复损伤与感染，使基底变硬，肉芽增生，色灰白，时间较长者可形成一突出肛门外的袋状皮垂，很像外痔，俗称"前哨痔"。肛裂、"前哨痔"和齿线上乳头肥大同时存在时，称为肛裂"三联征"。

【临床表现】

肛裂患者有典型的临床表现，即肛门剧烈疼痛（排便时和排便后）、便秘和血便。排便时，干硬粪便直接磨擦溃疡面和撑开肛管造成新的伤口，引起剧痛。同时可见大便及肛管创面有少量新鲜的血迹。排便后由于括约肌反射性痉挛，溃疡面也会因机械性刺激而引起较长时间的疼痛，有时需要使用强止痛剂方能奏效。肛裂还可使便秘加重，形成恶性循环，使肛裂加深，感染加重，疼痛更为严重。

【诊断依据】

如有典型的临床表现即应考虑肛裂的可能。局部检查发现肛管后正中部位的肛裂"三联征"，则可确诊。由于肛管局部炎症及括约肌痉挛，指检或肛镜检查可引起患者剧烈的疼痛，因此，检查必须轻柔，有时需在局部麻醉下进行。一旦明确诊断，不必再进行指检或肛镜检查。非前、后正中部位的慢性溃疡往往并非肛裂，因此，有必要行活组织病理检查以排除结核病、癌病、克隆氏病以及其他罕见病变。

【中药调养】

1.中药内服

（1）处方：制大黄6g、当归15g、麻仁15g、杏仁10g、白芍10g、枳实6g、桃仁6g、地榆6g、甘草5g。

用法：每日1剂，水煎服，每次250ml，每日2次，7天为一个疗程。

（2）处方：旱莲草15g、番泻叶10g、生地10g、当归10g。

用法：每日1剂，水煎服，每次250ml，每日2次，7天为一个疗程。

2.中药外敷

（1）处方：鸡蛋清、黄油适量。

用法：每日大便后用温水清洗肛门，然后用棉签蘸鸡蛋清、黄油少许涂抹于患处。

（2）处方：制炉甘石15g、滑石50g、朱砂5g、冰片1g。

用法：每日大便后用温水清洗肛门，然后用棉签蘸少许混合液涂抹于患处。

（3）处方：芒硝50g、苦参20g。

用法：将芒硝、苦参煎水，每日临睡前坐浴。

3.药膳食疗

（1）处方：蒲公英30g、粳米60g。

用法：将蒲公英、粳米洗净，加入清水600ml煮沸，文火煮30分钟至米熟透即可食用。

（2）处方：香蕉2支、牛奶150g。

用法：将香蕉打碎，牛奶加热至40℃，混合搅拌，分次服用。

【针灸理疗】

一、针灸推拿疗法

1. 针刺疗法

（1）处方：三焦俞、肾俞、天枢、气海、京门。肾阳不振加关元、命门；急性发作加委阳、三阴交、双侧阴陵泉；阴虚者加双侧太溪。

操作：局部皮肤常规消毒后针刺，得气后，肾虚施以补法，急性发作施以泻法，阴虚者施以补法，留针30分钟。每日1次，10次为一个疗程。

（2）处方：关元、命门、肾俞、志室、双侧三阴交。

操作：局部皮肤常规消毒后针刺，行提插捻转补法，留针30分钟。针后加灸关元、命门、肾俞，3~5壮。每日1次，7次为一个疗程。此法适宜于肾阳虚的患者。

2. 芒针法

（1）处方：中极、关元、肾俞、归来、三阴交。

操作：局部皮肤常规消毒后，取长针针刺。肾俞透向棘突，余穴针刺后行针使针感放散至阴部。每日1次，7次为一个疗程。

（2）处方：关元、气海、秩边、归来、三阴交。

操作：针前令患者排空小便，取30号5~7寸长针，从患侧秩边斜刺向对侧归来穴，缓慢捻转进针，如遇到阻力须退针改变方向再刺，当会阴部有强烈的电麻感时即可缓慢退针。然后针气海、关元，用提插泻法使针感向会阴部传导，针三阴交以局部得气为度。留针20分钟，每日1次，7次为一个疗程。

3. 圆利针法

处方：肾俞、膀胱俞、三焦俞、气海俞、水泉、三间、气海、三阴交、肾区压痛点。血瘀型加血海、膈俞、足三里；湿热型加曲池、章门、行间、阳陵泉；肾虚型加太溪、关元、命门。

操作：局部皮肤常规消毒后，用圆利针仪采用提捏进针法斜刺腰部压痛点及背俞穴，施以强刺激提插捻转手法，初诊患者首次治疗每日2次，间隔6小时，留针30分钟运用指弹法间歇运针2次，然后在腰部压痛点及背俞穴处拔火罐10分钟，其余穴位均用毫针针刺。血瘀型与湿热型用提插捻转泻法，肾虚型用补法。每日1次，15次为一个疗程。

4.灸法

处方：肾俞、膀胱俞、三焦俞、水道、三阴交、气海、太冲、足三里。

操作：每次选用 5 ~ 6 穴，用大艾炷置于穴上施灸，每穴3~5壮。每日1次，7次为一个疗程。

二、现代物理疗法

1.音频电疗后碘离子导入疗法

处方：患部。

操作：采用音频电疗机，频率2000Hz，长条形电极置于患侧，电流量4mA~5mA，每次治疗15分钟，直流电离子导入用10%碘化钾溶液，用一个直径3cm小圆形电极连接阴极置患处，另一直径4cm之圆形电极置于患侧颈后或患侧足三里处，电流强度0.4mA~1.2mA，每次12~15分钟，每日1次，12次为一个疗程，两个疗程间隔7~15天。

2.超声波疗法

处方：患部。

操作：采用超声治疗仪，超声频率为800KHz ± 8KHz，输出声强为$0.5W ± 0.075W/cm^2$，在超声探头上均匀涂抹超声耦合剂，探头贴放在病灶部位，并适当加压，将超声探头做缓慢回旋或往返运动，速度1~2cm/s，每次25分钟，每日1次，周日休息，连续治疗3个月。

3.电磁波疗法

处方：患部。

操作：采用单头落地式治疗机，辐射板直径78mm。电磁波谱范围2~50μm，调整辐射头照射区域的角度，对准患处，距离30cm，每次照射15~20分钟，每日1次。

【护理措施】

1. **生活起居护理** 嘱患者避免大量饮水，以免夜尿过多而影响睡眠质量。应休息静养，尽量减少下床活动，并尽可能避免增加腹压，如剧烈咳嗽、打喷嚏等，以免造成创面撕裂、出血。洗澡应采取坐浴的方式。要讲究饮食卫生，养成良好的生活习惯，合理膳食，均衡营养，按时休息，保持精神愉快。戒烟酒，适量活动，保持大便通常。

2. **饮食护理** 平时多饮水，尽量多食瓜果、蔬菜等粗纤维食物，定时、定量进食，以保持大便通畅，忌食辛辣刺激性食物，如辣椒、腌制品等。禁喝浓茶、咖啡、酒等有兴奋作用的饮品，以防睡眠不好。

3. **健康教育** 向患者及其家属讲解肛裂的症状及特点，并让患者了解本病的病因，提高对本病的认识。向患者宣传生活饮食对本病的影响，动员患者戒酒及辛辣之品。平时要养成良好的排便习惯，避免大便干结或腹泻。指导患者适量的活动和合理的休息。

第五节　痔疮

痔疮是一种常见病，是齿线两侧直肠上、下静脉丛曲张而成的静脉团块，常会因反复机械性损伤而出血、栓塞或团块脱出。痔疮的发病率随年龄的增长而逐渐增高。

【病因病理】

肛管上端和齿线上、下有直肠黏膜下的静脉丛，为平滑肌纤维及弹性结缔组织所包绕，形似海绵状组织块。肛管关闭时，成"Y"形裂隙，而将四周组织分为3个部分。排便时静脉丛内血液充盈，易受粪便挤压与损伤。另外，因直肠静脉无静脉瓣，长期站立或端坐可使直肠静脉回流困难，加之直肠上、下静脉丛壁薄位浅，而容易形成痔疮。

一、病因

1. **习惯性便秘** 长时间用力排便使直肠上、下静脉丛静脉内压长时间增高，逐渐破坏包绕在其外的平滑肌纤维和弹性结缔组织，使静脉逐渐曲张而成痔。坚硬的粪块反复损伤其表面的黏膜或皮肤，引起微血管破裂出血。

2. **腹内压增高** 妊娠、盆腔肿瘤、肝硬变和排便时用力等均可使腹内压增高，影响门静脉和下腔静脉回流，导致直肠上、下静脉丛瘀血。

3. **直肠下端和肛管的慢性感染** 直肠的局部感染可引起排便次数增加、使静脉本身及周围组织纤维化和失去弹性。

4. **其他** 年老体弱或长期疾病引起营养不良，使局部组织萎缩无力，也易引起静脉扩张。长期饮酒，喜食大量辛辣刺激性食物可因局部充血而引发痔疮。

二、分类和分期

痔疮根据其所在部位的不同可以分为三类。

1. **内痔** 是直肠上静脉丛的曲张静脉团块，位于齿状线以上，表面为直肠黏膜所覆盖。常见于左侧、右前及右后3处。按其严重程度可分为3期：第1期，排便时带血，痔块不脱出肛门外，仅肛镜检查可见；第2期，排便时痔块脱出肛门外，便后自行回复；第3期，排便时痔块脱出肛门外，不能自行回复，而需用手托回。

2. **外痔** 是直肠下静脉丛的曲张静脉团块，位于齿状线以下，表面为肛管皮肤所覆盖。单纯外痔见于肛门周围，常因静脉内血栓形成而突出在外。

3. **混合痔** 由于直肠上、下静脉丛互相吻合，互相影响，因而痔块位于齿线上、下，表面同时为直肠黏膜和肛管皮肤所覆盖，成为混合痔。

痔疮初期以内痔多见。由于静脉曲张不断加重，四周组织不断破坏和萎缩，因而痔块逐渐长大。痔块常由于表面黏膜或皮肤受损而出血、感染或形成血栓。严重者，痔块脱出肛门外又被痉挛的括约肌所嵌顿，可致瘀血、水肿，呈暗紫色，甚至坏死。

【临床表现】

1. **便血** 内痔或混合痔最常见的症状是血便。特点是无痛、血色鲜红、便时出现，且为间歇性。出血量一般不大，但有时也可较大，呈喷射状，可致患者严重贫血，但便后血止。便秘、粪便干硬、大便次数增多、饮酒及进食刺激性食物等是痔疮出血的诱因。

2. **痔块脱出** 内痔或混合痔发展到一定程度（第2、3期）即可脱出肛门外。痔块脱出会影响劳动。

3. **疼痛** 单纯性内痔无疼痛感，而外痔和混合痔则有疼痛感。痔疮常在表浅黏膜或皮肤受损后感染或血栓形成时，以及痔疮脱出后嵌顿引起水肿、感染和坏死时，出现疼痛的症状。局部疼痛是血栓性外痔的特点。

4. **瘙痒** 痔块脱出及括约肌松弛，黏液流出肛门外而刺激周围皮肤，可引起瘙痒甚至皮肤湿疹。

内痔或混合痔脱出时，可在肛门周围见到痔块。血栓性外痔可在肛门周围见一突出的暗紫色长圆形肿块，有时可见出血点。不脱出的痔块需借助指检和肛镜检查方可查到。另外，指检不但可以排除其他病变，而且也可用来判断肛镜检查是否可以进行。

【诊断依据】

根据痔的典型症状和检查，诊断一般不困难。

【中药调养】

1. 中药内服

（1）处方：仙鹤草15g、生地15g、秦皮10g、防风10g、侧柏叶10g、白茅根6g、丹皮6g、桃仁6g。

用法：每日1剂，水煎服，每次250ml，每日2次，7天为一个疗程。

（2）处方：野菊花10g、赤芍10g、金银花6g、紫花地丁6g、蒲公英6g、连翘6g。

用法：每日1剂，水煎服，每次250ml，每日2次，7天为一个疗程。

2. 中药外敷

（1）处方：朴硝30g、苦参15g。

用法：煎汤熏洗患处，每日3次。

（2）处方：马齿苋30g、蜂房10g、冬瓜子15g、防风10g。

用法：煎汤熏洗患处，每日3~4次。

3. 药膳食疗

（1）处方：槐花30g、蜂蜜200g。

用法：将槐花捣碎成细末，和蜂蜜调匀，每次一汤勺，以温开水冲服，每日3次。

（2）处方：阿胶3g、糯米60g、红糖40g。

用法：先将阿胶捣碎，糯米煮熟时加入阿胶及红糖，搅拌均匀后再煮3分钟，每日服用1次，5天为一个疗程。

【针灸理疗】

一、针灸推拿疗法

1. 毫针法

（1）处方：长强、白环俞、承山。便秘配上巨虚、大肠俞；便后出血配气海俞、血海；气虚下陷配关元俞、神阙、膈关、百会；湿热瘀滞配会阳、二白；肛门肿痛配攒竹、飞扬、秩边。

操作：常规消毒，针刺以上穴位，采用提插捻转泻法。长强需直刺进针，进针后向左前、右前方透刺，使针感扩散至肛周为佳。针刺白环俞时要求针尖向内下方，使针感扩散至肛门。承山要求取穴准确，行中强刺激。留针30~40分钟，每日1次，10次为一个疗程。

（2）处方：二白（位于郄门与间使之间，一在筋外桡侧，一在两筋间）。

操作：针刺二白后，以三退一进的泻法为主，进针1寸深，每5分钟行针1次，留针20分钟，每日1次，2周为一个疗程。

2.电针法

处方：承山、会阳、长强、痔俞（命门穴旁开1寸）。脱肛者加肾俞、气海；便血者加二白。

操作：每次取2~3穴，中强刺激，如有便血，承山或二白的刺激量应稍轻，得气后通电，刺激量以患者能耐受为度，每穴通电5分钟，每周2~3次。

3.三棱针法

（1）处方：大肠俞。

操作：用三棱针深刺挑出白色纤维样物，然后消毒贴敷消毒纱布固定，每次挑1穴，3~5日后挑另一侧穴，一般挑2次即可见效。

（2）处方：龈交或唇系带上形状不同、芝麻大小的结节。

操作：常规消毒后，以三棱针对准上述部位点刺放血1滴即可。

4.火针法

处方：痔核。

操作：患者取侧卧位，常规消毒皮肤，术者戴无菌手套，嘱患者加腹压，充分暴露所有痔核，无须麻醉，以左手轻轻按揉，确定痔核的中心部位，将已备好的7号注射针头在酒精灯上烧红，粘取硫磺粉，继而快速、准确、无误地刺入痔核的中心点，在闻其声响前迅速拔针，继而局部覆盖方纱，胶布固定，而后用花椒水坐浴，直至痊愈。

5.火铍针法

处方：外痔局部。

操作：先用火铍针迅速烙割，然后以火铍针烙熨修补，可强化止血作用。

二、现代物理疗法

1.微波电疗法

处方：患部。

操作：用圆形辐射器于患区，距离5厘米，对准患区治疗。剂量10W~25W，每次6~8分钟，每日1次，3~7次为一个疗程。

2.磁疗法

处方：患部。

操作：可用交变磁场或脉动磁场法，磁头置于患部，每次20分钟，每日1次，10次为一个疗程。

3.穴位激光照射法

处方：长强、白环俞、承山。

操作：选用3~25mW氦－氖激光仪，聚焦光柱0.2~0.5cm，用导光纤维直接照射穴位5分钟，每日1次，10次为一个疗程。

【护理措施】

1. 生活起居护理　酒食不节，久坐、久立、负重远行，久泻久痢可导致痔疮，故患者首先应戒烟酒，避免久坐、久立、负重，保持清洁卫生，经常适量的运动锻炼。要保持肛门部清洁。便后可用中药熏洗坐浴或1∶5000高锰酸钾溶液坐浴。患者入厕不可久蹲，要勤换内裤。

2. 饮食护理　少食辛辣，忌食辛辣热燥等刺激性食物，多吃梨、苹果、香蕉等水果，纠正偏食习惯，达到均衡饮食，保持大便通畅。便秘者予以润肠剂，或用开塞露注入肛门。饮食宜清淡，体虚者予以富含营养之品。可用绿豆煮汤代茶或煮绿豆粥内服，也可冲服菊花晶，以清热解毒、凉血止血。体质虚弱者，应食用鸡、鱼、瘦肉等富含营养之品，可含服西洋参片，或用西洋参煎服，起到补气摄血的作用。

3. 情志护理　患者多有紧张和恐惧的心理，情绪不稳，甚至烦躁不安，应稳定患者情绪，耐心向患者解释，安慰患者，多关爱和巡视，并绝对尊重患者的隐私，消除其紧张恐惧的心理，使他们保持心态平和，调动他们的主观能动性，取得患者的配合。

4. 健康教育　要向患者及其家属讲解痔疮的症状及特点，并让患者了解本病的病因，从而提高患者对本病的认识；向患者宣传生活饮食对本病的影响，动员患者戒酒及辛辣之品。平时要养成良好的排便习惯，避免大便干结或腹泻；指导患者要经常变换体位，养成定时排便的习惯；养成良好的卫生习惯，避免肠道感染的发生；少发脾气，要逐渐养成遇事不惊、沉着冷静的性格，善于控制和调整自己的情绪。坚持收缩腹肌提肛的锻炼，以减轻症状。

第七章　软组织损伤疾病

第一节　头项部软组织损伤

项韧带损伤

项韧带损伤大多为长期低头工作积累性损伤所致。急性外伤引起者较为少见。

【病因病理】

头过度前屈、高角度仰卧，或持续低头工作（前屈），易使项韧带疲劳而损伤。

项韧带损伤的常见部位有下位颈椎的附着点、枕骨粗隆下缘附着点、项韧带两侧肌肉的附着区以及C_7的附着点处。持续反复的牵拉性损伤，常使这几个部位出现韧带变性、变硬、甚至钙化。拇指触诊常有弹响声。急性暴力损伤，也会使项韧带撕裂而变性。

【临床表现】

长时间低头，颈后部有酸、胀、痛感，严重者不能抬头，影响睡眠。

【诊断依据】

1.颈项部疼痛不适。

2.长期低头工作或高枕睡眠，或有颈部过度前屈、过度扭转的外伤史。

3.项韧带分布区或附着处有压痛点。

4.过度前屈或后伸会引起颈项部疼痛加剧。

【中药调养】

1.中药内服

（1）处方：桑寄生10g、秦艽6g、羌活10g、川芎6g、赤芍6g、当归15g、独活10g、防风6g、川牛膝10g、桂枝6g、细辛3g、桃仁10g、红花10g、甘草5g。

用法：每日1剂，水煎服，每次250ml，每日2次，7天为一个疗程。

（2）处方：桑寄生12g、续断12g、熟地12g、僵蚕12g、川芎6g、葛根6g、木瓜15g、川牛膝10g、乳香10g、没药10g。

用法：每日1剂，水煎服，每次250ml，每日2次，7天为一个疗程。

2.中药外敷

（1）处方：桑寄生20g、续断20g、熟地20g、僵蚕20g、川芎20g、葛根20g、木瓜10g、川牛膝10g、乳香10g、没药10g、白醋60g。

用法：取上方1剂，装入布袋内，扎口，加白醋60g，蒸25分钟，取出放至温热时敷于后颈部，每天1~2次，每次30分钟，2天换药1次，连续治疗4周。

3.药膳食疗

处方：羌活15g、独活15g、川芎15g，排骨250g、姜片5片、盐少许。

用法：先将上述3味中药洗干净，煎药取汁，放入姜片，用此药汤炖排骨，待排骨熟透，加入适量盐即可食用。

【针灸理疗】

一、针灸推拿疗法

1.毫针法

处方：风池、肩井、天柱、肩髃、外关、曲池、颈夹脊。

操作：患者正坐，上肢曲肘。常规消毒后，用1.5寸30号毫针进针，施以泻法，得气留针20分钟。

2.电针法

处方：天柱、曲垣。头痛者加风池，手臂发麻者加扶突。

操作：天柱取2寸毫针，针尖沿颈椎斜向下方分刺，使针感传至肩部；曲垣用1.5寸毫针，针尖向肩胛冈侧端斜刺，使针感向周围扩散；针风池时，针尖斜向内上方，使针感传至前额；刺扶突时，针尖向臂丛方向，当针感传至手指。接电针仪，用连续波，以患者能耐受为度，留针20分钟，隔日治疗1次。

3.温针法

处方：天柱、百劳、大杼、大椎、相应颈夹脊穴。合并肩周炎者，加肩三针、肩井；头晕、头痛者，加风池、四神聪；放射性上肢麻痛、握物无力者，加天宗、曲池、三阳络。

操作：用2寸毫针针刺各穴，得气后在针尾置上1.5cm艾条，用火点燃，施灸。隔日治疗1次，6次为一个疗程。

4.穴位注射法

处方：肩中俞、颈部夹脊。头痛、头昏者，配风池、百会、太阳；恶心、呕吐者，配风池、内关、丰隆；肩胛、上臂、肘臂疼痛者，配肩外俞、天宗、肩贞、臑俞、曲池；上肢及手指麻木者，配肩贞、曲池、外关、合谷、后溪；下肢麻木、行走困难者，加环跳、阳陵泉、委中、昆仑。

操作：用注射器抽取当归注射液、骨宁注射液、麝香注射液各等量，注入所选穴位，每穴注入1ml，隔日注射1次。

5.耳压法

处方：脑、颈椎、枕、颈、神门、肝、肾。肩背酸困者，加锁骨、肩关节；手指麻木者，加腕、指。

操作：用王不留行籽，以小块胶布贴于上述耳穴，每穴按压1分钟，每日按压3~4次，每3日贴1次。

二、现代物理疗法

1.直流电离子导入疗法

处方：患处局部。

操作：作用极置于颈后部，非作用极置于患侧上肢或腰部，每次20分钟，每日1次，10次为一个疗程。

2.低频调制中频电疗法

处方：患处。

操作：按不同病情选择处方，如止痛处方、调节神经功能处方、促进血液循环处方。颈后并置，或颈后、患侧上肢斜对置，每次治疗20分钟，每日1次，10次为一个疗程

3.微波疗法

处方：颈部。

操作：微波辐射电极置于颈部照射，微热量，每次15分钟，每日1次，10次为一个疗程。

4.磁疗法

处方：颈部和（或）患侧上肢。

操作：脉冲电磁疗，每次20分钟，每日1次，10次为一个疗程。

5.红外线疗法

处方：颈部。

操作：红外线仪颈后照射，每次20分钟，每日1次，10次为一个疗程。

【护理措施】

1. 生活起居护理 居室要阳光充足，空气要新鲜流通，指导患者注意防湿保暖。长期低头工作者注意经常做头部后仰运动，高枕睡眠者应改变为低枕等，避免头的过度前屈、高角度仰卧或持续低头工作（前屈）而使项韧带疲劳加重病情。

2. 饮食护理 患者的饮食宜清淡、营养丰富，多食一些宜消化且含维生素丰富的食物，禁食辛辣肥甘厚腻之品。同时应该多食含钙丰富的食物如乳制品、牛奶、酸奶等。饮用时加入维生素A促进钙的吸收。此外，鱼、虾（虾皮）亦含优质钙，动物骨头汤填精益髓，亦可多食。日常食物中搭配蛋类、杂粮、豆制品。

3. 情志护理 患者颈后部有酸、胀、痛感，严重时不能抬头，甚至影响睡眠。因为患病的痛苦打扰了日常正常的生活及工作，患者往往有焦虑、悲观、急躁等情志抑郁的表现，因此医者应该及时和患者进行沟通，鼓励其多和病友及家属交流，并向其讲述与本病相关的一些基本知识，让其对病情的康复充满信心，消除顾虑，能够积极配合医者完成各项治疗。

4. 健康教育 嘱患者平时保持正确的姿势，长期伏案工作者应坚持颈部多方向活动，正确指导头颈功能锻炼。避免寒湿刺激，防止各种诱因和并发症的发生。

帽状筋膜挛缩

帽状筋膜挛缩是头部浅表损伤后，在组织修复中帽状筋膜发生的瘢痕化挛缩。此病变可引起多种头部不适的症状。

【病因病理】

头部浅表外伤或皮肤的感染性疾病，如疖，均可累及帽状筋膜，造成损伤。组织修复过程中损伤处筋膜与周围组织粘连，进而纤维化形成瘢痕并挛缩，通过其中的血管神经受牵张压迫，且挛缩造成局部体液流通不畅、代谢产物堆积、局部张力增加，刺激局部敏感神经末梢，引起神经刺激症状。

【临床表现】

头部不适、紧箍感，通常为顶枕部胀痛发麻甚至放射至颞部，持续性钝痛，当受寒或推动病损处时痛感加剧，可为针刺状。

挛缩严重者可压迫血管神经，引起相应症状。

【诊断依据】

1.头部区域性胀痛发麻并有紧箍感。

2.头部浅表有外伤或感染性疾病发作史。

3.病损处有压痛点，受寒冷刺激或推动损伤区痛感加剧。

4.可排除其他引起头痛的内、外科疾病。

【中药调养】

1.中药内服

处方：秦艽6g、川芎12g、羌活15g、独活15g、当归15g、川牛膝10g、桂枝6g、桃仁10g、红花10g、鸡血藤10g、甘草6g。

用法：每日1剂，水煎服，每次250ml，每日2次，7天为一个疗程。

2.药膳食疗

处方：羌活15g、独活15g、川芎15g、鸡血藤10g、党参10g、排骨300g、姜片5片、盐少许。

用法：先将上述5味中药洗干净，煎药取汁，放入姜片，用此药汤炖排骨，待排骨熟透，加入适量盐即可食用。

【针灸理疗】

一、针灸推拿疗法

1.针刺疗法

处方：风池、百会、曲池、足三里、太冲。

操作：风池、太冲均斜刺1寸；曲池、足三里直刺1.5寸。

2.推拿疗法

处方：足三里、三阴交、涌泉、太阳、风池。

操作：在上述穴位上分别施以相应手法。①两手拇指分别掐揉足三里、三阴交、涌泉穴，每穴约30秒。②两手掌根分别按揉太阳穴，顺时针、逆时针方向各约1分钟，再用两手拇指分别按揉风池穴约1分钟，然后两手食指、中指反复推抹前额约1分钟。

二、现代物理疗法

1.超声波疗法

处方：头部疼痛部位。

操作：在疼痛部位涂抹碘甘油作接触剂，声头在头部移动治疗，声强为0.8~1.5W/cm；每次10~15分钟，每日1次，10~15次为一个疗程。

2.磁疗法

处方：头部疼痛部位附近。

操作：①敷磁法：用直径1cm左右的磁片，贴敷于患区穴位或痛点，磁片的表面磁场强度0.008~0.15T。②旋磁法：将旋磁机头置于痛区穴位或最明显痛点，每次5~10分钟，每次3~4个穴位，每日1次，8~15次为一个疗程。③电磁法：将磁头置于痛区穴位或最明显痛点，每次15~20分钟，每日1次，12~15次为一个疗程。

3.音频电疗法

处方：头部疼痛部位附近。

操作：两个长条形电极并置于损伤部位神经干两侧，调至耐受量，每次15~20分钟，每天1次，10~20次为一个疗程。

4.激光疗法

处方：病灶部位。

操作：用氦-氖激光直接照射病灶局部痛点，照射距离10cm，输出功率1.6mW，每次10分钟，每日1次。

【护理措施】

1. 生活起居护理　居室要阳光充足，空气要新鲜流通。指导患者注意头部防寒保暖，不要用力按压或推动痛处，以免疼痛加重。

2. 饮食护理　患者的饮食宜清淡、营养丰富，多食一些宜消化且含维生素丰富的食物，禁食辛辣肥甘厚腻之品。食品种类应多样化，如鱼类、肉类、骨汤、蔬菜、水果等，合理调配，每日更换品种。长期卧床的患者，应多吃蔬菜、水果，预防便秘。可给予适当的药膳，在骨肉汤中加入党参、怀山药、枸杞子各2~3g，以增食欲。

3. 情志护理　头部区域性胀痛、发麻，并有紧箍感，这些头部的不适感影响了患者正常的生活及工作，患者心理会有担心、紧张、忧虑等情绪不安的感觉。家属应给予足够的关心及谅解，医者应该及时和患者进行沟通，向其解释该病的病因病机，使其对自己的病情有所了解，消除思想包袱及心理压力，保持情绪稳定，让其对病情的康复充满信心，消除顾虑，能够积极配合医者完成各项治疗。

4. 对症处理及护理 可进行头部按摩，用指腹梳理病变部位头皮。避免触动头皮或作提眉蹙额的动作。

胸锁乳突肌肌腱炎

胸锁乳突肌肌腱炎是一种常见病，大多发生于睡眠起身时，常被笼统地诊断为落枕。其实，胸锁乳突肌肌腱炎只是落枕中的一种。中医认为该病是风寒侵袭肌筋，颈项强直所致。西医认为该病是肌腱的无菌性炎症。

该病常于睡眠后发病，其原因可能是劳损引起肌腱的慢性损伤，肌腱在不断地自我修复。白天头部活动频繁，血运良好，代谢较快；睡眠时，因头部停止活动，肌腱的局部血运较差，代谢减慢，加之睡眠姿势不良，可加重胸锁乳突肌的牵拉损伤，如果颈部保暖不好，会使肌腱血运进一步减少，使肌腱受损部位的坏死细胞、渗出物不能被排除，形成水肿，刺激神经末梢，而引起一系列临床表现。

【病因病理】

突然转头或睡姿不良损伤胸锁乳突肌，造成胸锁乳突肌肌腱积累性损伤。肌腱劳损后，由于受寒或再次过度牵拉，造成局部代谢障碍而引起水肿，代谢物刺激肌腱可造成肌腱疼痛，肌肉痉挛。

【临床表现】

一般都于睡眠起身后，突然发作，患者颈部旋转活动受限，僵硬，勉强转颈会引起患侧颈部痉挛性疼痛。

【诊断依据】

1. 无明显外伤史，但有经常转颈、突然过度转头、睡眠姿势不良、颈部扭转斜置等劳损史。

2. 转颈受限，颈部僵硬。

3. 被动转颈或后伸颈部可引起胸锁乳突肌肌腱疼痛和胸锁乳突肌痉挛。

4. 胸锁乳突肌附着处有明显压痛。

【中药调养】

1. 中药内服

处方：秦艽6g、川芎12g、羌活15g、独活15g、当归15g、川牛膝10g、桂枝6g、桃仁10g、甘草6g。

用法：每日1剂，水煎服，每次250ml，每日2次，7天为一个疗程。

2.中药外敷

处方：红花10g、桃仁10g、乳香10g、郁金10g、没药10g、赤芍10g、甘草10g。

用法：取上方1剂，装入布袋内，扎口煎汤，熏洗并外敷于患处，每天1~2次，每次30分钟，2天换药1次，连续治疗4周。

3.药膳食疗

处方：川芎15g、桂枝10g，排骨250g、姜片5片、盐少许。

用法：先将上述2味中药洗干净，煎药取汁，放入姜片，用此药汤炖排骨，待排骨熟透，加入适量盐即可食用。

【针灸理疗】

一、针灸推拿疗法

1.针刺疗法

处方：手三里。

操作：患者取坐位，常规消毒，取0.25mm×40mm毫针斜刺进针，针尖朝向肘部，用提插捻转法，令针感向上传导，留针30分钟，间歇行针2次，并嘱患者稍做颈部活动。

2.推拿治疗

处方：患处局部、肩井、风池。

操作：㨰法治疗患侧颈肩部数遍，拇指揉法在颈项部治疗数遍，拿两侧肩井3~5遍，拇指点按两侧风池穴1分钟，再弹拨患侧胸锁乳突肌3~5次，揉法数遍结束，每次约20分钟。

3.穴位贴药

处方：扶突、天鼎、痛点。

操作：贴药宜选用洁净的王不留行籽，以5mm×5mm之医用胶布，贴敷于穴位。每日1次或隔日1次。

二、现代物理疗法

处方：局部痛点。

操作：采用JDL-2型晶体管点送治疗机。用手柄电极，将治疗拨至感应档，电流输出50~70mw（根据患者耐受量调整）。一极置于痛点，另一极置于周围或痉挛肌肉的下端，或双电极从患侧颈部向肩部逐渐移动，以引起肌肉收缩为准。

【护理措施】

1. 生活起居护理 患者要避免经常转颈、突然过度转头、睡眠姿势不良和颈部扭转斜置等活动，以免加重病情。本病多由风寒侵袭肌筋，颈项强直而致，所以患者应注意颈部的保暖，避免受到风寒湿邪的侵袭而加重病情。

2. 饮食护理 患者的饮食宜清淡、营养丰富，多食一些宜消化且含维生素丰富的食物，禁食辛辣肥甘厚腻之品。食品种类应多样化，如鱼类、肉类、骨汤、蔬菜、水果等，合理调配，每日更换品种。亦可给予适当的药膳，在骨肉汤中加入党参、怀山药、枸杞子各2~3g，以增食欲。

3. 情志护理 患者感觉颈部僵硬，旋转活动受限，勉强转颈会引起患侧颈部痉挛性疼痛，患者因此而情绪紧张，害怕病情的加重而无法进行日常正常的生活及工作。家属应给予足够的关心及谅解，医者应该及时和患者进行沟通，向其解释该病的病因病机，使其对自己的病情有所了解，消除思想包袱及心理压力，保持情绪稳定，让其对病情的康复充满信心，消除顾虑，能够积极配合医者完成各项治疗。

4. 健康教育 告知患者进行胸锁乳突肌的功能锻炼。

肩胛提肌损伤

肩胛提肌损伤是一种常见病，大多被诊断为颈部损伤、背痛、肩胛痛、颈椎病、肩周炎等。大多由突然性动作造成损伤。上肢突然过度后伸，使肩胛骨上提和向内上方旋转，肩胛提肌突然强烈收缩，由于肩胛骨周围软组织的影响，使肩胛骨与肩胛提肌不能同步运动，而造成肩胛骨脊柱缘的内上角肩胛提肌附着处的损伤，大多发生在第1~4颈椎横突处（肩胛提肌的起点处），且损伤处瘢痕变性较明显。

【病因病理】

在特殊情况下，为了使肩胛骨迅速上提和向内上旋转，肩胛提肌突然收缩，而参与肩胛骨运动的诸多肌肉不能协同收缩或舒张，常可导致肩胛提肌损伤。

该肌的损伤多数是在肌腱部位，即在该肌的起止点处，影响工作和休息。急性发作时，肩胛骨内侧缘上部有疼痛感，亦或在颈部上段出现疼痛、拒按，经休息或自我制动后缓解，以后出现慢性症状。

【临床表现】

该病多累及单侧，双侧受累较罕见。转为慢性后，迁延难愈。患侧上肢后伸受限，不能伸到背部搔痒。患侧肩胛骨脊柱缘内侧上端和颈上段疼痛，不敢舒展躯干上段。睡眠时健侧向下，翻身困难。白天常有患侧抬肩畸形。

【诊断依据】

1.有突发性损伤史。

2.在肩胛骨脊椎缘内侧缘上端及肩胛骨内上角有1~2个压痛点。

3.第1~4颈椎横突处有压痛点。

4.上肢后伸，并将肩胛骨上提或内旋，引起疼痛加剧，或不能完成此动作。

【中药调养】

1.中药内服

（1）处方：当归15g、桂枝10g、白芍10g、川芎10g、细辛3g、通草10g、大枣5g、炙甘草6g。

用法：每日1剂，水煎服，每次250ml，每日2次，7天为一个疗程。

（2）处方：木瓜20g、鸡血藤20g、干姜6g。

用法：每日1剂，水煎服，每次250ml，每日2次，7天为一个疗程。

2.中药外敷

处方：乳香15g、没药15g、川乌10g、草乌10g、樟脑10g。

用法：取上方1剂，共研为细末，用白醋调成糊状，均匀地涂在纱布上，厚约5mm，敷于疼痛部位，每日换药1次，连续治疗1周后见效。

3.药膳食疗

处方：白芷10g、川芎10g、生姜5片、鲈鱼1条、盐适量。

用法：将鲈鱼煎至微黄取出备用，锅洗净后加入适量开水，加入白芷、川芎、生姜，约5分钟后加入鲈鱼，调小火煮至鱼汤泛白，加入盐调味即可食用。

【针灸理疗】

一、针灸推拿疗法

1.针刺治疗法

（1）处方：巨髎穴，C_1~C_4横突。

操作：选取巨髎穴、C_1~C_4横突，取0.25mm×50mm毫针，进行常规消毒，用舒张法进针，针尖进入肌肉层后继续进针至针尖触及肌腱附着处骨面，得气后，以针尖3~5mm为半径行多点针刺6~8次，提插针刺时摇动针柄以使针尖轻轻摩擦、割离骨面软组织。然后接电针仪给予20mA、50Hz低频电刺激20分钟。电针结束后，在肩胛提肌走行部位涂以冬青膏，然后用1~3号玻璃罐走罐2分钟。

（2）处方：条口、承山。

操作：患者坐位，患侧条口进行常规消毒后，取3~4寸毫针，双手持针夹持进针，针尖朝承山方向刺入，务必使条口、承山两穴均有针感，且针感向上传导，此时嘱患者活动病侧肩胛骨，逐渐加大活动范围及活动量，留针15~20分钟后出针。每日1次，每10次为一个疗程。

2.推拿治疗法

（1）处方：患侧颈肩部，风池、肩中俞、肩井、天宗等穴。

操作：患者取端坐位，颈肩部尽量放松，术者立于患者身后，用轻柔的手法、一指禅推法在患侧颈肩部放松局部肌肉5分钟，要求局部有温热感，配合轻缓的头部前屈、后伸，以及左右旋转活动2分钟。再用拇指点按风池、天宗、肩中俞、肩井等穴，每次1分钟，以患者有酸胀感能忍受为度。肩胛提肌劳损多伴有颈椎小关节的紊乱，运用颈椎斜扳法可以调整颈椎序列，当听到"喀哒"的声音，即为斜扳成功，但不要勉强求得弹响声，再用拿法提拿颈、肩部或弹拨紧张的肌肉，使之逐渐放松，最后用叩法结束治疗，以达到舒筋活血的目的。

（2）处方：患侧肩胛提肌起始部。

操作：先暴露患处，在肩胛提肌止点压痛处用火罐吸拔20分钟。在患侧C_1~C_4横突旁肩胛提肌起始部形成的条索样筋结面上，自上而下用拇指施以点揉法3~5遍；在颈外侧肌群中条索样物由内向外，将僵紧的肌腹，作徐缓性的捏拿2分钟；在肩胛骨内上角和脊柱边缘施以弹拨法，如触及条索状物或结节，在其处施以切拨法，以患者能忍受为度；最后肩胛骨内角至颈部沿肩胛提肌方向施以轻柔缓和的手法3分钟。隔日1次，每5次为一个疗程。疗程间休息5日，治疗两个疗程。

二、现代物理疗法

1.穴位指压并超声波治疗法

处方：阿是穴。

操作：患者取坐位，术者立于其后，用拇指尖端点按患者肩胛提肌走行部位阿是穴，与肌肉、肌腱或神经支的走向垂直，手法由轻到重，使指力到达病变的深层部位，强度以患者能忍受为度，每穴按压1分钟，每日1次。在穴位指压治疗后采用穴位超声治疗机进行治疗，选用直径为1.5cm的声头，输出声强0.75W/cm²，频率800kHz，脉冲档的通断比为1：2，头部穴位采用接触移动法，移速为3cm/s；其它穴位采用固定法，每穴5分钟，每日1次。

2.TDP照射治疗法

处方：患部。

操作：照射裸露患部，辐射器距离皮肤35cm左右，温度以患者感觉舒适为宜，每日1次，每次照射45~60分钟，治疗次数视病情而定。

3.超短波治疗法

处方：患处。

操作：首先预热超短波电疗机，功率200W，频率40~86MHz，3~5分钟，将超短波的电极分置于患部上下，电极的选择依据病变部位大小而定，间隙2cm，微热量，每次10~15分钟。每日2次，两次治疗间隔6~8小时，每10日为一个疗程。

4.低中频电疗法

处方：患部。

操作：选择适当电极、波形、频率和强度，并置或交叉置于患处，每次10~20分钟，每日1次，根据病情每6~12次为一个疗程。

5.磁疗法

处方：患处。

操作：采用磁疗机，磁场强度为0.025~0.03T。磁铁与皮肤间距离4mm左右，每日1次，时间15分钟，每12次为一个疗程。

【护理措施】

1. 生活起居护理 上肢突然过度后伸或风寒湿邪侵袭肩部可造成肩胛提肌损伤，因此患者要避免上肢的负重及剧烈运动，注意肩部的保暖，避免风寒湿邪侵袭肩部而加重患处的疼痛。对睡眠习惯侧卧于患侧者，要求其改变睡姿，以免肩部长期受压。

2. 饮食护理 患者的饮食宜清淡、营养丰富，多食一些宜消化且含维生素丰富的食物，禁食辛辣肥甘厚腻之品。食品种类应多样化，如鱼类、肉类、骨汤、蔬菜、水果等，合理调配，每日更换品种。亦可给予适当的药膳，在骨肉汤中加入党参、怀山药、枸杞子各2~3g，以增食欲。

3. 情志护理　患侧肩胛骨脊柱缘内侧上端和颈上段疼痛，且患侧上肢后伸活动受限，这些不适的感觉会给患者造成过大的心理压力，以致其担心病情不易康复而影响到日后正常的生活及工作。家属应给予充分的关心及安慰，医生也应及时和患者进行沟通，向其解释该病的病因病机，使其对自己的病情有所了解，消除思想包袱及心理压力，保持情绪稳定，让其对病情的康复充满信心，消除顾虑，能够积极配合医者完成各项治疗。

4. 健康教育　告知患者进行肩部功能的锻炼。

头夹肌劳损

头夹肌第7颈椎处和枕骨上项线处极易受损。经常挑担子者易患头夹肌劳损。挑担子时，头夹肌处于紧张状态，肌肉附着处易受损。第7颈椎的附着点处损伤后，因机化、增生形成瘢痕，造成第7颈椎处的圆形隆起，俗称"扁担疙瘩"。

【病因病理】

头夹肌的上面有斜方肌、背阔肌，下面有骶棘肌，它是使头部后仰的主要肌肉之一。头颈部的活动以第1胸椎为支点，而第1胸椎本身活动幅度则较小，头颈部在频繁大幅度的活动时，第7颈椎棘突成为应力的中心，因此，头夹肌第7颈椎的附着处极易受损。

头夹肌的附着处损伤后，头颈部其他肌肉活动可影响头夹肌的修复，即使是肌腱处在制动状态，但肌腹会在其他肌肉的活动下不停地活动，因此，头夹肌损伤后，其修复和损伤同时进行，因而，损伤点的瘢痕组织越来越厚。

【临床表现】

患侧枕骨缘的上项线或第7颈椎棘突处疼痛，转头或仰头受限，颈项部有僵硬感。热敷可使颈项松弛，但附着处疼痛始终存在。气候变化时，不适感加重。

【诊断依据】

（1）有外伤史或劳损史。

（2）在第7颈椎棘突处，或枕骨上项线单侧或双侧有压痛。

（3）用手掌压住颈后部，将颈部下压使其低头，再令患者努力抬头伸颈，可使疼痛加剧。

【中药调养】

1.中药内服

处方：当归15g、桂枝10g、白芍10g、细辛3g、通草10g、桃仁10g、红花10g、鸡血藤10g、大枣5g、灸甘草5g。

用法：每日1剂，水煎服，每次250ml，每日2次，7天为一个疗程。

2.中药外敷

（1）处方：伸筋草30g、透骨草30g、花椒30g、葛根20g、桑枝15g、刺蒺藜20g、桂枝12g、红花15g、川乌12g、草乌12g、天麻15g、赤芍15g、木瓜15g、当归20g、鸡血藤15g。

操作：将上方装于布袋，热敷于枕颈项部。每日1次，10次为一个疗程。

（2）处方：川芎20g、葛根20g、熟地20g、僵蚕20g、川牛膝10g、川乌10g、草乌10g、木瓜10g。

用法：上述药材装入布袋内，扎口，加白醋60ml，蒸25分钟，取出放至温热时敷于后颈部，每天1~2次，每次30分钟，2天换药1次，连续治疗4周。

3.药膳食疗

处方：山楂50g、粳米50g、山药15g、薏米仁10g，冰糖适量。

用法：将山楂、山药、薏米仁及粳米分别洗净，薏米仁先泡发，同时放入锅中加适量水煮粥，最后加入冰糖调匀，空腹温热服下，每天1剂。

【针灸理疗】

一、针灸推拿疗法

1.针刺疗法

处方：翳明、安眠、风池。

操作：局部常规消毒，进针约1寸后，做小幅度的捻转90°，待患者出现酸胀感，缓慢出针。

2.推拿疗法

处方：头夹肌起始处。

操作：患者取坐位，在患者颈部、患肩部往返用㨰、揉、推、搓、弹拨、理筋等手法放松颈部项韧带，再行弹拨、理筋等手法沿肌肉走向进行重点治疗，托拉牵引患者头部，缓缓左右旋转。

二、现代物理疗法

1.温热低频电疗法

处方：患部。

操作：正电极置于颈后，两个负电极置于双侧冈上窝或双侧肩胛区，每次20分钟，每日1次，10次为一个疗程。

2.磁疗法

处方：患处局部。

操作：将直径1cm左右、表面磁感应强度为0.05~0.1T的磁片敷贴于治疗部位皮肤上，每个部位可敷贴1~2片，同名极并列或异名极并列，最多6片。

三、现代康复疗法

1.康复工程 用适宜的围领固定7天，头部保持中立位，避免做前后、左右旋转运动。

2.运动治疗 指导患者立于镜前，依靠自己头颈部肌肉的力量尽量将头置于正中位，并做左右旋转、前后屈伸活动，每日3~5次，以能耐受为宜。

【护理措施】

1. 生活起居护理 天气变冷时，患者常会感觉颈项部疼痛加剧，因此，患者要注意局部的防寒保暖，避免感受风寒湿邪的侵袭而加重病情。

2. 饮食护理 患者的饮食宜清淡、营养丰富，多食一些宜消化且含维生素丰富的食物，禁食辛辣肥甘厚腻之品。食品种类应多样化，如鱼类、肉类、骨汤、蔬菜、水果等，合理调配，每日更换品种。亦可给予适当的药膳，在骨肉汤中加入党参、怀山药、枸杞子各2~3g，以增食欲。

3. 情志护理 患者颈项部僵硬，甚或疼痛，转头或仰头活动受到限制。患者多表现为焦虑、急躁、情绪不稳定而心情抑郁，心理压力大。因此，我们应及时做好心理护理，向患者介绍本病的有关知识，使其对本病有正确的认识，并应详细了解患者存在的心理负担，针对原因给予正确的心理疏导，消除顾虑，稳定情绪，让患者保持乐观的心态，积极配合治疗。

第二节 上肢部软组织损伤

肩周炎

该病多见于年老妇女，青壮年男性较少见，发病较慢。关于其发病机制争论较多，有人认为，该病是由肩部肌群解剖位置发生细微变化所引起，并总结出六个痛点；有人认为该病是肩部软组织退行性变，又受寒湿侵入，引起肩关节的关节囊和关节周围广泛的慢性无菌性炎症，软组织广泛粘连，限制了肩关节的活动，因此，有"冻结肩""凝肩"之称。

【病因病理】

关于肩周炎的病因病理，历来众说纷坛。从软组织损伤的角度来说，它确实在发病后有炎性渗出、细胞坏死、软组织增生、瘢痕粘连等病理变化。中医认为，该病由经脉空虚、外邪侵入引起。

【临床表现】

患者肩部疼痛，不能梳头，严重者肩关节的任何活动都受限制，穿衣困难。有的疼痛夜间加重，影响睡眠。

肩关节周围有压痛，喙肱肌和肱二头肌短头的附着点喙突处，冈上肌抵止端，肩峰下、冈下肌和小圆肌的抵止端压痛较明显。

【诊断依据】

1.患者年龄多在40岁以上，妇女多见。

2.肩部疼痛，一般时间较长，且为渐进性。

3.多无外伤史（有外伤史者多为肩部肌肉陈旧性损伤）。

4.肩部活动时，出现明显的肌肉痉挛，肩部外展、后伸时最为明显。

【中药调养】

1.中药内服

（1）处方：当归15g、桂枝10g、白芍10g、细辛3g、川芎10g、大枣5g、炙甘草5g。

用法：每日1剂，水煎服，每次250ml，每日2次，7天为一个疗程。

（2）处方：当归15g、丹参15g、羌活10g、独活10g、生地黄6g、香附6g。

用法：每日1剂，水煎服，每次250ml，每日2次，7天为一个疗程。

2.中药外敷

（1）处方：乳香15g、没药15g、海风藤20g、郁金15g、艾叶10g、川芎10g、川乌20g、草乌20g。

用法：取上述药物装入布袋内，扎口煎汤，熏洗并外敷于患处，每天1~2次，每次30分钟，2天换药1次，连续治疗4周。

（2）处方：海风藤15g、郁金15g、红花10g、川芎10g、丹皮10g。

用法：将上述药物加入适量清水煎煮20分钟，凉至温热，熏洗并外敷于患处，每天1~2次，每次30分钟，2~3天换药1次，连续熏洗4周。

3.药膳食疗

（1）处方：山楂50g、粳米50g、丹参15g，冰糖适量。

用法：将山楂、丹参及粳米分别洗净，先煎丹参去渣取汁，再放入山楂、粳米及适量水煮粥，加入冰糖调匀，空腹温热服下，每天1剂。

（2）处方：杜仲15g、枸杞15g，大枣6枚，生姜4片，排骨300g，料酒、盐等调味料适量。

用法：将杜仲、枸杞洗净后泡发，排骨加入清水小火煮开后捞起。将杜仲、枸杞、生姜、大枣共同加入清水中，加入适量料酒，水开后继续煮30分钟，最后加入盐等调料，即可食用。

【针灸理疗】

一、针灸推拿疗法

1.针刺疗法

（1）处方：肩髃、肩髎、臂臑、曲泽、合谷、后溪。

操作：穴位常规消毒，毫针刺。中等强度刺激，平补平泻，留针30分钟（留针期间也可用TDP局部照射），每日1次，10次为一个疗程。

（2）处方：肩内陵、肩髃、肩髎、阿是穴、臂臑、条口。

操作：穴位常规消毒，阿是穴是如条状区域，沿条状区域刺2~3针，条口深刺，行平补平泻手法，均留针25分钟，阿是穴和肩内陵穴针上加灸。针灸治疗每日1次，6次为一个疗程。

（3）处方：患侧阿是穴、天宗、肩贞、肩髎、肩井。

操作：患者俯卧位，胸下垫枕头，头转向健侧，双上肢屈肘置于头部两侧，穴位处及术者双手常规消毒，选用0.38mm×50mm毫针，指切进针后行平补平泻手法，留针30分钟后出针，压迫针孔片刻，每日1次。10天为一个疗程。

2.电针疗法

（1）处方：肩髃、肩贞、臂臑、曲池、外关、合谷、列缺、阿是穴。

操作：在肩髃、肩贞、臂臑等穴位上采用直刺的方法，以患者感觉酸胀明显为度，使用韩氏穴位神经刺激仪疏密波，两个电极分别连接肩髃和曲池，留针30分钟，强度以患者能够耐受为度，每周5次，10次为一个疗程。

（2）处方：肩峰至腋前横纹头连线中点，肩峰至腋后横纹头连线中点。后弯重者加肩髃；上举重者加肩髎。

操作：选28号2.5寸毫针，直刺1~2寸，接电针机电疗30分钟，起针后令患者自己活动肩部。隔日治疗1次。

（3）处方：巨骨、曲垣、肩髃、曲池、外关、合谷。

操作：以上各穴均用平补平泻法，留针30分钟，每日一次，10次为一个疗程，每个疗程间隔4天。

3.温针法

处方：肩井、肩贞、肩髃、天宗、肩中俞、新设（主穴）；肩外俞、臂臑、曲池、条口、阿是穴（配穴）。

操作：以上穴位均取患侧，每次选4~6穴，针刺得气后施以平补平泻法，然后将2cm左右长艾段套在针柄上，点燃，每穴每次灸2~3壮。

4.三棱针法

处方：曲池、肩贞、肩髃、肩前、肩后局部。

操作：皮肤常规消毒后，对准穴位及周围有瘀血现象的静脉血管，用三棱针迅速刺入0.1寸，随即迅速退出，使出血量达10~20ml为佳，血止后拔罐5分钟，隔10日治疗1次。

5.头针法

处方：顶颞前线中1/3节段。

操作：进针约1寸，针尖方向根据患肩疼痛部位确定，在前者向阴面，在后者向阳面。施抽气法行针，每15分钟行针1次，留针1小时。留针和行针期间，嘱患者做上举、后伸、内收、外旋、内展等活动。

6. 生物全息针刺法

处方：肩穴（颈穴与上肢穴之间）。手太阴经型，取患侧第一掌骨桡侧之肩穴；手阳明经型，取患侧第二掌骨桡侧之肩穴；手太阳经型，取第五掌骨尺侧之肩穴。

操作：选1.5寸毫针垂直进针1.2寸，行白虎摇头法，每10分钟行针1次，每次行针1分钟，留针30分钟。

7. 皮肤针叩刺拔罐法

处方：肩髃、肩髎、肩井、曲池、合谷。

操作：患者坐位，局部皮肤常规消毒后，用皮肤针在局部叩刺，每次叩5~8分钟，以局部皮肤明显发红湿润并有轻微出血为度。然后用叩刺部位加拔火罐，留罐15~20分钟，以局部呈现暗紫色并拔出1~2ml血水为宜，取下火罐，擦去血水，用75%酒精消毒即可。每隔5日治疗1次，6次为一个疗程。

8. 穴位注射法

处方：肩髃、肩髎、肩前、肩贞、阿是穴。

操作：用中药野木瓜注射液和丹参注射液混合，根据患者疼痛部位选用其中2穴。进针得气后注入药液，每穴注入2ml，隔日注射1次。

9. 灸法

处方：肩髃、天宗、肩井、巨骨、肩贞、曲池、条口。

操作：每次选用2~3穴，将斑蝥研为细末，取0.01mg，用大蒜汁调合成饼放置所选穴位上，盖贴胶布。数小时后，当患者觉穴位处有热辣感或微痛感时，除去胶布及药末，并在发红发泡的皮肤部位盖以消毒纱布。每周做发泡灸1次。

二、现代物理疗法

1. 超短波疗法

处方：患部。

操作：应用超短波治疗仪，电源220V、频率50Hz、功率200W、波长7.37m、电极20cm×15cm、间隙1cm~2cm；并置安放于患侧，连续振动与间歇振动交替进行，温度控制在50℃~60℃，以患者能耐受为度。每日1次，每次

30分钟，10天为一个疗程。

2.超声波疗法

处方：患侧肩臂部。

操作：患者坐位或者侧卧位，暴露患肩，用DM-200L型超声治疗仪治疗。超声输出设定为脉冲模式，时间为10分钟，根据患者热感及是否有酸麻胀的感觉调节档位。剂量0.8~1.5W/cm^2，每次8~12分钟，每日1次，5次为一个疗程。

3.中频电疗法

处方：患侧肩臂部。

操作：采用高级电脑中频治疗系统，根据患者实际情况选用适宜的电极板，对置或者并置于患部，避开局部有破损的地方。波形为方波、指数波和三角波交替进行，工作幅度为连续运行、间歇加载，载波频率4000~5000Hz，扫频2000Hz，调制频率50~80Hz，剂量以患者耐受为度。每日1次，每次20分钟，10天一个疗程。

4.红外线疗法

处方：患肩局部。

操作：暴露患侧肩背部，在冈上窝处用TDP灯照射。照射时注意照射距离，以患者耐受为准，不宜过近，以防烫伤。

【护理措施】

1. **生活起居护理** 肩周炎多与外伤、劳损、气血渐亏、风寒湿邪侵袭肩部有关。患者日常生活中要注意避免风寒湿邪侵袭肩部，注意局部保暖。对睡眠习惯侧卧于患侧者，要求其改变睡姿，以免肩部长期受压。

2. **饮食护理** 因本病患者年龄多在40岁以上，且妇女多见。患者的饮食宜清淡、营养丰富，多食一些宜消化且含维生素丰富的食物，同时应该多食含钙丰富的食物，如牛奶、鸡蛋等。

3. **情志护理** 疼痛反复发作及延年不愈等特点，使患者产生焦虑、忧郁及失望的心理，特别是高龄患者存在诸如敏感、猜疑、易激怒、急躁、自卑等问题。治疗前首先要消除患者恐惧紧张的心理，以亲切的语言同患者交谈，向其解释肩周炎的形成机制，使其对自己的病情有所了解，消除思想包袱及心理压力，保持情绪稳定。治疗中给予鼓励，调节患者的心情，帮助树立信心，提高其疼痛的耐受性。

4. **健康教育** 指导患者进行肩关节功能锻炼，否则，经一段时间后肩关节的软组织还会再度发生粘连。要求患者主动功能锻炼，指导患者正确掌握功能锻炼的基本动作，让他们了解本病的预防及康复知识，鼓励他们配合治疗，协助完成功能训练计划。功能锻炼的基本动作：①前压肩：双上肢尽量上举，双手掌扶在墙上，胸部逐渐向墙壁靠近，反复多次的练习。②侧压肩：用健侧手帮助上肢上举，手掌扶墙，用手指向上做爬墙动作，每次做一个标记，循序渐进。③搭对侧肩：患臂手指从胸前反复尽力向对侧肩上搭放。④触对侧肩胛骨：患臂尽力后伸，并向外上旋，将手指尽力触摸到对侧肩胛骨下角，必要时健侧手紧握患肢手腕部牵拉患肢，靠近健侧肩胛骨下角。⑤后梳头：以健侧手托患肢肘部，平抬上举作后梳头动作，患肢手指尽可能触摸到对侧耳朵。⑥棍体操：在身体背后如水平握棍上下移动可加强肩关节伸展和内旋。此外上下握棍，使棍上下移动时可加强握在下面的上肢的内旋，使外旋肌和关节囊前部得到伸展。主动锻炼和被动锻炼要根据病情的轻重、粘连的程度、患者对疼痛可以忍受的程度、患者的年龄、身体素质适当进行，不能过度锻炼，以免引起加重损伤。

冈上肌损伤

冈上肌常易损伤。摔跤、抬重物，或其他体力劳动均可成为病因。损伤的部位大多在此肌起点，也有部分在肌腱处和肌腹部。若损伤在止点肋骨大结节处，三角肌深面，常被误诊为肩周炎；若损伤在肌腹，常被笼统诊断为肩痛，中医也常用祛风散寒药来治疗；若损伤在冈上窝起点时，常被诊为背痛。冈上肌受肩胛上神经支配。肩胛上神经是来自臂丛神经的锁骨上支，受第5、6颈椎脊神经支配。所以第5、6颈椎脊神经受压迫，也可导致冈上肌疼痛不适。本病因瘢痕粘连较重，一般的治疗方法很难奏效。

【病因病理】

冈上肌损伤大多由于上肢突然猛力外展造成。严重者造成冈上肌断裂。损伤之后，日久则会造成损伤处瘢痕粘连。上肢的外展活动，使瘢痕处受到牵拉，而引起急性发作。

【临床表现】

外伤后，冈上肌肌腱断裂时，有剧烈疼痛，肩关节外展受限（仅能达到70°），急、慢性均有此特点。慢性期，有持续性疼痛，受凉加重，甚至影响睡眠。

【诊断依据】

1. 有外伤史。

2. 在冈上肌两头肌腱或肌腹处有压痛点。

3. 患者自主外展患侧上肢，引起压痛点处疼痛加剧。

【中药调养】

1. 中药内服

处方：姜黄15g、独活10g、羌活10g、川芎10g、炒白术10g、白芍10g、灸甘草5g。

用法：每日1剂，水煎服，每次250ml，每日2次，7天为一个疗程。

2. 中药外敷

处方：鲜桑枝15g、鲜柏叶15g、鲜松枝15g、艾叶10g、桂枝10g。

用法：上述药物装入布袋内，扎口煎汤，熏洗肩关节。

3. 药膳食疗

处方：粳米50g、山药15g、薏米仁10g，冰糖适量。

用法：将山药、薏米仁及粳米分别洗净，薏米仁先泡发，同时放入锅中加适量水煮粥，最后加入冰糖调匀，空腹温热服下，每天1剂。

【针灸理疗】

一、针灸推拿疗法

1. 毫针法

（1）处方：巨骨、曲垣、肩髃、曲池、外关、合谷。

操作：以上各穴均用平补平泻手法，留针30分钟，每日1次，10次为一个疗程，疗程间隔4日。

（2）处方：肩髃、极泉、肩贞、条口、承山、曲池、手三里。

操作：令患者坐位，肩平举，深刺肩髃穴，然后刺极泉透肩贞、曲池、手三里，再针刺条口透承山。以上各穴得气后留针20分钟，隔日1次，5次为一个疗程。

2. 三棱针法

处方：曲池、肩贞、肩髃、肩前、肩后局部。

操作：皮肤常规消毒后，对准穴位及周围有瘀血现象的静脉血管，用三棱针迅速刺入0.1寸，随即迅速退出，使出血量达10~20ml为佳，血止后拔罐5分钟，隔10日1次。

3.皮肤针法

处方：病变局部，尤其是压痛点处。

操作：局部皮肤常规消毒后，用梅花针叩打局部皮肤，着重叩打压痛点处，使皮肤发红并有少量出血点。隔日1次，6次为一个疗程。

4.耳针法

处方：肩、肩关节、肾上腺、神门、皮质下。

操作：常规消毒后，用25号0.5寸毫针，对准敏感点，快速刺入0.1寸多，深至软组织，以不穿透对侧皮肤为度，捻针数秒钟后留针30分钟。每日1次，10次为一个疗程。

5.穴位注射法

（1）处方：肩峰下部位。

操作：常规消毒后，用2%利多卡因5~8ml加25mg强的松龙，在肩峰下进针，封闭袖状肌腱，6日1次，连续4次。

（2）处方：肩胛切迹。

操作：患者坐位，术者摸清整个肩胛骨的内缘到肩峰的顶端，在冈上缘作一平线，通过该线中点作脊柱的平行线，经过其外上角的平分线约2cm处为穿刺点。用22号针垂直于皮肤刺入以进入肩胛切迹。先注入2%利多卡因2~3ml，再注入灭菌95%乙醇0.5~1ml，观察20分钟，无不良反应方可离去。

6.灸法

处方：病变局部，尤其是压痛点处。

操作：用艾炷在病变局部连续施灸10~20分钟，至局部皮肤发红为止。每日灸治2次，10次为一个疗程。

7.电针疗法

处方：巨骨、曲垣、肩髃、曲池、外关、合谷。

操作：得气后，接G6805电针治疗仪，留针30分钟，每日1次，10次为一个疗程，疗程间隔4天。

8.推拿治疗

（1）处方：患侧局部放松、弹拨。

操作：患者坐位，医者立于患侧，施术前先在患处局部擦润滑剂。①大鱼际推擦法：从肩部向颈部方向，由外向内用大鱼际部着力于局部皮肤做直线往返推擦，用力均匀，动作由慢到快，每分钟100~120次，使皮肤温热、潮红为度。②指揉法：用拇指面对冈上肌轻柔缓和揉动，每分钟120~160次，往返数十遍。③弹拨法：用双拇指并拢，指端在冈上肌出现条索状或硬结处，与组织纤维垂直的方向做横向上、下，从外到内往返轻轻弹拨数十遍。④滚拨：用手背着力于肩部，压力均匀而有节律，往返滚动5分钟，每分钟120~160次。⑤活动肩关节：先进行被动活动肩关节前伸、后伸、上举、外展、旋转活动，各做10次，最后抖上肢5下结束治疗，整个治疗过程约30分钟。急性期禁止肩关节活动，后期进行肩关节功能训练。

（2）处方：患侧局部按揉分筋法。

操作：患者正坐，术者先用拿法，拿捏冈上部、肩部、上臂部，自上而下；然后术者用拇指在冈上肌部位做局部弹拨、按揉、分筋法；最后术者一手按肩部，一手拿腕部，相对用力拔伸肩关节，拿腕之手做肩摇法，以两手扣住患侧手大、小鱼际部，在向下牵引的同时做上肢的牵抖法，以松解冈上肌腱与周围组织粘连，改善关节活动度。每次30分钟，每日1次，5天为一个疗程。

二、现代物理疗法

1.超短波疗法

处方：患部。

操作：应用超短波治疗仪，（电源220V、频率50Hz、功率200W、波长7.37m、电极20cm×15cm、间隙1cm~2cm）并置安放于患侧，连续振动与间歇振动交替进行，温度控制在50℃~60℃，以患者能耐受为度。每日1次，每次30分钟，10天为一个疗程。

2.红外线疗法

处方：患部。

操作：暴露患侧肩背部，在冈上窝处用TDP灯照射。照射时注意照射距离，以患者耐受为准，不宜过近，以防烫伤。

三、现代康复疗法

操作：急性期肿痛难忍者可做短期三角巾悬吊制动，肿痛缓解后进行功能锻炼，前、后、左、右甩手，每日1次，每次30分钟，10天为一个疗程。

【护理措施】

1. 生活起居护理 肩关节在静止状态时，冈上肌承受上肢重力的牵拉，所以长期提重物、单肩挎包都会增加冈上肌的承受力量，使其起点部劳损。人到中年以后，由于气血渐衰，使冈上肌失去濡养而易变性，复受轻微外伤或用力过度，或局部感受风寒湿邪等，都可使冈上肌劳损。因此，在日常生活中，患者应尽量避免手提或肩背重物，避免肩关节过多地外展、外旋而使冈上肌损伤加重，还应注意肩背部的保暖，避免受到风寒湿邪的侵袭而加重病情。

2. 饮食护理 患者的饮食宜清淡、营养丰富，多食一些宜消化且含维生素丰富的食物，禁食辛辣肥甘厚腻之品。同时应该多食含钙丰富的食物，如乳制品、牛奶、酸奶等。食用时加入适量维生素A可促进钙的吸收。此外，鱼、虾（虾皮）亦含优质钙，动物骨头汤填精益髓也是上好的滋补佳品。日常食物中搭配蛋类、杂粮、豆制品。

3. 情志护理 患者由于疼痛及肩关节外展受限而影响到日常正常生活，往往表现出焦虑、悲观、急躁等情志抑郁现象，因此医者应该及时和患者进行沟通，鼓励其多和病友及家属交流，让其对疾病的康复充满信心，消除顾虑，能够积极配合医者完成各项治疗。

4. 对症处理及护理 对于局部疼痛剧烈者，可用三角巾悬吊患肢。

5. 健康教育 疼痛减轻后开始做肩关节前屈、后伸、外展、内收、内旋、外旋活动，每遍5~10次，力量由轻到重，范围从小到大，循序渐进。

冈下肌损伤

冈下肌的损伤较常见，且损伤多在起点。慢性期疼痛非常剧烈，患者常诉在肩胛冈下有钻心样疼痛。此种剧痛一般治疗无效，严重者使用吗啡、度冷丁也只能缓解片刻。

【病因病理】

冈下肌大多由于上肢突然过度外展或内旋而损伤。起始部的损伤多于抵止端的损伤。起始部损伤初期，在冈下窝处，多有电击样疼痛，累及肩峰的前方。止端损伤，在肱骨大结节处有明显的疼痛，且在疼痛点下侧1cm处常有一明显的压痛点，此疼痛点是冈下肌腱下滑液囊炎，不是肌肉损伤的原因，有时两个痛点模糊不清，不易分开。

腱下滑液囊，大多数也是损伤引起，可以一并治疗。

冈下肌起始部损伤，慢性期疼痛较剧烈，其原因为：①肩胛上神经止于冈下窝，冈下肌起始部，神经末梢较多，且敏感；②冈下肌在起始部损伤多较重，随着时间的延长，瘢痕粘连较重，挤压神经末梢也较严重。

【临床表现】

损伤初期，在冈下窝及肱骨大结节处多有明显胀痛，若在冈下肌起始部损伤，冈下窝处常发作钻心样疼痛。上肢活动受限，不小心活动患侧上肢，有时会引起冈下肌痉挛性疼痛。慢性冈下窝有疼痛感和麻木感，有时局部皮肤感觉减退。

【诊断依据】

1.有外伤史。

2.在冈下窝和肱骨大结节处，疼痛且有压痛。

3.让患者上肢自主内收外旋，引起疼痛加剧，或根本不能完成此动作。

【中药调养】

1.中药内服

（1）处方：当归15g、白芍10g、川芎10g、木瓜10g、鸡血藤10g、炙甘草5g。

用法：每日1剂，水煎服，每次250ml，每日2次，7天为一个疗程。

（2）处方：桂枝15g、透骨草10g、羌活10g、独活10g、生地黄6g、香附6g。

用法：每日1剂，水煎服，每次250ml，每日2次，7天为一个疗程。

2.中药外敷

（1）处方：乳香15g、没药15g、生姜15g、川乌10g。

用法：将乳香、没药、川乌研为细末，然后加入生姜捣碎调成糊状。将调好后的药物涂于大小合适的纱布上，敷于患处，外用胶布固定，每日1次，连用5天。服药时，可辅助使用红外线灯局部照射，促进药物渗透。

（2）处方：桃仁15g、郁金15g、红花10g、川芎10g、丹皮10g、皂角刺10g。

用法：将上述药物加入3000ml清水煎煮至约2000ml后关火，凉至温热熏洗并外敷于患处，每日2~3次，每次30分钟，2~3天换药1次，10天为一个疗程。

3.药膳食疗

处方：黄芪10g、党参10g、薏米仁10g，鲜鲫鱼1条，盐等调料适量。

用法：将黄芪、党参、薏米仁洗净泡发，将鲫鱼切段用少量油煎至两面金黄备用。然后将黄芪、党参、薏米仁、鲫鱼一起放入锅中加入适量清水煮至汤液泛白，再加入适量盐等调料调味即可食用。

【针灸理疗】

一、针灸推拿疗法

1.毫针法

（1）处方：冈下窝冈下肌痛点处。

操作：短刺法，患者取俯卧位，胸下垫枕头，头转向健侧，双上肢屈肘置于头部两侧，冈下窝处及术者双手常规消毒。选用0.38mm×50mm毫针，找准压痛点后，用押手指切固定，使毫针针尖朝向肩胛骨骨面，垂直刺入皮下至冈下肌中，可感到进针阻力增加，继续进针，使针尖直达肩胛骨骨面后略微提起，在靠近骨面的病变肌层行提插手法数次，然后使针体停留在该肌层并留针。沿触及到条索感并压痛的冈下肌纤维走行方向，在可触及到的条索束上，视其范围大小间隔25mm依次刺入3~5针，手法同前。留针30分钟后出针，压迫针孔片刻，每日1次，10天为一个疗程。

（2）处方：患侧阿是穴、天宗、肩贞、肩髎、肩井。

操作：患者俯卧位，胸下垫枕头，头转向健侧，双上肢屈肘置于头部两侧，穴位处及术者双手常规消毒，选用0.38mm×50mm毫针，指切进针后行平补平泻手法，留针30分钟后出针，压迫针孔片刻，每日1次，10天为一个疗程。

（3）处方：患侧冈下窝最明显压痛点。

操作：患者俯卧位，在患侧的冈下肌起点肌腹及止点处按压，找出压痛最明显的点，大多在痛性筋束上，用75%酒精棉消毒后，再用2寸毫针沿肌纤维走行方向，斜刺或直刺0.5~1.5寸，采用中强刺激手法，大幅度捻转提插，留针20分钟，留针期间行针2~3次。

（4）处方：大杼、天宗、臑俞、后溪穴。

操作：常规消毒患侧大杼、天宗、臑俞、后溪穴后，常规毫针刺法，得气后留针20分钟，起针后再艾灸大杼、天宗、臑俞3穴，共10分钟，每日1次，6次为一个疗程。

（5）处方：天宗、合谷、手三里、曲池等。

操作：在天宗穴直刺1针，于穴两旁1~2cm处各斜45°刺1针，三针针尖同指一点。再依疼痛牵涉部位选取配穴针刺。得气后，行提插捻转泻法，留针

20~30分钟，留针期间每隔5分钟行针1次，每日1次，10次为一个疗程。

2.火针法

处方：大杼、天宗、臑俞。

操作：络合碘消毒穴位局部后，中型火针快速点刺患侧大杼（0.5~1寸）、天宗和臑俞（均以深达肩胛骨面为度，约1~2寸），每穴1~2针，针后一般会有较强温热胀感经肩关节向上肢传导，部分患者会出现上肢无力现象（1天内缓解），出针后，创可贴贴盖针眼（如有出血先以无菌棉球重压针口至血止），3天内保持针眼干燥。每周1次，2次为一个疗程，每穴针刺次数不得超过3次。

3.皮肤针

处方：冈下窝最痛处或肱骨大结节的冈下窝止点。

操作：治疗处常规消毒后，以梅花针叩刺，再以投火法拔罐15分钟。起罐后用消毒棉球擦干血迹，创可贴贴敷。每7天治疗1次。

4.注射疗法

处方：2%利多卡因2~3ml，灭菌95%乙醇0.5~1ml。

操作：患者坐位，术者摸清整个肩胛骨的内缘到肩峰的顶端，在冈上缘作一平线，通过该线中点作脊柱的平行线，经过其外上角的平分线约2cm处为穿刺点。用22号针垂直于皮肤刺入，以进入肩胛切迹。先注入2%利多卡因2~3ml，再注入灭菌95%乙醇0.5~1ml，观察20分钟，无不良反应方可离去。

5.拔罐疗法

处方：冈下窝最痛处。

操作：常规消毒后，在冈下窝最痛处用三棱针针刺5~7下后，迅速拔罐10分钟，起罐后用消毒棉签擦干血迹，创可贴贴敷。每周治疗2次，3~4天1次。

二、现代物理疗法

1.红外线照射

处方：冈下窝疼痛处。

操作：患者坐位或俯卧位，暴露冈下窝处，远红外线直接照射患处30分钟。照射时注意照射距离，以患者耐受为准，不宜过近，以防烫伤。

2.中频电疗法

处方：冈下窝疼痛处。

操作：采用高级电脑中频治疗系统，根据患者实际情况选用适宜的电极板，并置于患部，避开局部破损的地方。处方波形为方波、指数波和三角波交替进行，工作幅度为连续运行、间歇加载，载波频率4000~5000Hz，扫频2000Hz，调制频率50~80Hz，剂量以患者耐受为度。每日1次，每次20分钟，10天为一个疗程。

3.超短波疗法

处方：冈下窝疼痛处。

操作：应用超短波治疗仪，电源220V、频率50Hz、功率200W、波长7.37m、电极20cm×15cm、间隙1cm~2cm。并置安放于患侧，连续振动与间歇振动交替进行，温度控制在50℃~60℃，以患者能耐受为度。每日1次，每次30分钟，10天为一个疗程。

4.冷疗法

处方：冈下窝疼痛处。

操作：急性疼痛时，将毛巾用冷水浸透盖在伤部，约2分钟换1次，或将冰块装入袋内进行外敷，每次20分钟左右。有条件可用烷类冷冻喷射剂喷涂伤部，使用时应距离皮肤30~40cm垂直喷射，时间约为5~10s。有时为了加强麻醉作用，可在停止喷射20s后再喷射一次，但喷射次数不能过多，一般不超过3次，以免发生冻伤。

5.温热疗法

处方：冈下窝疼痛处。

操作：平时注意保暖。可将毛巾用热水浸透置于冈下窝处，无热感时更换，每次约半个小时，每天1~2次。也可用布袋装沙、热盐，或用热水袋进行热敷。

【护理措施】

1. **生活起居护理** 肩关节频繁、大幅度活动，特别是过度外展内旋的动作及超体位内收的动作，使冈下肌突然剧烈收缩或过度被牵拉而易导致撕裂损伤，或局部感受风寒湿邪等，都可使冈下肌劳损，因此，在日常生活中，患者应尽量避免肩关节过多地外展、内旋、内收，以免使冈下肌损伤加重。还应注意肩背部的保暖，避免受到风寒湿邪的侵袭，而加重病情。在患病期间，避免参加打排球、投标枪、拔河等剧烈户外活动，以免冈下肌纤维撕裂，日久机化粘连。

2. **饮食护理** 患者的饮食宜清淡、营养丰富，多食一些宜消化且含维生素丰富的食物，禁食辛辣肥甘厚腻之品。同时应该多食含钙丰富的食物如牛奶、鸡蛋等。

3. **情志护理** 患者常有肩背部和上臂部的疼痛感，肩关节外展与旋转活动受限，若损伤日久，在冈下窝处不仅疼痛且有麻木感，有时局部皮肤感觉减退。部分患者有肩背部沉重感或背部、胸部、上臂凉麻感及蚁行感，也有些患者上臂内侧有麻木感。因为患病而影响到日常正常生活，患者因此会有心理负担，出现焦虑、担心、悲观、急躁、恐惧、紧张等情志抑郁现象，因此医者应该及时和患者进行沟通，以亲切的语言同患者交谈，向其解释该病的病因机制，使其对自己的病情有所了解，消除思想包袱及心理压力，保持情绪稳定，让其对病情的康复充满信心，消除顾虑，能够积极配合医者完成各项治疗。

菱形肌损伤

菱形肌损伤以青壮年多见，是一种常见病。过去多被称为背痛，但其实它只是背痛的一种。

【病因病理】

该病大多数由上肢猛力掷物、摔跤、或上肢向后下方猛然用力等引起急性损伤，未经治疗或治疗欠妥，日久导致此病。

菱形肌与肋骨相邻，急性损伤出血，日久瘢痕粘连，若伤处恰在肋骨上，便和肋骨粘连，影响菱形肌的伸缩运动而发病。当上肢勉强活动时，牵拉到粘连处，就会引起新的损伤，而出现急性症状。

【临床表现】

该病在菱形肌急性损伤症状缓和很长一段时间后才发病（这也是腰背四肢各处因软组织粘连而引起的顽固性痛点的一个共同特征）。急性发作时，在上背脊柱和肩胛骨缘之间都有一突出的痛点，有时局部肿胀，感到上背沉重，背上如负重物，严重者不能入睡，翻身困难。走路时患侧肩部下降，患侧不敢持物和自由活动，以免加剧疼痛。

【诊断依据】

1.有菱形肌损伤史。

2.将患侧上肢被动向前上方上举，引起疼痛加剧。

3.痛点和压痛点在第5胸椎和肩胛下端的连线以上，大多数靠近肩胛骨的内侧缘。

【中药调养】

1.中药内服

处方：薏米仁15g、桂枝10g、麻黄6g、防风6g、川芎6g、羌活6g、生姜3片、制川乌6g、炙甘草6g。

用法：每日1剂，水煎服，每次250ml，每日2次，7天为一个疗程。

2.中药外敷

处方：姜黄30g、白芷30g、栀子30g、没药15g、大黄15g、莪术15g、三棱15g、延胡索15g、细辛10g、冰片10g。

操作：上药研末，混和均匀后用35%酒精调成膏状。患者俯卧，医生将调好的药膏均匀涂抹在药布上，敷于患者患处，药布大小视病变部位而定，药膏厚度2mm，然后用TDP神灯照射50分钟。每日1次，每7日为一个疗程。如果一个疗程未愈，可休息2~3日，继续做第二疗程治疗。

3.药膳食疗

处方：薏米仁15g，大枣6枚，生姜4片，排骨300g，料酒、盐等调味料适量。

用法：将薏米仁洗净后泡发，排骨加入清水小火煮开后捞起。将薏米仁、生姜、大枣共同加入清水中，加入适量料酒，水开后，继续煮30分钟，最后加入盐等调料，即可食用。

【针灸理疗】

一、针灸推拿疗法

1.按摩疗法

处方：肺俞、心俞、膏肓、肩中俞、肩外俞。

操作：患者俯卧位，两手自然下垂于治疗床两侧，以便于肩胛骨外移，使菱形肌处利于接受治疗，先用手法在患侧肩背部治疗3~5分钟，再用大鱼际揉法在患处治疗3~5分钟；然后用拇指指腹做与菱形肌、肩胛提肌肌纤维垂直方向的弹拨数次，在痛点和肌痉挛结节处弹拨手法应用力稍大，并与按揉手法重复交替进行。点按第6~7颈椎旁及第1~4胸椎棘突旁穴位，如心俞、肺俞、膏肓、肩中俞、肩外俞等穴，推拿时间约15~20分钟。

2.刮痧疗法

处方：患处。

操作：暴露肩部，用刮痧油涂抹患处，右手持刮痧板，蘸取适量刮痧油，使刮痧板触及患处皮肤并倾斜45°角，采用竖刮的方法，即刮板的平边，在斜方肌内缘部位按竖直方向从上而下进行大面积的平行刮痧。用力均匀适度，由轻到重，由上而下，由内而外依次刮痧。以患者能够耐受或出痧为限，刮痧时间以20分钟为宜。

3.拔罐疗法

处方：督脉、膀胱经、小肠经及压痛点。

操作：患者俯卧位，充分暴露肩背部，涂以万花油，用闪火法将罐口平滑的罐子吸附体表后用双手缓慢推移督脉、膀胱经、小肠经及压痛点至潮红，甚至深紫色为宜，每2日治疗1次，5次为一个疗程。

4.火针疗法

处方：阿是穴。

操作：取局部最明显的压痛点或条索状物（即阿是穴），一般3~4穴，用手指甲按压作标记。局部常规消毒后，选用粗火针，将火针置于酒精灯火焰的外上1/3处，加热至火针通红发白，然后施针于穴位上，透斜方肌至菱形肌上，出针后用酒精棉球按压针孔。

5.雷火灸加刺络拔罐疗法

处方：阿是穴。

操作：循按肩胛内侧区找出痛点，以痛点为阿是穴。右手持雷火灸灸条采用回旋灸法灸阿是穴30分钟，同时左手按揉痛区以促使热量渗透至深层，然后用缇针在痛区找出最痛点并标记，使用碘伏消毒3遍，用7号或9号一次性注射针头在标记处快速点刺1~3针，进针深度为皮下3~5mm，待针眼渗血后加拔4号或5号玻璃罐吸出更多血液，留罐5~10分钟，取罐后清洁消毒创面。每3日治疗1次，间隔期仅用雷火灸灸痛区30分钟，每9日为一个疗程，疗程间间隔3日，治疗1~3个疗程。

6.梅花针加蜂钩针疗法

处方：胸夹脊1~12、大椎、大杼、肺俞、风门、附分、神堂、魄户、阿是穴。

操作：患者坐位，背对医者，穴位行常规消毒，先用消毒后的梅花针以中度弹刺手法，沿胸夹脊1~12、大杼至膈俞、附分至膈关循经叩刺，叩至皮肤潮红无出血，然后选用上述1~2穴配阿是穴，用消毒后的锋勾针，以左手食指和中指绷紧所刺皮肤，右手持针，针尖与皮肤呈75°~90°角，迅速将针尖刺入皮下，然后扶正针体与皮肤垂直进针，深度约0.5寸。此时患者有酸胀感，上下提动针柄，勾割2~4针，即可听到割断的皮下纤维或粘连的软组织"吱吱"声。勾割完毕后，按进针方向和角度退出针具，挤出勾割穴位中的血液，用酒精棉球擦干净。隔日治疗1次，每5次为一个疗程，疗程间休息5日，根据病情再行第2个疗程。

二、现代物理疗法

1.TDP治疗法

处方：患部。

操作：用TDP治疗仪直接照射菱形肌处，灯距30cm左右，以患者耐受为度，每4日治疗1次，1次40分钟，每3次为一个疗程。

2.超声波药物导入治疗法

处方：患处。

操作：超声波治疗机，频率800kHz，功率0.75~1.0W/cm³，耦合剂为止痛药膏，用脉冲式，直接接触缓慢移动法。每日1次，每次10~15分钟，每10次为一个疗程。

3.低中频电疗法

处方：患部。

操作：选择适当电极、强度、波形和频率，并置或交叉置于患处，每次10~20分钟，每日1次，每6~12次为一个疗程。

【护理措施】

1. 生活起居护理 菱形肌的起点为较为固定的棘突，止于活动频繁的肩胛骨的脊柱缘，常因上肢的外展上举动作牵拉肩胛骨使之外旋、外展。如上肢猛力掷物、反复活动肩关节等，可使菱形肌受到过度的牵拉而撕裂，或因过度的伸缩而劳损，发生粘连、瘢痕、挛缩等病理变化。生活中，因长期伏案姿势，双上肢向前支于桌面上，肩胛骨被动地牵向外方，使菱形肌处于持续紧张状态造成慢性损伤。所以，在日常生活中，患者要避免肩挑或手提重物，避免长期伏案工作及骑自行车等易造成菱形肌损伤加重的活动。本病多在湿冷气候或肩背受凉时诱发，气候暖和或肩背热敷时症状缓解。所以患者还应注意肩背部的保暖，避免受到风寒湿邪的侵袭而加重病情。

2. 饮食护理 患者的饮食宜清淡、营养丰富，多食一些宜消化且含维生素丰富的食物，禁食辛辣肥甘厚腻之品。同时，应该多食含钙丰富的食物，如牛奶、鸡蛋等。

3. 情志护理 患者常有背痛、背上如负重物感。有些患者可伴有上胸段交感神经功能紊乱的症状，如胸闷气急、心悸、心律紊乱等，严重者不能入睡，翻身困难。走路时患侧肩部下降，患侧不敢持物和自由活动。患者因此会有心理负担，出现焦虑、担心、悲观、急躁、恐惧、紧张等情志抑郁现象，因此医者应该及时和患者进行沟通，向其解释该病的病因机制，使其对自己的病情有所了解，消除思想包袱及心理压力，保持情绪稳定，让其对病情的康复充满信心，消除顾虑，能够积极配合医者完成各项治疗。

三角肌滑囊炎

外伤和劳损均可导致三角肌滑囊炎，肩周炎也可累及三角肌滑液囊。临床常将三角肌滑囊炎误诊为肩周炎，因该滑液囊位于三角肌深面，痛点较深，患者主诉含糊，触诊不清楚，所以，有时也被误诊为肩峰下滑囊炎。三角肌滑液囊分泌的滑液主要是供给位于三角肌下面，冈上肌表面的冈上肌筋膜，以及冈下肌和小圆肌表面的冈下肌筋膜和小圆肌筋膜，使三角肌和下边这些肌肉的肌腱部不会因摩擦而受损。

一旦三角肌滑囊因外伤而劳损，发生病变，这些肌肉和筋膜都将失去润滑，肩部就会出现严重不适感。

三角肌滑囊炎，过去多数由于误诊而被忽视，即使诊断明确，也缺乏有效的治疗措施，用强的松龙封闭，仅能取得暂时的疗效。

【病因病理】

三角肌滑囊因受损（外伤和劳损），囊壁的膜性通道被自我修复的瘢痕组织堵塞，囊内的滑液排不出来，使滑囊臌胀，造成酸、胀、痛等感觉。由于滑液失去供应，冈上肌、冈下肌、小圆肌筋膜得不到润滑，肩部肌肉欠灵活，而有不适感。

【临床表现】

肩部酸痛不适，上肢上举、外展困难。慢性期，患者活动上肢时，肩部有摩擦音和弹响声。

【诊断依据】

1.有外伤史和劳损史。

2.在肩峰下滑囊下缘，肩关节下缘有摩擦音或弹响声。

3.肩关节下缘三角肌中上部有轻度高起，皮肤发亮。

4.患侧上肢主动外展上举，肩部疼痛加重，或患者拒绝做此动作。

【中药调养】

1.中药内服

处方：生黄芪15g、丹参10g、白术10g、苍术10g、川芎10g、薏苡仁10g、茯苓10g、羌活10g、白芷6g、当归6g、炙甘草6g。

用法：每日1剂，水煎服，每次250ml，每日2次，7天为一个疗程。

2.中药外敷

处方：海风藤10g、红花10g、川乌20g、桂枝10g、皂角10g、生姜10g。

用法：将海风藤、红花、川乌、桂枝、皂角捣碎后加入新鲜生姜中，继续捣碎直至调制成糊状，摊成厚约5毫米的薄饼，外贴在肩部压痛明显处，用纱布、胶带覆盖固定好，每日1次，每次敷6个小时（若感觉到局部皮肤不适，及时取下用清水清洗局部），连续治疗10天为一个疗程。

3.药膳食疗

处方：党参5g、黄芪5g，土豆150g，卤牛肉100g，盐等调味料适量。

用法：将党参、黄芪洗净后泡发，土豆切成大小约1cm³左右的块状备用，牛肉切丁。将上述食材加入锅中翻炒，然后加入适量水焖煮约20分钟，加入适量盐即可。

【针灸理疗】

一、针灸推拿疗法

1.针刺疗法

（1）处方：阿是穴。

操作：选26号1.5寸长毫针，令患者维持其产生或加重疼痛时的姿势，局部消毒后进针。得气后采用高频震颤手法，行针1~2分钟或更长时间，至疼痛消失或减轻后出针。每日治疗1次，5次为一个疗程。

（2）处方：肩痛穴、颈痛穴。

操作：肩痛穴位于腓骨小头下方与外踝连线的上1/3处。颈痛穴位于手背部，半握拳第4掌骨与第5掌骨之间，即指掌关节前凹陷中。患者仰卧位，穴位及术者双手常规消毒后，采用30号1.5寸毫针，快速刺入，使局部产生酸、麻、胀等针感，不留针，每日1次，1周为一个疗程。

（3）处方：压痛点所属经络对侧的络穴（缪刺法）。

操作：选准络穴后，局部常规消毒，用28号1寸毫针，快速进针，深度为0.5寸左右，得气后留针20分钟。留针期间，患侧肩部持续活动。

2.拔罐疗法

处方：肩髃、肩贞、肩前、天宗、肩井、肩中俞、臂臑、阿是穴。

操作：每日1次，每次选主穴3~4个，阿是穴1~2个，根据部位取大小适中的火罐，每次留罐10~15分钟，5次为一个疗程，每个疗程间隔3天，两个疗程为限。

3.刺络拔罐法

处方：阿是穴。

操作：局部常规消毒后，用三棱针散状点刺放血或用皮肤针重叩刺至局部皮肤出现赤血珠后，在针处拔罐。留罐10分钟，使瘀血尽出。

二、现代物理疗法

1.微波疗法

处方：患部。

操作：取患者舒适体位，暴露患部，采用CR2001微波综合治疗机，在病变局部做辐射治疗。微波工作频率2450MHz，输出功率20~30W，治疗时间为20分钟，距离10~15cm，以患者耐受为度，每日1次，10次为一个疗程。

2.TDP治疗

处方：患部。

操作：患者坐位或俯卧位，暴露患肩，TDP直接照射患处，TDP治疗仪的功率位250W，治疗时间为30分钟，距离20~40cm，TDP用温热剂量，以患者耐受为度，每日1次，10次为一个疗程。

【护理措施】

1. **生活起居护理** 日常生活中，患者要避免肩挑、手提或投掷重物，避免易造成菱形肌损伤加重的活动。且因本病多在湿冷气候或肩关节受凉时诱发，气候暖和或肩部热敷时症状缓解，所以患者还应注意肩部的保暖，避免受到风寒湿邪的侵袭而加重病情。

2. 饮食护理 患者的饮食宜清淡、营养丰富，多食一些宜消化且含维生素丰富的食物，禁食辛辣肥甘厚腻之品。同时应该多食含钙丰富的食物如乳制品、牛奶、酸奶等。饮用时加入维生素A可促进钙的吸收。此外，鱼、虾（虾皮）亦含优质钙，动物骨头汤填精益髓也是上好的滋补佳品。日常食物中搭配蛋类、杂粮、豆制品。

3. 情志护理 患者因肩部酸痛不适，上肢上举、外展困难而影响日常的生活及工作，所以在心理上会有一定的压力和负担。家属应给予足够的关心及谅解，医者应该及时和患者进行沟通，向其解释该病的病因病机，使其对自己的病情有所了解，消除思想包袱及心理压力，保持情绪稳定，让其对病情的康复充满信心，消除顾虑，能够积极配合医者完成各项治疗。

肱二头肌短头肌腱炎

肱二头肌短头肌腱炎是一种常见病。肱二头肌是上肢屈肌腱，由于上肢频繁的屈伸、后旋而劳损。因上肢做伸屈和前臂前后旋转活动最多，故此病发病率很高。易误诊为肩周炎。用强的松龙封闭亦可见效，但多不巩固。

【病因病理】

肱二头肌短头和喙肱肌起始腱相邻并列，而肱二头肌短头和喙肱肌的作用和活动方向不是同步、一致的，喙肱肌是内收，屈臂向前，而肱二头肌是屈肘，使前臂旋后，所以，肱二头肌短头和喙肱肌腱经常交错摩擦而损伤。如遇突然的屈肘，后旋前臂的动作，也容易损伤肌腱。另外，如喙突滑液囊和喙肱肌滑液囊有病变而闭锁，使喙肱肌和肱二头肌短头失去润滑，肱二头肌短头就会因之迅速磨损而发病。肱二头肌短头损伤或劳损后，局部瘢痕粘连，使局部血运和体液新陈代谢产生障碍，而引起肌腱部位的变性。

【临床表现】

患者多表现为肩部喙突处疼痛，也可蔓延到全肩部疼痛，肩关节外展后伸活动时疼痛加剧，内收、内旋位时疼痛可以缓解。随着疼痛的发展，肩关节逐渐僵硬，活动功能障碍，肩臂上举、外展、后伸及旋后摸背功能受限。

【诊断依据】

1.肩部有急、慢性损伤史。

2.在喙突处有明显疼痛和压痛。

3.上肢后伸，摸背和上举受限。

4.注意和肩周炎及肩部其他软组织损伤疾患相鉴别。

5.X线检查排除肩部其他病变。

【中药调养】

1.中药内服

（1）处方：伸筋草15g、寻骨风15g、透骨草15g、通草10g、大枣6g、炙甘草6g。

用法：每日1剂，水煎服，每次250ml，每日2次，7天为一个疗程。

（2）处方：牛膝15g、丹皮15g、红花15g、大黄6g、当归6g、赤芍6g、丹参6g、制乳香12g、制没药12g、甘草6g。

用法：每日1剂，水煎服，每次250ml，每日2次，7天为一个疗程。

2.中药外敷

（1）处方：川乌10g、草乌10g、干姜10g、红花10g、秦艽10g、独活10g、续断10g、白附子10g、樟脑10g、伸筋草40g、艾叶30g、牛膝30g。

操作：将上述药物研成细末，加入适量白醋调成糊状，敷于患处，每日1次，每次敷4小时左右，连续使用2周为一个疗程。

（2）处方：红花9g、秦艽9g、独活9g、桑枝9g、桂枝9g、乳香9g、没药9g、海风藤20g、鸡血藤20g、伸筋草20g、艾叶30g、香樟木30g。

操作：将上述中草药置于布袋内，扎紧袋口，放入锅内，加适量清水，煮沸数分钟。趁热将毛巾浸透后绞干，敷于患部。待毛巾不太热时，即用另一块毛巾换上，一般换2~3次即可。每次热敷30分钟左右，每日1次，6次为一个疗程。

3.药膳食疗

（1）处方：陈皮6g、山药20g、山楂6g，鸽子1只，盐适量。

用法：陈皮、山药、山楂洗净后用温水浸泡30分钟。鸽子清理干净后切块，放入清水中煮开后捞起备用。然后将上述食材、药材全部放入砂锅中，加入适量清水约1000ml，用大火煮沸5分钟后，改用小火继续炖煮3小时，加入盐调味后即可食用。

（2）处方：山药300g、玉米30g，生姜5片、大蒜2瓣，猪肚片50g，青椒1个，盐、料酒、食用油等调味料适量。

用法：山药洗净后去皮切成片状，大蒜去皮后切成小片，青椒洗净后切成块状备用。在铁锅中加入适量食用油后加热，然后放入生姜、大蒜、青椒炒香，然后依次放入猪肚片、山药、玉米爆炒5分钟，加入盐、料酒调味，再炒1分钟即可食用。

【针灸理疗】

一、针灸推拿疗法

1.针刺疗法

处方：肩井、肩髃、肩贞、曲池、合谷。

操作：患者取侧卧位，肩部放松，患肩朝上，选择直径0.3mm、长50mm的毫针，在患肢选取肩井、肩髃、肩贞、曲池、合谷等穴，穴位常规消毒，进针得气后行平补平泻手法，均留针15分钟，阿是穴针上加灸。针灸治疗每日1次，6次为一个疗程。

2.推拿疗法

处方：患侧上肢。

操作：患者取坐位，术者立于伤侧。①分推揉按肩部法：术者以双手的大鱼际或掌根着力，在患肩前、后由上而下地分推一遍，继之擦、揉肩关节周围一遍，拇指依次按压肩内俞、肩髎、肩贞片刻，重点在肩前部。②弹拨摇肩理筋法：术者弹拨患者的肱二头肌短头肌腱5~6次，令患者伤肢做由小到大范围的前屈后伸和外展活动，然后在保持上肢外展位的同时顺该肌纤维方向使用理筋法7~8遍。再用一手固定肩部，另一手托住肘关节做顺时针或逆时针摇法5~6次，配合做前屈上举、反手摸脊、外展高举、手摸健肩的被动运动。以上手法反复3~4遍。最后，揉肩前部，按曲池、列缺、合谷片刻，拍打肩背和搓揉上肢3遍。每日1次。

二、现代物理疗法

1.TDP音频电疗法

处方：病变肩臂部。

操作：①采用特定电磁波治疗器，功率350W，频谱范围2~25μm，辐射板直径166mm，垂直照射于病变局部，灯距30~50cm，温度适中，治疗时间30~40分钟，每日1次。②采用音频电疗机，频率2~2.5KC，电流15~30mA，对置法，治疗时间25~30分钟，每日1次。

2.激光照射疗法

处方：天府、侠白、天泉、曲泽。

操作：采用半导体激光治疗机。取天府、侠白、天泉、曲泽，直接照射，功率350~450mW，光束直径3~5mm，每个穴位照5分钟，每日1次，5次为一个疗程。

3.体外冲击波疗法

处方：肱二头肌短头肌腱。

操作：采用冲击波骨科治疗机，调节反射体第二焦点至治疗部位，以超声定位点或压痛点为中心，工作电压8~12kV，治疗次数2~3次，每次冲击800~1000次，两次治疗间隔3天。

4.石蜡疗法

处方：患侧肩臂部。

操作：将适量的石蜡装入耐高温的塑料袋内（约占塑料袋容量的1/3），排出空气，密封袋口，然后放在不超过80℃的热水中待石蜡成半融化状态，将蜡袋取出，擦净表面水分，垫一双层纱布即可敷于患处，一般热敷30~60分钟。

5.中频电疗法

处方：患侧肩臂部。

操作：采用高级电脑中频治疗系统，根据患者实际情况选用适宜的电极板，对置或者并置于患部，避开局部有破损的地方。波形为方波、指数波和三角波交替进行，剂量以患者耐受为度。每日1次，每次20分钟，10天一个疗程。

6.超声波疗法

处方：患侧肩臂部。

操作：患者坐位或者侧卧位，暴露患肩，用DM-200L型超声治疗仪治疗。先用治疗头按压阿是穴、相关的经络穴位，超声输出设定为脉冲模式，时间为10分钟，根据患者热感及是否有酸麻胀的感觉调节档位。剂量0.8~1.5W/cm²，每次8~12分钟，每日1次，5次为一个疗程。

7.超短波治疗

处方：患肩。

操作：先将两个电极板放在患肩前后，为前后对置位置，时间为15~20分钟，输量为微热量，以患者耐受为度，每日1次，6次为一个疗程，休息4天后再进行下一个疗程。

三、现代康复疗法

（1）处方：棍棒操。

操作：立位，双手体前握棒，双手距离视肩活动障碍程度决定，轻者与肩同宽，重者相对宽些。做前平举、左右摆动作。然后在体后做左右摆及上提动作。还可将棒斜置于背后，患肢手握棒下端，健手握上端并斜向外上做推拉动作。

（2）处方：等长收缩练习。

操作：在医者的指导下让患者作上臂向前、向后、内收、外展及旋前、旋后动作，但不让肩部有运动动作出现，而达到肩部各肌肉的等长收缩练习的目的。

【护理措施】

1. 生活起居护理　在日常生活和工作中，肘关节常处于屈曲位，肱二头肌处于紧张状态，起点处持续被牵拉而引起肱二头肌短头肌腱的劳损，或肩关节长期做外展、后伸活动，短头肌腱在小结节上滚滑、摩擦引起慢性劳损而发病。因此，在患病期间，患者应避免患肢的负重及过度活动，注意保持患肢的休息，利于病情的恢复。肱二头肌短头肌腱炎属于祖国医学"痹证"的范围，多由风寒湿邪侵袭肩部经脉，导致经脉气机阻滞，气血运行不畅，经筋作用失常而发生本病。所以，在治疗期间患者要加强防寒保暖，避免受到风寒湿邪的侵袭而使病情反复。

2. 饮食护理　患者的饮食宜清淡、营养丰富，多食一些宜消化且含维生素丰富的食物，禁食辛辣肥甘厚腻之品。同时应该多食含钙丰富的食物，如牛奶、鸡蛋等。

3. 情志护理　患者在活动上肢时，特别是在上臂做外展、外旋动作时，感觉疼痛明显，有时疼痛向肘部放散，或伴有手的麻木感。患者上肢后伸，摸背和上举动作受限，做梳头动作困难。这些症状表现给患者带来了一定的思想压力，担心病情加重或不易治疗而影响日常生活及工作，所以会感到焦虑、悲观、恐惧、紧张，家属应给予关心与安慰，不要给患者更大的心理压力。同时，医生应该及时和患者进行沟通，向其解释该病的病因病机，使其对自己的病情有所了解，消除思想包袱及心理压力，保持情绪稳定，让其对病情的康复充满信心，消除顾虑，能够积极配合医者完成各项治疗。

肱二头肌长头腱鞘炎

肱二头肌长头腱鞘炎可影响患侧上肢提物和外展，是一种常见病。此病发病缓慢，多为摩擦劳损所致，且迁延难愈。过去常因非手术疗法难以奏效，而行手术治疗，将肱二头肌长头肌腱于结节间沟里切断，其远端与肱二头肌短头缝合，以此来解除肱二头肌长头在结节间沟内的摩擦，使症状消失，但手术后的患肢都没有原来有力。

【病因病理】

在上肢活动时，肱二头肌长头除了在腱鞘内作上下滑动外，还作外展、内收的横向运动，但由于腱鞘被固定在肱骨结节间沟内，两侧有肱骨结节的骨性突起阻止，使肱二头肌长头不会离开它原来的位置，但也因此常受到横向应力的损伤和摩擦力的损伤。

肱二头肌长头腱鞘炎本质上是一种慢性损伤性疾病，只有在上肢做频繁活动引起急性发作时，才引起炎性反应。

由于慢性损伤，腱鞘壁的脏层增厚形成瘢痕和肌腱本身劳损变性，使腱鞘相对变窄，致使肌腱在腱鞘内活动受限而发病。有急性损伤时，也可引起本病，急性期过后就成为慢性疾病。

【临床症状】

患病初期患肢活动时，在肩前面内下方，约肩峰下3cm处，相当于肱骨结节间沟处有隐痛不适。随病程的延长，症状逐渐加剧，疼痛明显，上肢活动受限，患肢携物、外展、内旋时，症状加剧，有时局部尚有轻度肿胀。

【诊断依据】

1.有劳损史或外伤史。

2.在肩前偏内下方约3cm处有疼痛或压痛。

3.自主屈曲肘关节后，外旋、内旋上臂引起疼痛加剧。

4.排除其他疾病。

【中药调养】

1.中药内服

（1）处方：桃仁15g、红花15g、生地15g、当归15g、赤芍10g、川芎10g、苏木10g、鸡血藤10g、通草10g、大枣6g、灸甘草6g。

用法：水煎服，每日1剂，每次250ml，每日2次，5天为一个疗程。

（2）处方：当归10g、桃仁10g、络石藤10g、地鳖虫10g、川芎6g、丹参6g、红花6g、陈皮6g、枳壳6g。

用法：水煎服，每日1剂，每次250ml，每日2次，5天为一个疗程。

2.中药外敷

（1）处方：当归9g、桑枝9g、桂枝9g、乳香9g、没药9g、络石藤15g、海风藤15g、鸡血藤15g、伸筋草20g、香樟木30g。

操作：将上述中草药置于布袋内，扎紧袋口，放入锅内，加适量清水，煮沸数分钟。趁热将毛巾浸透后绞干，敷于患部。待毛巾不太热时，即用另一块毛巾换上，一般换2~3次即可。每次热敷30分钟左右，每日1次，6次为一个疗程。

（2）处方：刘寄奴15g、秦艽15g、独活15g、川断15g、川乌10g、草乌10g、大黄10g、花椒10g、干姜10g、红花10g、白附子10g、樟脑10g、冰片3g、黄丹30g、伸筋草30g、艾叶20g、当归20g、桑寄生20g、牛膝20g。

操作：加入葱白30g，用食用醋400ml拌匀，用纱布袋包好，蒸热20分钟，于患处表面热敷，每次30~50分钟，早晚各1次，每剂药可用3天，5次为一个疗程。

3.药膳食疗

（1）处方：白术6g、山楂6g、黄芪10g，猪肚300g，盐适量。

用法：白术、黄芪、山楂洗净后用温水浸泡10分钟。猪肚清理干净后切块，放入清水中煮开后捞起备用。将上述食材、药材全部放入砂锅中，加入适量清水约1200ml，用大火煮沸5分钟后，改用小火继续炖煮3小时，加入盐调味后即可食用。

（2）处方：山药300g、陈皮6g，核桃仁50g、青椒1个，盐、料酒、食用油、生姜、大蒜等调味料适量。

用法：山药洗净后去皮切成片状，青椒洗净后切成块状备用。在铁锅中加入适量食用油后加热，然后放入生姜、大蒜、青椒炒香，然后依次放入山药、核桃仁、陈皮爆炒5分钟，加入盐、料酒调味即可食用。

【针灸理疗】

一、针灸推拿疗法

1.针刺疗法

（1）处方：肩髃、肩髎、臂臑、曲泽、合谷。

操作：穴位常规消毒，毫针刺。中等强度刺激，平补平泻，留针30分钟（留针期间也可用TDP局部照射），每日1次，10次为一个疗程。

（2）处方：肩内陵、肩髃、肩髎、阿是穴、臂臑、条口。

操作：穴位常规消毒，阿是穴是如条状区域，沿条状区域针刺2~3针，条口深刺，行平补平泻手法，均留针25分钟，阿是穴和肩内陵穴针上加灸。针灸治疗每日1次，6次为一个疗程。

（3）处方：患肩结节间沟压痛点处。

操作：在患肩结节间沟压痛点处，局部常规消毒后，取5枚0.3mm×40mm的毫针先在压痛点中心刺一针，然后在其上、下、左、右各刺一针（中心旁开3mm），五针深度相等，行针得气并使针感自肩关节内缘向肘部方向传导，此时术者用拇指、食指腹将5枚毫针针柄捏合并齐，用中指指腹抵住针身，中指指端紧依针旁的肌肤上，微微摆动针体，致酸胀感最强时，稳住针身，直至针处出现热感，并向肘部方向传导后留针20分钟。每日1次，5次为一个疗程。

2.电针疗法

（1）处方：肩髃、肩贞、臂臑、曲池、外关、合谷、列缺、阿是穴。

操作：在肩髃、肩贞、臂臑等穴位上采用直刺的方法，以患者感觉酸胀明显为度，使用韩氏穴位神经刺激仪疏密波，两个电极分别连接肩髃和曲池，留针30分钟，强度以患者能够耐受为度，每周5次，10次为一个疗程。

（2）处方：臂臑、曲池，肱二头肌长头肌腱行经的肱骨大、小结节间沟处主要致痛点、粘连点。

操作：患者取侧卧位，肩部放松，患肩朝上，选择0.3mm×50mm的毫针，在患肩的结节间沟压痛最明显处，采用齐刺的方法治疗。先斜刺1针，针尖方向指向肘部，针尖要求刺达结节间沟内部，达到骨膜的深度，再在该针两旁各斜向下加刺1针，两针尖皆要求深达骨面，针体刺达结节间沟内部。配穴直刺，行针至得气。使用韩氏穴位神经刺激仪疏密波，一个电极将齐刺的3根针捆缚在一起，另外一个电极连接臂臑穴，留针30分钟，强度以患者能够耐受为度，每周5次，10次为一个疗程。

3.针刺鱼际穴结合局部温针灸疗法

处方：肩内陵、肩髃、肩髎、阿是穴、臂臑、鱼际。

操作：患者取健侧卧位，局部皮肤常规消毒后用2寸毫针直刺，针刺得气后行平补平泻手法留针30分钟，留针期间行温针灸。局部温针灸治疗结束后针刺鱼际穴，选取1.5寸毫针45°斜刺，针尖朝向患处，针刺时嘱患者活动患肩。留针10分钟，每5分钟行针1次，每日治疗1次，每周治疗5次。

4.生物全息疗法

处方：患肢生物全息第二掌骨侧全息穴位群的上肢穴位。

操作：患者仰卧于硬板床上，嘱患者患肢手如松握鸡卵状，肌肉自然放松，虎口朝上，食指尖与拇指尖相距约3mm放于床面上，在上肢穴位处常规消毒后，取28号1寸针灸针，沿第二掌骨拇指侧的边缘垂直于拇、食二指所在的平面刺入，针入后如无强针感，则需将针尖稍微变换一下方向（不必拔针），以探求针感最强点。留针40分钟，其间每隔5~10分钟，略转动或提插运针，以重新探到针感最强点。同时嘱患者活动患肩，多做受限方向的活动，每日1次，3次为一个疗程。

5.浮针配合针刺阳陵泉

处方：压痛点、阳陵泉。

操作：患者取坐位，常规消毒后，选用中号一次性浮针，针尖对准压痛点，快速平刺进针，确定针体位置在皮下疏松结缔组织，以皮肤入针点为支点作扇形扫散3~5分钟，完毕后以胶布固定留针24小时。同时，针刺患侧阳陵泉，并活动患肩，运针5分钟后出针。隔日治疗1次，4次为一个疗程。

6.皮肤针叩刺拔罐法

处方：肩髃、肩髎、肩井、曲池、合谷。

操作：患者坐位，局部皮肤常规消毒后，用皮肤针在局部叩刺，每次叩5~8分钟，以局部皮肤明显发红湿润并有轻微出血为度。然后在叩刺部位加拔火罐，留罐15~20分钟，以局部呈现暗紫色并拔出1~2ml血水为宜，取下火罐，擦去血水，用75%酒精消毒即可。每隔5日治疗1次，6次为一个疗程。

7.推拿疗法

（1）处方：患侧上肢。

操作：患者坐位，患肢自然下垂，医者站在患侧。①用擦法和掌揉法在肩前缘治疗，另一手握住该侧上肢原腕头节，配合做肩关节的外展和外旋活动，约8分钟。②医者一手托住患肢的肘部，并使其肩关节处于外展位，另一手用拇指指腹在压痛点做揉法和拨法，约8分钟。③用拇指按法按压压痛点处，约2分钟。④用掌摩法摩压痛点处，约3分钟。⑤做患肩的搓法，约2分钟。⑥医者双手握住患侧的腕关节做上肢的抖法，使抖动感一直传到患肩部，约1分钟。推拿手法每日1次，6次为一个疗程。

（2）处方：患侧上肢。

操作：患者取坐位，双手自然下垂，术者站于患侧。以右侧为例，术者首先用手法放松患侧肩部及上臂部肌肉，左手扶肩，左拇指尖在结节间沟内寻找病灶，拇指尖稍加力将其推向内侧，同时，右手食指紧扣患者的合谷穴，使其产生酸胀痛感，屈肘，同时用膝将患者肘部向内推动，使其产生内收外旋的动作，至最大幅度时，停留约3~5秒钟，然后顺势将患肢向上提拉，此时术者左拇指向下按压，重复2~3次后，即嘱患者做治疗前感觉疼痛和受限的动作，以检查疗效，及时调整手法，再做1次治疗，一般重复不超过5次，再以轻柔的局部按摩做收法，1天1次，10次为一个疗程。

（3）处方：整个肩部及上肢。

操作：①在整个肩部及上肢分别施以揉法、擦法、拿法、抖法，重点是阿是穴，约在40分钟左右。②沿肱二头肌长头肌腱自上而下用一指禅推法，弹拨肱二头肌长头肌腱3~5次，并配合患肢做各方向运动活动。③医者握患肢作旋转、拔伸手法，并将患肢上抬至最大限度，然后医者双手猛向上扳拿，力度视患者能耐受为度，反复2~3次。

二、现代物理疗法

1.激光照射疗法

处方：患侧肩髃、巨骨、曲池。

操作：采用半导体激光治疗机，取肩髃、巨骨、曲池直接照射，功率350~450mW，光束直径3~5mm，每个穴位照5分钟，每日1次，5次为一个疗程。

2.体外冲击波疗法

处方：肱二头肌长头肌腱。

操作：采用冲击波骨科治疗机，调节反射体第二焦点至治疗部位，以超声定位点或压痛点为中心，工作电压8~12kV，治疗次数2~3次，每次冲击800~1000次，两次治疗间隔3天。

3.TDP音频电疗法

处方：肱二头肌长头肌病变局部。

操作：①采用特定电磁波治疗器，功率350W，频谱范围2~25μm，辐射板直径166mm，垂直照射于病变局部，灯距30~50cm，温度适中，治疗时间30~40分钟，每日1次。②采用音频电疗机，频率2~2.5KC，电流15~30mA，对置法，治疗时间25~30分钟，每日1次。

4.石蜡疗法

处方：患侧肩臂部。

操作：将适量的石蜡装入耐高温的塑料袋内（约占塑料袋容量的1/3）排出空气，密封袋口，然后放在不超过80℃的热水中待石蜡成半融化状态，将蜡袋取出，擦净表面水分，垫一双层纱布即可敷于患处，一般热敷30~60分钟。

5.中频电疗法

处方：患侧肩臂部。

操作：采用高级电脑中频治疗系统，根据患者实际情况选用适宜的电极板，对置或者并置于患部，避开局部有破损的地方。波形为方波、指数波和三角波交替进行，工作幅度为连续运行、间歇加载，载波频率4000~5000Hz，扫频2000Hz，调制频率50~80Hz，剂量以患者耐受为度。每日1次，每次20分钟，10天为一个疗程。

6.超声波疗法

处方：患侧肩臂部。

操作：患者坐位或者侧卧位，暴露患肩，用DM-200L型超声治疗仪治疗。先用治疗头按压阿是穴、相关的经络穴位，超声输出设定为脉冲模式，时间为10分钟，根据患者热感及是否有酸麻胀的感觉调节档位。每次8~12分钟，每日1次。10次为一个疗程。

7.超短波治疗

处方：患侧肩臂部。

操作：先将两个电极板放在患肩前后，为前后对置位置，时间15~20分钟，输量微热量，以患者耐受为度，每日1次，6次为一个疗程，休息4天后再进行下一个疗程。

三、现代康复疗法

1.棍棒操

操作：立位，双手体前握棒，双手距离依据肩活动障碍程度决定，轻者与肩同宽，重者相对宽些。做前平举、左右摆动作。然后在体后做左右摆，以及上提动作。还可将棒斜置于背后，患肢手握棒下端，健手握上端并斜向外上做推拉动作。

2.徒手操

操作：立位，腰向前弯90°，上肢伸直自然下垂，做摆动和画圆活动；再双上肢体前交叉，侧平举过顶，屈肘双手触枕部。再立位，背靠墙，屈肘90度，上臂及肘部紧贴墙并靠拢躯干，以拇指触墙，然后反向以拇指触胸。然后立位，双手在背后相握，伸肘，以健肢带动患肢内收。双拇指沿腰椎棘突上移，至最高处。最后，立位面向墙，足尖距墙20~30cm，以患肢指尖触墙，上移至最高处。上述动作各重复10~20次。

3.吊环

操作：双手分别握住吊环两端，通过滑轮，健肢拉患肢做外展、前屈动作。

4.等长收缩练习

操作：在医者的指导下让患者做上臂向前、向后、内收、外展及旋前、旋后动作，但不让肩部有运动动作出现，而达到肩部各肌肉的等长收缩练习的目的。

【护理措施】

1. 生活起居护理　在日常生活中，由于投掷动作不慎、用力过猛、直接撞击等，可引起肱二头肌肌腱的急性损伤，引起腱鞘的充血、水肿。或由于肩部单调重复的动作，肩关节超常限度运动，使肱二头肌收缩与舒张频率过高造成肱二头肌的劳损而发病。因此，在患病期间，患者应避免过频、过重地投掷、抬举、搬提动作，注意休息，减少患肢的运动，利于病情的恢复。肱二头肌长头肌腱炎属于祖国医学"痹证"的范围，多由风寒湿邪乘人劳倦及外伤时，侵袭肩部经脉，导致经脉气机阻滞，气血运行不畅，经筋作用失常而发生本病，所以，在治疗期间患者要加强防寒保暖，避免受到风寒湿邪的侵袭而使病情反复。

2. 饮食护理 患者的饮食宜清淡、营养丰富，多食一些宜消化且含维生素丰富的食物，禁食辛辣肥甘厚腻之品。同时，应该多食含钙丰富的食物，如牛奶、鸡蛋等。

3. 情志护理 患者由于肩部酸胀、困乏不适感，肩前外侧间歇性或持续性钝痛，影响全关节及三角肌，导致日常生活中上肢活动受限而造成心理压力过大。家属应给予谅解与安慰，不要给患者更大的心理压力。同时医生应该及时和患者进行沟通，向其解释该病的病因病机，使其对自己的病情有所了解，消除思想包袱及心理压力，保持情绪稳定，让其对病情的康复充满信心，消除顾虑，能够积极配合医者完成各项治疗。

肱骨外上髁炎

肱骨外上髁炎是临床上的一种常见病、多发病，一般认为，伸肌总腱起始部（即肱骨外上髁部）的损伤或撕裂所产生的无菌性炎症，是引起本病的主要原因。目前对其发病机制的争论仍然较大，有学者认为该病是肱骨外上髁部伸肌总腱起始处的慢性肌筋膜炎，也有学者认为该病是由无菌性炎症引起的肱骨外上髁及其附近结构疼痛的综合征，还有学者通过开放性手术观察到穿出伸肌总腱处的血管、神经束受到卡压是本病的病因。

目前临床上所运用的推拿、针灸、中药（祛寒散结、活血通络、舒筋消肿、止痛等）、封闭疗法（3周为一个疗程），以及长臂夹板或石膏托固定（3~4周）等治疗方法的疗效欠佳。近年来，有人采用手术疗法，将肱骨外上髁处的腕伸肌腱切断，并加以手术剥离，提高了治愈率，但并发症较多，未能得以推广。

【病因病理】

该病好发于经常做前臂旋转、伸屈肘关节运动的劳动者或运动员，大多由积累性损伤引起。伸腕肌、伸指总肌、旋后肌附着点处肌腱内部轻度撕裂和局部轻微出血、机化，在自我修复过程中产生的粘连、瘢痕，挤压该处的神经血管束，引起疼痛。

触诊时可于患侧肱骨外上髁深处发现一锐边，即内部瘢痕。正是这些瘢痕和粘连阻碍该处的血液循环，挤压该处的血管神经束，妨碍这些肌肉的功能活动，造成了臂部的功能障碍。由于发病后患者往往勉强运用上肢去完成生活自理，而使该处诸肌腱撕裂加重，牵拉与该处有牵连的神经支，致使与该处有联系的肌肉痉挛、疼痛而涉及前臂和肩前部。

【临床表现】

一般起病缓慢，因急性损伤而发病者较为少见。发病后疼痛涉及肩前部和前臂，局部有时会出现轻度的肿胀，活动前臂后疼痛加重，不能做握拳、旋转前臂的动作，握物无力，严重者握在手中的东西会自行掉落。

【诊断依据】

1. 一般无明显外伤史，但有经常使用前臂工作的劳损史。
2. 肘关节旋转活动受限，肱骨外上髁处压痛明显。
3. 旋臂屈腕试验阳性。

【中药调养】

1. 中药内服

处方：陈皮15g、乳香15g、没药15g、元胡15g、熟地15g、枳壳15g、当归10g、白术10g、白芍10g、附子3g、升麻1g、血蝎6g。

用法：上述12味药，每日1剂，水煎服，每次250ml，每日2次，7天为一个疗程。

2. 中药外敷

（1）处方：乳香15g、没药15g，生川乌20g、生草乌20g、细辛20g、冰片20g。

用法：将上述前5味药材共研成细末，用蜂蜜调匀后，做成硬币大小药饼，蘸上适量冰片粉，直接贴敷于患侧肱骨外上髁及局部压痛处。

（2）处方：斑蝥粉、丁香粉、白芥子等量。

用法：将上述药物等量混合均匀，然后用75%酒精调成糊状，敷于肱骨外上髁附近压痛最明显处，待局部有灼热感时取下药物，用清水清洗干净。

3. 药膳食疗

（1）处方：山楂15g、黄芪15g，牛肉400g，生姜5片、葱段6g。

用法：将新鲜牛肉清洗干净，切成小块，放入清水中煮开，捞起晾干。将山楂、黄芪洗净后用温水泡5分钟。然后将山楂、黄芪、牛肉共同放入锅中煮开，加入生姜，继续煲至牛肉熟透，加入葱段、盐适量后即可食用。

（2）处方：芸豆10g、黄芪各10g，鸽子300g，盐适量。

用法：将鸽子清洗干净，切成小块，放入清水中煮开，捞起晾干。将芸豆、黄芪洗净后用温水泡5分钟。将芸豆、黄芪和鸽子肉一起放入锅中煮开，然后用小火继续煲至鸽子肉熟透，加入盐适量后即可食用。

【针灸理疗】

一、针灸推拿疗法

1.针刺疗法

处方：曲池、经渠、合谷、三间、间使。

操作：依次针刺曲池、经渠、合谷、三间及间使。针刺时针感要强烈，留针时，采取每隔10分钟重复加强针感一次，留针30分钟，平补平泻。每日1次，1周为一个疗程。

2.骨肽针合维生素B$_{12}$穴位注射法

治疗：肩髃、肩贞、肩前、天宗、肩井、肩中俞、臂臑等穴位。

操作：选用骨肽注射液2ml、维生素B$_{12}$注射液1ml，按穴位注射操作常规，在肘尖肿胀部选定小海及压痛点，用2%碘酒及75%酒精常规消毒后，用5ml一次性注射器（7号注射针头）抽取上述药液进行穴位注射，快速进针，缓慢提插"得气后"抽无回血，以痛点为中心呈放射状，慢慢推入药液。出针后用棉球按压片刻。隔1天治疗1次，5次为一个疗程。

3.穴位推拿疗法

处方：患处。

操作：患者坐位，也可取仰卧位。医生一手握其上臂下端，另一手握住其腕部，先做对抗用力拔伸牵引肘关节，握腕部的一手同时做轻度的前臂旋转活动，握上臂下端一手的大拇指同时按揉桡骨小头处，在牵伸过程中再做肘关节的屈伸活动，然后从肱骨外上髁经肱桡关节沿前臂桡侧伸腕肌作轻柔的弹拨和按揉约10分钟，然后用轻柔的滚法从肘部沿前臂背侧治疗，重点在肘部，再分别在臂臑、手五里、肘髎、尺泽、孔最、曲池、手三里、上廉、下廉、外关、合谷等穴点按。手法宜温和，约10分钟。接着用轻快的拿法从上臂经肘部至前臂往返轻柔操作约10分钟，最后在患肢上从近端至远端用拍击法结合搓法结束治疗。每日1次，连续7天，1周为一个疗程。

二、现代物理疗法

1.JKY-型肌肉康复治疗仪治疗

处方：患部。

操作：患者取舒适体位，暴露患部，采用JKY-型肌肉康复治疗仪，接通220V交流电源，选好刺激点，电极板上抹上生理盐水，将一个电极板固定在病变肌肉起点，另一电极板固定在离它10cm左右远的肌腹上，固定好，注意两个电极板中心距离不能小于10cm。然后，慢慢沿顺时针方向开大刺激强度调节旋钮，使治疗肌肉产生明显收缩活动，刺激强度以肌肉收缩力强而无痛感为宜，一般为50~100级，每个通道可治疗一处病变肌肉。每次治疗30~40分钟，每日1次，2次更好。

2.中频疗法

处方：曲池、手三里、外关、合谷穴。

操作：患者坐位或仰卧位。采用北京产K8832-T型电脑中频多功能治疗仪，强度以患者能耐受为度。每次治疗20分钟，每日1次，20次为一个疗程。

3.超声波治疗

处方：患处。

操作：采用上海华山医用仪器厂生产的ZY-2超声波治疗仪。治疗时将涂有液体石蜡为耦合剂，直径2cm的声头，直接紧贴于局部压痛点适当加压，缓慢圆圈移动治疗，输出频率800Hz，连续波，功率0.5~0.7w/cm^2，每次15分钟，每日1次，12次为一个疗程。

4.激光治疗

处方：患处。

操作：采用SUNDOM-3001型半导体激光治疗机照射患处，每日1次，3次为一个疗程，连续治疗两个疗程。

5.高压脉冲电刺激疗法

处方：患处。

操作：采用高压低频脉冲电刺激，输出峰值电压300~2000V，电流频率为2~12HZ，波长0.7~10.0ms，每周3次，共6周。

6.旋磁疗法

处方：患处。

操作：采用河北电话机厂生产的CL-7A型旋磁治疗机，转速3000转/分，旋转时表面磁感应强度约为100mT，将磁头直接置于患侧肱骨外上髁处，每次治疗20分钟，每日1次，治疗10~15次。

三、运动疗法

处方：患侧上肢。

操作：一般练习为每周2次，每次10~15分钟。坐在凳子上，前臂放松地置于腿上，伸直肘部，手握哑铃，掌心朝上，慢慢地向上做弯曲运动到不能再弯的位置时保持3~5秒，然后慢慢地放回原位。掌朝下重复上面的动作。使肘部成90℃，贴在身体的一侧夹紧。手握哑铃，掌心朝上，慢慢转动前臂，转至掌心朝下，然后慢慢转动前臂恢复到开始的姿势。这样练习可以加强前臂、腕部的力量。常用有效的练习就是随身携带橡胶球或握力器，随时随地握力练习，在前臂有疲劳感后休息，等疲劳恢复后再继续练习。此外，一些肘部关节周围肌肉的静力练习或做俯卧撑都是较好的运动治疗方法。

四、本体感觉刺激术

处方：患侧上肢。

操作：①肌梭挤压法（骨骼肌的本体感觉感受器刺激法）：患者仰卧，术者坐于患者病侧，一手握腕，患肘中立位，患侧前臂旋后位，一手四指并拢按节奏张合，沿上臂外侧，肱骨外侧向前臂，利用掌根挤压上臂及前臂肌群，重点在肌梭、肌腹上挤压，利用有节奏的张合挤压，充分刺激骨骼肌的本体感觉感受器，重复5遍，约3分钟。②推揉松解法：在挤压上臂、前臂伸肌肌梭局部软组织的基础上，术者一手拇指指腹在肱骨外上髁肱桡关节、肱骨小头软组织处，沿肌纤维走向，以患者能耐受为度，缓慢而渗透，作上、下、左、右推揉，推揉3分钟。③旋转顶压推拨法：术者一手握紧患肢腕部，使前臂被动缓慢曲肘并同时旋前，然后再使前臂被动快速伸肘并旋后，此时，另一手四指托住内上髁，以拇指指腹外侧，顶压于肱骨外上髁前方疼痛明显处，并与皮肤紧密贴合，同时随前臂被动快速伸肘外旋拨伸肘关节的瞬间，随其肱骨外上髁腕伸肌附着点在指腹下的滑动，作对抗用力顶压5下，力度以患者耐受为限，反复3次。④挤压拍打法：挤压、拍打肘外侧肱骨外上髁及前臂伸肌群，约2分钟。治疗当日及次日各1次，然后隔日1次，5次一个疗程。

【护理措施】

1. 生活起居护理　本病发病可因急性扭伤或拉伤而引起，但多数患者发病缓慢，无明显外伤史，多见于需反复做前臂旋转及用力伸腕动作的成年人，如家庭妇女、羽毛球或网球运动员。因此，在患病期间，患者应避免患肢的剧烈运动,保持患肢的休息,利于病情的恢复。本病也可因感受风、寒、湿邪致使经脉不通,气血凝滞,关节组织粘连而使关节活动受限,局部疼痛。所以,患者要加强患肢的保暖,避免受到风寒湿邪的侵袭而使病情加重。

2. 饮食护理 患者的饮食宜清淡、营养丰富,多食一些宜消化且含维生素丰富的食物,禁食辛辣肥甘厚腻之品。同时,应该多食含钙丰富的食物,如牛奶、鸡蛋等。

3. 情志护理 患者常感肘外侧持续性酸痛,有时疼痛感可向前臂外侧及肩部放散,尤其是上肢在做旋转背伸、提、拉、端、推等动作时疼痛更为剧烈,在做拧毛巾、端茶倒水、扫地、扣纽扣等动作时感觉疼痛加重,影响了患者正常的日常生活。有时患者感觉握物无力,容易失手落物。所以,患者常有焦虑、悲观、恐惧、紧张的重大思想压力。家属应给予谅解与安慰,不要给患者更大的心理压力。同时,医生应该及时和患者进行沟通,向其解释该病的病因病机,使其对自己的病情有所了解,消除思想包袱及心理压力,保持情绪稳定,让其对病情的康复充满信心,消除顾虑,能够积极配合医者完成各项治疗。

肱桡关节滑囊炎

肱桡关节滑囊炎大多由肱桡关节滑液囊闭锁而成,因表现为肘部疼痛,常被误诊为肱骨外上髁炎或肱桡关节病。

【 **病因病理** 】

肘关节是活动最频繁的关节,其伸屈、内旋和外旋都有桡肱关节和桡肱关节滑囊周围的几条肌腱参与,因此,该滑囊的摩擦劳损几率极高,修复过程中易将其向外排出滑液的通道堵塞,造成滑囊闭锁、膨胀,从而引起胀痛不适。

【 **临床表现** 】

该病主要表现为肘关节酸胀不适,夜间或休息时加重,变动体位也不能缓解,常影响睡眠。

【 **诊断依据** 】

1.在肘关节横纹,肱二头肌腱与肱桡肌之间、肱骨外上髁前内侧和桡骨小头的内侧有压痛点。

2.将上肢伸直,在肘关节的掌侧,桡骨粗隆处有明显压痛。

3.肘关节运动功能正常。

4.X线检查，以排除肘关节骨质方面的病变。

【中药调养】

1.中药内服

（1）处方：羌活15g、独活15g、桂枝10g、秦艽10g、当归10g、木香10g、防风6g。

用法：每日1剂，水煎服，每次250ml，每日2次，7日为一个疗程。

（2）处方：羌活15g、独活15g、桂枝10g、秦艽10g、麻黄10g、当归10g、川芎10g、川乌6g、草乌6g、细辛3g。

用法：每日1剂，水煎服，每次250ml，每日2次，7日为一个疗程。

2.中药外敷

（1）处方：乳香10g、没药10g、川乌10g、草乌10g，白芍12g、羌活12g、红花6g、姜黄6g。

用法：将上述药物共研成细末，用白醋调匀成糊状，每日取适量药物外敷于患侧压痛点处，每日1次。

（2）处方：大黄40g、薄荷40g、黄柏50g、泽兰50g、乳香50g、没药50g、侧柏叶60g。

用法：将上述药物置于布袋内，扎紧袋口，放入锅内，加适量清水，煮沸5分钟。趁热将毛巾浸透后绞干，敷于患部。待毛巾不太热时，即用另一块毛巾换上，一般换2~3次即可。每次热敷30分钟左右，每日1次，6次为一个疗程。

3.药膳食疗

（1）处方：党参15g、当归10g、财鱼400g，生姜、料酒、葱段、食用油、盐适量。

用法：将党参、当归用温水浸泡5分钟后清洗干净，切成小段备用。将财鱼洗干净后切段，用蛋清包裹，然后放入油锅中煎至两面金黄捞出备用。锅中留少许油，加入姜、葱段炒香，再放入财鱼块、党参、当归、料酒，加入适量水，烧煮至鱼肉熟透，加入适量盐即可食用。

（2）处方：黄芪10g、党参10g，排骨300g，盐适量。

用法：将排骨清洗干净，切成小块，放入清水中煮开，捞起晾干。将党参、黄芪洗净后用温水泡5分钟。将黄芪、党参、排骨共同放入锅中煮开，然后用小火继续煲至排骨熟透，加入盐适量后即可食用。

【针灸理疗】

一、针灸推拿疗法

1.针刺疗法

处方：尺泽穴。

操作：嘱患者伸患臂，取尺泽穴，予常规消毒，选28号1.5寸毫针进针，得气后针尖朝向桡骨粗隆，穿透滑膜囊，深至骨面，捻针1分钟，再提到皮下，向左、右斜刺，深度、捻转时间均同上。因其三个刺向似鸡爪状，故名"鸡爪刺"。整套手法可重复几次，出针后局部重压5分钟，隔日施治，5次为一个疗程。

2.针刺加电针疗法

处方：阿是穴。

操作：患者坐位，将患肢中立，自然放于治疗床上，按压找准最痛点作为主穴，用2寸针灸针垂直进针关节骨面，向后略退0.5cm至肌层留针，以此点为中心，依次在上、下、左、右各旁开1cm处取4点作为针刺治疗配穴，针尖朝向中央刺入，得气即可，取外围4个针柄，用BT701-1A电针仪器，选用密波，电流刺激强度以患者能耐受为宜，留针20分钟，每日1次，连续治疗7次。

3.指针疗法

处方：肘髎、手三里、尺泽、手五里等。

操作：患者坐位或仰卧位，术者站于患者右前方（以右肘为例），选取肘部周围处方穴位，采用指针中按、揉、切、指推法等理筋手法作用肘关节于四周穴位，然后运用根据指针手法的原理在浙北伤科手法基础上总结归纳出的旋后牵伸手法，最后以分筋手法结束治疗。每种手法作用于每个穴位的时间为30~45秒。每日1次，7天为一个疗程。

4.银质针疗法

处方：局部阿是穴。

操作：患者端坐位，曲肘90°平放在治疗桌面上。将肱骨远端桡屈侧的关节囊压痛处，定6~8枚进针标记点，并画成一向内开口成角的联接线。肱骨外上髁的伸肌群压痛处，定7~8枚进针标记点。肱骨外上髁处常规消毒、局麻。选小号银质针，视需要做肌附着处的直刺、斜刺、平刺入肱骨外上髁皮下，直达骨面，引出针感即止。每个针尾置艾球燃烧，待完全冷后起针，起针后针眼涂2%碘酒，让其暴露，3天不沾水及不洁物，以免针眼感染。

二、现代物理疗法

1.TDP照射法

处方：患侧痛处。

操作：①采用TDP治疗仪，功率350W，频谱范围2~25μm，辐射板直径166mm，对准肘关节外侧疼痛部位，灯距15~30cm，温度适中，治疗时间30~40分钟，每日1次，7次为一个疗程。

2.激光疗法

处方：阿是穴，手三里、曲池、少海、天井、手五里。

操作：采用上海曼迪森半导体激光治疗仪，在病患部位取2个最明显压痛点，用探头进行照射，激光输出功率350~450mW，照射部位以无感觉为佳，每日2次，每次5分钟，7天为一个疗程。

3.超声波疗法

处方：患侧肘部。

操作：患者坐位，暴露患部。采用德国产飞利浦超声波治疗机，选用连续式输出，剂量0.5~0.75W/m²，以双氯芬酸钠乳膏为耦合剂，探头直接紧贴于局部压痛点适当加压，缓慢圆圈移动治疗，每次10分钟，7次为一个疗程。

【护理措施】

1. **生活起居护理**　发病期间，避免肘关节过度、过频的抬举、伸屈活动。加强患处的保暖，避免受到风寒湿邪的侵袭而使病情加重。

2. **饮食护理**　患者的饮食宜清淡、营养丰富，多食一些宜消化且含维生素丰富的食物，禁食辛辣肥甘厚腻之品。同时，应该多食含钙丰富的食物，如牛奶、鸡蛋等。

3. **情志护理**　由于肘关节酸胀疼痛常影响睡眠，不能充分的休息进而影响到日常生活及工作，患者心理常有压力和担心。医生要详细了解患者存在的心理负担，针对原因给予正确的心理疏导，做好卫生知识宣教，恰如其分地解答患者的问题，调整其心态，消除悲观抑郁情绪，正确认识疾病。大多数患者病程较长，压力较大，医生应多与他们沟通，安慰鼓励他们，并请一些康复较快的患者谈康复体会，培养其治疗信心。

肱骨内上髁炎

肱骨内上髁炎常由损伤或劳损引起，表现为肱骨内上髁处及周围软组织疼痛。

【病因病理】

急性牵拉和积累性损伤引起肱骨内上髁处的屈肌总腱和旋前圆肌腱起点部位部分断裂、出血或渗出。长期伏案使肱骨内上髁受压，引起缺血，在修复过程中形成粘连、瘢痕，肌腱挛缩，引起顽固性疼痛。瘢痕粘连也可挤压尺神经皮支，引起神经性疼痛。

【临床表现】

患者肘内侧疼痛，病情时轻时重。急性发作时，患肢肘关节屈曲和前臂旋前时疼痛加重，使肘关节活动受限，严重影响日常生活。

【诊断依据】

1.多见于青壮年，有肘部急性损伤或肘部慢性劳损史。

2.肱骨内上髁处有疼痛及压痛，有时可在肱骨内上髁处触及黄豆大小的硬性结节。

3.肘关节屈曲和前臂用力旋前时，疼痛加剧。

【中药调养】

1.中药内服

（1）处方：鸡血藤24g、生地18g、防风9g、秦艽9g、没药9g、益母草15g、威灵仙10g、独活10g、防己10g、乳香6g。

用法：每日1剂，水煎服，每次250ml，每日2次，7天为一个疗程。

（2）处方：独活10g、生地10g、桑寄生20g、秦艽15g、牛膝10g、杜仲10g、当归10g、甘草6g。

用法：每日1剂，水煎服，每次250ml，每日2次，7天为一个疗程。

2.中药外敷

（1）处方：乳香15g、没药15g、附子30g、桂枝30g，艾叶20g、当归20g、郁金20g、细辛10g、大黄10g。

用法：将上述药物共研成细末装瓶备用。使用时取适量药粉装入小碗中以白酒调匀成糊状，然后放入微波炉中加热1分钟，取出后凉至温热，敷于患处，每次敷药约3小时，每日1次，5次为一个疗程。

（2）处方：乳香15g、没药15g、川乌15g、草乌15g、附子30g、桂枝30g、刘寄奴30g、艾叶20g、当归20g、红花20g、细辛10g、大黄10g。

用法：将上述中草药置于布袋内，扎紧袋口，放入锅内，加适量清水，煮沸5分钟。趁热将毛巾浸透后绞干，敷于患部。待毛巾不太热时，即用另一块毛巾换上，一般换2~3次即可。每次热敷30分钟左右，每日1次，6次为一个疗程。

（3）处方：艾叶30g、桂枝35g、五指枫30g、五加皮30g、痛必灵30g、寻骨风25g、乳香20g、没药20g、海桐皮25g、威灵仙30g。

用法：将上述中草药置于布袋内，缝扎袋口后放入锅中，加清水适量先浸泡15分钟后煎沸，改文火煮约10分钟；安排好患者体位，暴露烫疗的部位，必要时做好保温，屏风遮挡。烫疗部位皮肤用数块干小方巾覆盖后，趁热将中药包敷放在方巾上，使药力及热度逐渐地透入患处肌肤，每次治疗为30~40分钟，也可在药包上敷盖胶单，减慢药包的冷却，药包凉时要及时更换。每天敷1~2次，10天为一个疗程。烫疗的温度应以患者能忍受为限，烫疗致皮肤潮红功效最佳。

3.药膳食疗

（1）处方：太子参10g，陈皮10g，瘦肉200g，盐适量。

用法：将太子参、陈皮洗净，猪瘦肉洗干净后切片，放入锅中加入适量清水，大火煮开后，改用小火继续煮2小时，加入盐调味即可食用。

（2）处方：太子参10g，枸杞10g，猪腰100g，生姜、葱花、盐适量。

用法：将猪腰洗净切开，去除白色筋膜，放入清水中，烧开后捞出；太子参、枸杞洗净，生姜去皮切片。将太子参、枸杞、生姜、猪腰一起放入锅中加入适量清水，大火煮开后，改用小火继续煮2小时，后加入葱花、盐调味即可食用。

【针灸理疗】

一、针灸推拿疗法

1.针刺疗法

处方：患侧肘部。

操作：患者取健侧卧位，患侧上肢自然伸直，掌心朝上，放在身侧（充分暴露肱骨内上髁），压痛点直刺1针，再在第1针的上、下旁开0.5寸，呈45°角各斜刺1针，针刺方向朝向第1针，要求刺至骨膜，得气后留针30分钟。

2.针刺加电针疗法

处方：患侧肘部。

操作：患者坐位，将患肢中立，自然放于治疗床上，按压找准最痛点作为主穴，用2寸针灸针垂直进针关节骨面，向后略退0.5cm至肌层留针，以此点为中心，依次在上、下、左、右各旁开1cm处取4点作为针刺治疗配穴，针尖朝向中央刺入，得气即可，取外围4个针柄，用BT701-1A电针仪器，选用密波，电流刺激强度以患者能耐受为宜，留针20分钟，每日1次，连续治疗7次。

3.推拿疗法

处方：患侧肘部。

操作：患者取坐位，术者立于患侧，用轻柔的捏揉法从肘部沿前臂背侧捏揉治疗，重点在肘部内侧；用拇指按揉曲池、手三里等穴，手法宜缓和，同时配合轻快的拿揉法拿尺侧腕屈肌，往返操作3~5遍；再搓、揉上肢，重点在前臂。沿尺侧腕屈肌用擦法治疗，以透热为度。每日1次，7次为一个疗程。

二、现代物理疗法

1.TDP照射法

处方：患侧痛处。

操作：用由中国人民解放军第七四四八工厂制造的6型落地式TDP特定电磁波谱治疗器照射治疗。将电源插头插入220V或110V插座内，打开电源开关，预热3~5分钟。患者取坐位，患侧肘关节放置于治疗床上，肘关节伸直，用TDP治疗器对准肘关节内侧疼痛部位，照射距离30cm左右，功率调节以患者感觉温热舒适为宜，每次照射30分钟，每天1次，7次为一个疗程。

2.激光疗法

处方：手三里、曲池、少海、天井、阿是穴。

操作：采用上海曼迪森半导体激光治疗仪，在病患部位取2个最明显压痛点，用探头进行照射，激光输出功率350~450mW，照射部位以无感觉为佳，每日2次，每次5分钟，7天为一个疗程。

3.超声波疗法

处方：患侧肘部。

操作：采用德国产飞利浦超声波治疗机，选用连续式输出，剂量 0.5~0.75W/m^2，以双氯芬酸钠乳膏为耦合剂，探头直接紧贴于局部压痛点适当加压，缓慢圆圈移动治疗，每次10分钟，7次为一个疗程。

4.冲击波疗法

处方：患侧肘部疼痛部位。

操作：采用瑞士EMS公司DOLORCLAST放散状冲击波治疗机进行标准治疗，在非麻醉下，对患者进行疼痛定位，用耦合剂涂抹在指定位置，同时冲击治疗探头贴于疼痛位置，冲击波频率为10Hz，治疗探头15mm，治疗压力1~2bar，冲击剂量2000/次，手持压力低－中，治疗3次，治疗间隔为7天。

【护理措施】

1. 生活起居护理 本病常由损伤或劳损引起，因此在患病期间，患者应避免患肢的剧烈运动，保持患肢的休息，利于病情的恢复。本病也可因感受风、寒、湿邪致使经脉不通，气血凝滞，关节组织粘连而使关节活动受限，局部疼痛。所以，患者要加强患肢的保暖，避免受到风寒湿邪的侵袭而使病情加重。

2. 饮食护理 应该给予营养丰富、含多种矿物质和维生素的饮食。特别要注意钙质的补充。可以多食水果、蔬菜，以及排骨汤、鸡蛋、鲜肉汤等，促进身体的恢复。

3. 情志护理 患者多表现为焦虑、急躁、悲观、情绪不稳定，导致病情加重。因此，我们应及时做好心理护理，向患者介绍本病的有关知识，使其对本病有正确的认识，并详细了解患者存在的心理负担，针对原因给予正确的心理疏导，消除顾虑，稳定情绪，让患者保持乐观的心态，积极配合治疗。

桡骨茎突部狭窄性腱鞘炎

桡骨茎突狭窄性腱鞘炎是指发生于桡骨茎突部骨－纤维管道的损伤性炎症，以该部位疼痛为主要表现，疼痛可放射到手指和前臂，多发生于新产妇及照顾婴幼儿的中老年妇女。腱鞘炎中以狭窄性腱鞘炎较为难治，一般保守疗法难以奏效。

【病因病理】

腕部桡骨下端茎突处有一腱鞘，鞘内有拇长展肌腱和拇短伸肌腱通过，进入拇指背侧。正常情况下，两肌腱只能紧密地通过这一坚韧的腱鞘。由于腱沟表浅而狭窄，底面凹凸不平，沟面又覆盖着伸肌支持带，加上长时间外展拇指时，肌腱在狭窄的腱鞘内不断地运动、摩擦，造成积累性劳损，使腱鞘组织纤维轻度撕裂、破裂，轻度出血、水肿，在水肿吸收和修复过程中，腱鞘内壁瘢痕不断增厚而导致狭窄，使两肌腱受挤压和粘连。由于腱鞘内层不断形成瘢痕，在一定条件下，鞘内肌腱发生粘连，肌肉又受挤压，在拇指勉强做外展内收活动时，造成肌腱和鞘内壁的撕裂，使拇长展肌和拇短伸肌腱痉挛、疼痛、局部肿胀。

【临床表现】

一般发病缓慢，桡骨茎突周围疼痛，疼痛可放射到手指和前臂。常可见腕部有肿胀或肿块，拇指和腕部活动受限。

【诊断依据】

1.桡骨茎突处压痛明显。

2.让患侧拇指内收屈曲放于掌心，握拳，再使腕部向尺侧倾斜，可引起桡骨茎突处剧烈疼痛。

【中药调养】

1.中药内服

（1）处方：桑枝20g、桂枝10g、怀牛膝10g、汉防己10g、丝瓜络30g。

用法：每日1剂，水煎服，每次250ml，每日2次，7天为一个疗程。

（2）处方：五加皮15g、汉防己15g、青风藤10g、忍冬藤10g。

用法：每日1剂，水煎服，每次250ml，每日2次，7天为一个疗程。

2.中药外敷

（1）处方：乳香15g、没药15g、生天南星15g、生草乌10g、生川乌10g、马钱子、细辛20g、艾叶10g、干姜30g、延胡索30g、独活30g。

用法：将上述药物共研成细末装瓶备用。使用时取适量药粉装入小碗中以白酒调匀成糊状，然后放入微波炉中加热1分钟，取出后凉至温热，敷于患处，每次敷药约3小时，每日1次，5日为一个疗程。

（2）处方：乳香10g、没药10g、马钱子15g、艾叶30g、红花30g、郁金30g、伸筋草30g、桂枝30g。

用法：将上述药物装入布袋内，扎口煎汤，熏洗并外敷于患处，每天1~2次，每次30分钟，2天换药1次，连续治疗2周。

3.药膳食疗

（1）处方：大枣50g、粳米50g，冰糖适量。

用法：将大枣及粳米分别洗净，加入适量水煮粥，后加入冰糖调匀，空腹温热服下，每天1碗。

（2）处方：莲子50g、糯米100g，蜂蜜适量。

用法：将莲子及糯米分别洗净，用清水浸泡1小时后捞起，加入适量水煮粥，煮至莲子熟透后关火。凉至温热后加入蜂蜜调匀，趁热服下，每天1碗。

【针灸理疗】

一、针灸推拿疗法

1.针刺疗法

处方：列缺、合谷、阳溪、阿是穴。

操作：穴位常规消毒后，毫针刺。取阿是穴为主穴，以其为中心向四周透刺2~4针，顺腱鞘方向倾斜，其他穴位均以局部产生酸胀感为度，留针30分钟（留针期间也可用TDP局部照射），每天或隔日1次，10日为一疗程。

2.耳针法

处方：腕、肾上腺、神门、皮质下。

操作：耳廓严格消毒，用短毫针对准穴位阳性反应点快速刺入，行泻法捻转数秒，每穴留针30分钟。每日1次，10次为一个疗程。

3.隔姜灸法

处方：阿是穴、列缺、阳溪、阳池、腕骨、合谷。

操作：切取厚约2分许的生姜1片，在中心处用针穿刺数孔，上置艾炷放在穴位上旋灸。每次选2~3个穴位，连续施灸5~7壮，以局部皮肤潮红为度。每日1次，5次为一个疗程。

二、现代物理疗法

1.超短波疗法

处方：患部。

操作：应用超短波治疗仪，电源220V、频率50Hz、功率200W、波长

7.37m、电极20cm×15cm、间隙3~4cm，并安放在患侧，连续振动与间歇振动交替进行，温度控制在50℃~60℃，以患者能耐受为度。每日1次，每次30分钟，10次为一个疗程。

2.超声波疗法

处方：患部

操作：患者坐位或者侧卧位，暴露腕部，用DM-200 L型超声波治疗仪治疗。超声输出设定为脉冲模式，时间为10分钟，根据患者热感及是否有酸麻胀的感觉调节档位。剂量0.8~1.5W/cm²，每次8~12分钟，每日1次，5次为一个疗程。

3.中频电疗法

处方：患侧。

操作：采用高级电脑中频治疗系统，根据患者实际情况选用适宜电极板，对置或者并置于患部，避开局部有破损的地方。波形为方波、指数波和三角波交替进行，工作幅度为连续运行、间歇加载，载波频率4000~5000Hz，调制频率50~80Hz，剂量以患者耐受为度。每日1次，每次20分钟，10次为一个疗程。

【护理措施】

1. 生活起居护理 由于长时间外展拇指时，肌腱在狭窄的腱鞘内不断地运动、摩擦，造成积累性劳损而发病。患病期间，患者尽量避免患手拎提重物，注意患手的休息及放松。本病也可因感受风、寒、湿邪致使经脉不通，气血凝滞，致使桡骨茎突部肌腱粘连而引起疼痛和局部肿胀。所以患者要加强患处的保暖，避免受到风寒湿邪的侵袭而使病情加重。

2. 饮食护理 患者的饮食宜清淡、营养丰富，多食一些易消化且含维生素丰富的食物，禁食辛辣肥甘厚腻之品。同时应该多食含钙丰富的食物，如牛奶、鸡蛋等。

3. 情志护理 由于桡骨茎突周围疼痛，拇指和腕部活动受限而影响患者的日常生活及工作。患者多表现为焦虑、急躁、情绪不稳定而心情抑郁，心理压力大。因此，我们应及时做好心理护理，向患者介绍本病的有关知识，使其对本病有正确的认识，并详细了解患者存在的心理负担，针对原因给予正确的心理疏导，消除顾虑，稳定情绪，让患者保持乐观的心态，积极配合治疗。

4. 健康教育 发病及治疗中避免过多拇外展及伸拇动作，预防风寒湿邪侵袭。肿胀缓解、疼痛减轻后开始做外展伸拇活动，每遍10次，力量由轻到重，范围从小到大。

腕管综合征

腕管综合征是周围神经卡压中最常见的一种，多以重复性手部运动，特别是抓握性手部运动者多见，如用充气钻的工人、木工、铁匠等。中年人多发，占患者总数的82％，女性多于男性。妇女腕管综合征发生率较高可能是女性腕管较小而肌腱的直径相对较大的缘故。50％以上的患者表现为双侧患病，其中38％的患者对侧无明显症状，仅出现神经传导异常。

最早有关腕管综合征的文献是Paget在1854年报道的1例因腕部创伤导致正中神经受压的病例。1913年Maris和Foix首次提出切断腕横韧带以松解正中神经的建议，为腕管综合征的研究提供了最初的理论依据。1933年James进行了第1例正中神经减压术。到1938年，Moersch才将正中神经在腕管处卡压命名为"腕管综合征"，认为手部感觉和运动的症状是因腕部正中神经受压引起。1950年，Phalen报道了大量腕管综合征的病例并首次对腕管综合征的病因、诊断及治疗进行了详尽的描述，虽然多年来一直对颈肋与腕管压迫的诊断存有争议，但从此腕管综合征就成为骨科的常见病之一。

【病因病理】

腕管内压升高时，可减慢或中断神经的轴浆运输，使神经束膜水肿，而当压力成为持续的压迫状态时，可发生神经内膜水肿，神经内膜、束膜的通透性下降，从而使神经纤维束受压，神经内血供减少，神经纤维发生永久性的病理变化。桡骨远端骨折时腕关节过屈位固定，腕管内急性出血、液体增多，如血友病腕部出血、腕管内注射、烧伤引起腕管内渗出，均可因腕管内压力增高而引起该综合征。

腕管综合征的病因可分为局部因素和全身因素两种。

1.局部因素

（1）腕管容积变小：腕骨变异，腕横韧带增厚，肢端肥大。

（2）腕管内容物变多：创伤性关节炎，前臂或腕部骨折（colles骨折、月骨骨折），腕骨脱位或半脱位（舟骨旋转半脱位、月骨掌侧脱位），变异的肌肉（掌深肌、蚓状肌和屈指浅肌肌腹过长），局部软组织肿块（神经瘤、脂肪瘤、腱鞘囊肿），正中动脉损伤或栓塞，滑膜增生，局部血肿形成（出血性疾病、抗凝治疗患者）等。

（3）屈腕尺偏固定时间过长：睡姿影响（夜间手腕不自主屈曲位固定）。

（4）反复的屈伸腕指活动：反复上肢振动，工作影响（打字员、乐器演奏员等）。

2.全身因素

（1）神经源性因素：糖尿病性神经损伤、酒精中毒性神经损伤、工业溶剂毒作用、神经双卡综合征、淀粉样变。

（2）感染、非感染性炎性反应：类风湿关节炎、痛风、非特异性滑膜炎、感染性疾病。

（3）体液失衡：妊娠、子痫、绝经、甲状腺功能紊乱（黏液样水肿）、肾功能衰竭、红斑狼疮行血透的患者、雷诺病、肥胖、变形性骨炎。

在诸多的病因中，发生率最高的为非特异性滑膜炎，其次为类风湿关节炎。

【临床表现】

腕管综合征好发于中年女性，多为40~60岁。临床表现为：

1.桡侧三指半麻木、疼痛和感觉异常。这些症状也可在环指、小指或腕管近端出现。掌部桡侧近端无感觉异常。

2.常有夜间痛及反复屈伸腕关节后症状加重。

3.患者常以腕痛、指无力、捏握物品障碍，以及物品不自主从手中掉下为主诉。

4.病变严重者可发生大鱼际肌萎缩，拇对掌功能受限。腕部的不适可向前臂、肘部，甚至肩部放射；当症状进一步加重，出现精细动作受限，如拿硬币、系钮扣困难。

【诊断依据】

患者出现桡侧三指半疼痛、麻木、感觉减退和鱼际肌萎缩三大症状中的一个或两个症状时要考虑该病，尤其伴有夜间因麻木而醒者更应高度怀疑该病。物理检查及其他辅助检查具有重要诊断价值。

1.两点辨别觉　用钝头分规纵向检查（>6mm为阳性），可作为评价腕管综合征的一项指标。

2.单丝检查　用单丝垂直触压皮肤。检查中，患者视野应离开检查手。该项检查灵敏度、特异度均较高。

3.振感检查　用256频率的音叉击打坚硬物后，用音叉的尖端置于检查指指尖，并双手同指对照，观察感觉变化。

4.Phalen试验 双前臂垂直，双手尽量屈曲，持续60秒手部正中神经支配区出现麻木和感觉障碍为阳性，30秒出现阳性表明病变较重。该检查灵敏度为75%~88%，特异性为47%，与单丝检查合用灵敏度增至82%，特异性增至86%。

5.止血带试验 用血压表置于腕部，充气使气压达20kPa（150mmHg），持续30秒，出现麻木为阳性。该检查灵敏度、特异度较高。

6.腕部叩击试验 腕部正中神经部叩击，灵敏度为67%。

7.肌电图、X线、CT和MRI检查 对腕管综合征的辅助诊断和鉴别诊断具有重要价值。

【中药调养】

1.中药内服

（1）处方：桑枝10g、防风10g、薏苡仁10g、秦艽12g、嫩柳枝12g、通草10g、甘草6g。

用法：每日1剂，水煎服，每次250ml，每日2次，7天为一个疗程。

（2）处方：葛根30g、忍冬藤30g、薏苡仁15g、丝瓜络15g、路路通12g。

用法：每日1剂，水煎服，每次250ml，每日2次，7天为一个疗程。

2.中药外敷

（1）处方：乳香30g、没药30g、五灵脂30g、麻黄20g、白芥子20g、花椒20g、郁金15g、艾叶10g、生草乌10g、生川乌10g、冰片6g。

用法：将上述药物共研成细末装瓶备用。使用时取适量药粉装入小碗中以白酒调匀成糊状，然后放入微波炉中加热1分钟，取出后凉至温热，敷于患处，每次敷药约3小时，每日1次，5次为一个疗程。

（2）处方：乳香30g、没药30g、生草乌10g、生川乌10g，麻黄20g、细辛20g、花椒20g、郁金15g、红花15g、桂枝15g、艾叶15g、延胡索6g、汉防己6g、侧柏叶6g、大黄6g。

用法：将上述中草药置于布袋内，扎紧袋口，放入锅内，加适量清水，煮沸5分钟。趁热将毛巾浸透后绞干，敷于患部。待毛巾不太热时，即用另一块毛巾换上，一般换2~3次即可。每次热敷30分钟左右，每日1次，6次为一个疗程。

3.药膳食疗

（1）处方：大枣30g、丝瓜300g、猪肝75g，料酒、盐适量。

用法：将猪肝洗净后切成薄片，用料酒腌制20分钟。将大枣清洗干净，丝瓜去皮后洗净切片。将猪肝、大枣、丝瓜共同放入锅中，加入清水煮开后，加入适量食盐，继续煮至丝瓜熟透，即可食用。

（2）处方：西洋参30g、大枣10g，鹌鹑1只，葱、料酒、盐适量。

用法：将鹌鹑处理完毕后清洗干净，切成块，放入清水中煮开，捞起晾干。将西洋参、大枣洗净。然后将上述3味食材共同放入锅中煮开，然后用小火继续煲至鹌鹑肉熟透，加入盐、料酒、葱花适量调味后即可食用。

【针灸理疗】

一、针灸推拿疗法

1.针刺疗法

（1）处方：外关、合谷、阳溪、曲池、劳宫。

操作：穴位常规消毒后，毫针刺。中等强度刺激，平补平泻，留针30分钟（留针期间也可用TDP局部照射），每天或隔日1次，10日为一个疗程。

（2）处方：曲池、手三里、大陵、内关、外关。

操作：穴位局部常规消毒后，毫针刺入，以大陵为主，针尖向腕内刺入，中强刺激，不留针，使局部产生胀痛，其他穴位得气后留针30分钟。每日或隔日1次，6次为一个疗程。

2.耳针法

处方：腕、肾上腺、神门、皮质下。

操作：常规消毒后，用25号0.5寸毫针，对准上述穴位快速刺入，以不穿透对侧皮肤为度。用强刺激，每穴留针30分钟。每日1次，10次为一个疗程。

3.灸法

处方：压痛点局部。

操作：点燃艾条，悬于患处上方约3cm高度，行温和灸，一般灸20~30分钟至皮肤红晕潮湿为度。每日1次，7次为一个疗程。

4.推拿疗法

处方：腕部。

操作：患者坐位或俯卧位，医者采用捏拿法、按揉法等手法对患者腕关节进行放松，可适当加入手腕的拔伸法，同时嘱咐患者经常慢慢旋转、屈伸腕关节，进行关节的功能锻炼。施术30分钟，每日或隔日1次，10天为一个疗程。

二、现代物理疗法

1.超短波疗法

处方：患部。

操作：应用超短波治疗仪，电源220V、频率50Hz、功率200W、波长7.37m、电极20cm×15cm，间隙3~4cm；并安放在患侧，连续振动与间歇振动交替进行，温度控制在50℃~60℃，以患者能耐受为度。每日1次，每次30分钟，10次为一个疗程。

2.超声波疗法

处方：患部

操作：患者坐位或者侧卧位，暴露腕部，用DM-200L型超声波治疗仪治疗。超声输出设定为脉冲模式，时间为10分钟，根据患者热感及是否有酸麻胀的感觉调节档位。剂量0.8~1.5W/cm^2，每次8~12分钟，每日1次，5次为一个疗程。

3.中频电疗法

处方：患侧。

操作：采用高级电脑中频治疗系统，根据患者实际情况选用适宜电极板，对置或者并置于患部，避开局部有破损的地方。波形为方波、指数波和三角波交替进行，工作幅度为连续运行、间歇加载，载波频率4000~5000Hz，调制频率50~80Hz，剂量以患者耐受为度。

【护理措施】

1. **生活起居护理**　日常生活中要注意保护受损关节，减轻日常活动时的关节疼痛和损伤，延缓或阻止病情进一步发展。因此，在日常生活中，患者应尽量避免使用患肢拧提重物，保护好腕关节。患肢腕关节应避免长时间保持一个动作或处于变形位置，应该适当进行活动，促进局部的血液循环。对于由于腕关节损伤影响日常生活者，家人应给予细致的生活照顾。患者应注意患处的保暖，避免受到风寒湿的侵袭，以免加重病情。

2. **饮食护理**　患者的饮食宜清淡、营养丰富，多食一些宜消化且含维生素丰富的食物，禁食辛辣肥甘厚腻之品。同时应该多食含钙丰富的食物，如乳制品、牛奶、酸奶。饮用时加入维生素A、维生素可促进钙的吸收。此外，鱼、虾（虾皮）亦含优质钙，动物骨头汤填精益髓也是上好的滋补佳品。日常食物中搭配蛋类、杂粮、豆制品。

3. 情志护理 由于腕关节酸、胀、痛、僵硬，手掌麻木，腕关节和手指屈伸受限等而影响日常的必需活动，患者因此会有心理负担，出现焦虑、担心、悲观、急躁、恐惧、紧张等情志抑郁现象，因此医者应该及时和患者进行沟通，向其解释该病的病因病机，使其对自己的病情有所了解，消除思想包袱及心理压力，保持情绪稳定，让其对病情的康复充满信心，消除顾虑，能够积极配合医者完成各项治疗。

4. 健康教育 发病期间避免过多提重物动作，坚持主动握拳、伸拿活动等功能锻炼。

尺骨鹰嘴滑囊炎

尺骨鹰嘴滑囊炎又称肘后滑囊炎，由于在过去本病多发于矿工，故又称为"矿工肘"。发病时，患肢肘关节功能严重受限，尤其是在做屈伸运动时，肘后的疼痛尤为明显。该病用针灸、推拿及药物等治疗方法，疗效甚微。过去多用手术治疗，采取局部麻醉下对病灶进行手术切除，此法多会影响患者肘关节的屈伸运动。

【病因病理】

在正常情况下，尺骨鹰嘴皮下囊、鹰嘴腱内囊和肱三头肌腱下囊可分泌滑液，润滑肱三头肌及有关筋膜。肘关节背面局部撞击可使滑囊发生急性损伤，滑液渗出增多，局部肿胀疼痛。待自我修复后，滑囊由于瘢痕闭锁不能正常分泌滑液而引起尺骨鹰嘴滑囊肿痛和肘关节滞动。肘部长期触地磨损可引起积累性损伤，而使尺骨鹰嘴滑囊壁增厚、纤维化，局部轻度肿胀，皮下可有摩擦感，或能触及块状韧性结节。

【临床表现】

患侧肘关节背面胀痛，局部肿胀。肘关节呈半曲状态，伸肘时疼痛加剧。

【诊断依据】

1.有外伤史或劳损史。

2.肘关节背面疼痛，伸屈受限。

3.可在肘关节背面扪及囊样肿物，质软，有轻度移动感、波动感，压痛轻微。

4.注意与肱三头肌肌腱炎和尺骨鹰嘴骨折相鉴别：肱三头肌肌腱炎疼痛在肘关节背面，但无膨胀波动感，无囊样肿物，肱三头肌对抗阻力时疼痛加剧。尺骨鹰嘴骨折有明显外伤史，疼痛剧烈，压痛明显，可触及骨擦音，结合B超检查对该病的诊断有很大帮助。

【中药调养】

1.中药内服

（1）处方：当归15g、桑枝15g、鸡血藤10g、秦艽10g、通草10g。

用法：每日1剂，水煎服，每次250ml，每日2次，7天为一个疗程。

（2）处方：宽筋藤15g、络石藤15g、鸡血藤10g、忍冬藤10g、海风藤10g、当归6g、怀牛膝6g、川芎6g。

用法：每日1剂，水煎服，每次250ml，每日2次，7天为一个疗程。

2.中药外敷

（1）处方：乳香30g、没药30g、桂枝30g、白芷30g、生南星30g、生草乌20g、生川乌20g、赤芍15g、郁金15g、艾叶15g、川芎15g、大黄6g、冰片6g。

用法：将上述药物研成细末，加入适量凡士林调成糊状，于患处每日敷药1次，每次4小时左右，连续使用2周为一个疗程。

（2）处方：乳香40g、没药40g、肉桂40g、生草乌40g、伸筋草15g、鸡血藤15g、胡椒15g、大黄6g、细辛6g。

用法：取上方1剂，装入布袋内，扎口煎汤，熏洗并外敷于患处，每天1~2次，每次30分钟，2天换药1次，连续治疗4周。

3.药膳食疗

处方：党参5g、黄芪5g，白萝卜60g，排骨100g，盐等调味料适量。

用法：将党参、黄芪洗净后泡发，白萝卜切成大小2cm³左右的块状备用，将排骨洗净后放入清水中煮开后捞起。然后将上述食材加入锅中翻炒2分钟，而后加入适量水焖煮约2小时至排骨熟透，加入适量盐等调味即可食用。

【针灸理疗】

一、针灸推拿疗法

1.针刺加电针疗法

处方：压痛点。

操作：穴位常规消毒，毫针针刺压痛点，行平补平泻手法，用BT701-1A电针仪器，选用密波，电流刺激强度以患者能耐受为宜，留针20分钟，每日1次，连续针治7次。

2.膏摩为主手法治疗

处方：患侧肘部。

操作：患者与术者均为坐位，术者坐于患者患肢侧，患肢下垫一小枕，膏摩的介质选用扶他林（双氯酚酸钠）乳胶，对于症状轻、肘关节活动无明显障碍的患者先以滚法在尺骨上端和尺骨鹰嘴上缘治疗2~4分钟，再在尺骨鹰嘴做轻柔的按揉法，同时在肱三头肌施以拿法2~3分钟，接着在尺骨鹰嘴涂擦扶他林乳胶少许，用擦法从鹰嘴部沿三头肌方向擦，以透热为度，并使药剂完全渗透入皮肤。而后以一指禅推尺骨鹰嘴滑囊1分钟，同时以另一手配合使患肢做肘关节屈伸运动，接着再在尺骨鹰嘴涂擦扶他林乳膏少许，施以上述方法，如此9遍，以搓法结束治疗。对于症状重、肘关节屈肘时轻度受限的患者，其他方法不变，将膏摩时一指禅推改为大鱼际按揉，时间为2~3分钟。在做肘关节屈伸时应注意控制活动幅度，由小及大，以患者承受为度。结束手法后以远红外线照射20分钟，并在做肘关节屈伸时应注意控制活动幅度，由小及大，以患者承受为度。并在局部加压包扎。每日1次，5天为一个疗程。

二、现代物理疗法

1.TDP照射法

处方：患侧痛处。

操作：采用特定电磁波治疗器（TDP），功率350W，频谱范围2~25μm，辐射板直径166mm，对准肘关节外侧疼痛部位，灯距30cm左右，温度适中，治疗时间30~40分钟，每日1次，7次为一个疗程。

2.激光疗法

处方：患侧肘部痛处。

操作：采用上海曼迪森半导体激光治疗仪，在病患部位取2个最明显压痛点，用探头进行照射，激光输出功率350~450mW，照射部位以无感觉为佳。每日2次，每次5分钟，7天为一个疗程。

3.中频电疗法

处方：患侧肘部痛点。

操作：采用高级电脑中频治疗系统，根据患者实际情况选用适宜的电极板，对置或者并置于患部，避开局部有破损的地方。波形为方波、指数波和三角波交替进行，工作幅度为连续运行、间歇加载，载波频率4000~5000Hz，扫频2000Hz，调制频率50~80Hz，剂量以患者耐受为度。每日1次，每次20分钟，10次为一个疗程。

4.微波疗法

处方：患侧肘部。

操作：选用微波治疗仪，进行局部痛点及痛区照射，微波频率（2450±50）MHz、脉冲波宽100~500ms、脉冲频率0.5Hz/s和1Hz/s，脉冲占空比50%、平均功率100W、辐射器直径170mm、照射距离15~20cm、照射时间10分钟。

【护理措施】

1. **生活起居护理**　避免患肢的负重活动，这样可以减少劳损及疼痛，注意患处的保暖，避免受到风寒湿邪的侵袭而使病情加重。

2. **饮食护理**　患者饮食宜清淡可口、易消化，如牛奶、米粥、面条、蔬菜之类，忌食辛辣、油腻及刺激性食物。可食用富含维生素及钙质的食物，如鸡蛋、排骨汤、鱼类及豆制品等。

3. **情志护理**　患肢功能活动受限，尤其作伸屈活动时，肘后疼痛厉害，因此影响日常生活及工作，患者会有一定的心理负担及压力，医生及家属应给予患者多方面的心理支持。医护人员应该以通俗易懂的语言，向其解释该病的病因病机，使其对自己的病情有所了解，消除思想包袱及心理压力，保持情绪稳定，让其对病情的康复充满信心，消除顾虑，使之能安心的接受各项治疗。

4. **健康教育**　及时指导患者进行功能锻炼。术后1周即可指导患者做肘关节的屈伸活动，尽量利用患肢进行日常轻微活动，如穿衣、吃饭等。活动以主动运动为主，适当配以被动锻炼。锻炼初期，应尽可能的扩大肘关节的活动范围，然后逐渐加强肘部肌肉力量的锻炼，使之能够恢复正常。

屈指肌腱鞘炎

由于手指伸屈频繁，屈指肌腱和腱鞘因摩擦劳损而发病，尤其以拇指和食指腱鞘炎最为常见。另外，由于手指掌侧指横纹处因无皮下组织，故皮肤直接与腱鞘相连。外伤后直接可达腱鞘处造成腱鞘炎。因此，屈指腱鞘炎大多在手指掌侧指横纹处。

【病因病理】

屈指肌腱鞘炎由摩擦劳损引起。损伤后，腱鞘修复瘢痕，滑液分泌减少，使摩擦损伤加剧。

【临床表现】

患指伸屈受限，多在指掌侧，指横纹处疼痛，或有肿胀，严重者不能执筷和扣钮扣，病程日久者，患者多诉指关节处有弹响声。在压痛点处多可触及条索状、块状硬结。

【诊断依据】

1.手指损伤或劳损史。

2.左手指掌面指横纹处疼痛、压痛，夜间较甚。

3.手指伸屈功能障碍。

【中药调养】

1.中药内服

（1）处方：伸筋草15g、桑寄生15g、当归10g、草乌10g、独活6g、红花6g。

用法：每日1剂，水煎服，每次250ml，每日2次，7天为一个疗程。

（2）处方：黄芪30g、当归15g、熟地15g、吴茱萸10g、桂枝6g、干姜6g。

用法：每日1剂，水煎服，每次250ml，每日2次，7天为一个疗程。

2.中药外敷

（1）处方：桂枝20g、白芷20g、生川乌20g、细辛20g、冰片6g。

用法：将上述药物研成细末，加入适量蜂蜜调成糊状，取适量于患处每日敷药1次，每次8小时左右，连续使用2周为一个疗程。

（2）处方：肉桂20g、生草乌20g，当归10g、红花10g、郁金10g、羌活10g、独活10g、姜黄6g、半夏6g。

用法：取上方1剂，装入布袋内，扎口煎汤，熏洗并外敷于患处，每天1~2次，每次30分钟，2天换药1次，连续治疗4周。

3.药膳食疗

（1）处方：百合20g、山药20g、大枣10g、党参10g，粳米60g，盐适量。

用法：将百合、山药、大枣、党参及粳米分别洗净后，共同放入锅中加入适量水煮粥，粥成后加入盐调味，空腹温热服下，每天1剂。

（2）处方：杜仲15g、枸杞各15g，大枣6枚，生姜4片，鸽子2只，料酒、盐等调味料适量。

用法：将杜仲、枸杞洗净后泡发，鸽子处理完毕后清水洗净切块，后加入清水中小火煮开后捞起。将杜仲、枸杞、生姜、大枣、鸽子共同加入清水中，加入适量料酒煮开后，继续炖煮1小时，最后加入盐等调料，即可食用。

【针灸理疗】

一、针灸推拿疗法

1.针刺疗法

处方：内关、曲池、手三里、阿是穴。

操作：穴位局部常规消毒后，毫针刺入，阿是穴是如条索状区域，沿条索状区域针刺2~3针，得气后留针30分钟。每日或隔日1次，6次为一个疗程。

2.耳针法

处方：腕、肾上腺、神门、皮质下。

操作：常规消毒后，用25号0.5寸毫针，对准上述穴位快速刺入，以不穿透对侧皮肤为度。用强刺激，每穴留针30分钟。每日1次，10次为一个疗程。可辅以压丸法。

3.灸法

处方：压痛点局部。

操作：点燃艾条，悬于患处上方约3cm高度，行温和灸，一般灸20~30分钟至皮肤红晕潮湿为度。每日1次，10次为一个疗程。

4.推拿疗法

处方：腕部。

操作：患者坐位或俯卧位，医者采用捏拿法、按揉法等手法对患者腕关节进行放松，可适当加入手腕的拔伸法，同时嘱咐患者进行手指的主动屈伸。施术30分钟，每日或隔日1次，10天为一个疗程。

二、现代物理疗法

1.超声波疗法

处方：患部。

操作：患者坐位或者侧卧位，暴露腕部，用DM-200L型超声波治疗仪治疗。超声输出设定为脉冲模式，时间为10分钟，根据患者热感及是否有酸、麻、胀的感觉调节档位。剂量0.8~1.5W/cm²，每次8~12分钟，每日1次，5次为一个疗程。

2.红外线照射疗法

处方：患部、手三里、曲池。

操作：局部消毒，针刺后用神鸟CQ-B型TDP灯照射30分钟，灯距30~40cm，配合针刺疗法使用，每日隔日1次，6次为一个疗程。

3.中频电疗法

处方：患侧。

操作：采用高级电脑中频治疗系统，根据患者实际情况选用适宜电极板，对置或者并置于患部，避开局部有破损的地方。波形为方波、指数波和三角波交替进行，工作幅度为连续运行、间歇加载，载波频率4000~5000Hz，调制频率50~80Hz，剂量以患者耐受为度。每日1次，每次20分钟，10天为一个疗程。

【护理措施】

1. **生活起居护理** 患者应减少局部的活动，尤其是运动员应暂时停止手腕部的专项练习，并可自己按摩，或者借助他人进行按摩治疗；局部采用拇指的按揉手法，每日2次，每次10分钟左右。

2. **情志护理** 教育患者应尽早就医，积极配合，不宜轻视病情。

3. **对症处理及护理** 具有急性症状及发病不超过一个月的患者，可采用局部石膏固定，一般固定时间为2~4周。或采用利多卡因局部封闭，泼尼松龙类药物局部注射。

4. **健康教育** 患者应养成良好的用手习惯，患病后注意减少对手部致病因素的刺激，同时经常用温热水浸泡患指。

腕背伸肌腱鞘炎

腕后区的6个骨性纤维管道就是腕背伸肌腱鞘。6个腱鞘均可发生腱鞘炎，但以拇长展肌和拇短伸肌腱鞘，指总伸肌和食指固有伸肌腱鞘炎为多见。

【病因病理】

腕背伸肌群的肌腱均排列于腕关节背部狭窄的骨性纤维管道——腕背伸肌腱鞘中，参与伸腕和伸指。加之伸腕和伸指活动频繁，肌腱易受摩擦损伤。

劳损性的摩擦损伤和急性外伤均可引起腕背伸肌腱鞘炎，腕背伸肌腱鞘损伤后，经粘连、瘢痕和挛缩，使管腔变狭窄而引起一系列临床表现。

【临床表现】

腕背侧某一部位酸、胀、痛，手掌背伸局部受限，或在腕背侧有一黄豆大小之硬结。

【诊断依据】

1.腕部有劳损或损伤史。

2.腕背侧酸、胀、痛。

3.腕背侧某一部位有明显之压痛点，或有一条状肿胀或硬结。

4.主动背伸腕关节受限。

5.部分病例，腕部皮下有明显之肿胀。

根据上述腕背侧伸肌腱从桡侧到尺侧依次排列，即可知为哪一条腱鞘病变。根据腱鞘的走行方向，即肌腱的走行方向，即可进行治疗。

【中药调养】

1.中药内服

（1）处方：柴胡15g、当归15g、红花15g、川芎10g、穿山甲10g、桃仁10g、甘草10g、大黄6g。

用法：每日1剂，水煎服，每次250ml，每日2次，7天为一个疗程。

（2）处方：黄芪15g、当归15g、延胡索12g、木香12g、鸡血藤12g、伸筋草12g、熟地12g、吴茱萸12g、桂枝6g、干姜6g。

用法：每日1剂，水煎服，每次250ml，每日2次，7天为一个疗程。

2.中药外敷

（1）处方：生川乌60g、生草乌60g，羌活50g、独活50g，白芷30g、艾叶30g、川芎30g、冰片6g。

用法：将上述7味药材共研成细末，用蜂蜜调匀后，做成硬币大小药饼，蘸上适量冰片粉，直接贴敷于局部压痛处。每次贴敷约6小时，每日1次，连续治疗2周。

（2）处方：乳香30g、没药30g、肉桂30g、生南星30g、当归20g、川芎20g、威灵仙20g、红花20g、白芥子10g、细辛10g、艾叶30g、透骨草30g。

用法：将上述中草药置于布袋内，扎紧袋口，放入锅内，加适量清水，煮沸5分钟。趁热将毛巾浸透后绞干，敷于患部。待毛巾不太热时，即用另一块毛巾换上，一般换2~3次即可。每次热敷30分钟左右，每日1次，6次为一个疗程。

3.药膳食疗

（1）处方：荞麦60g、黑豆30g、黄芪10g、山药20g，冰糖适量。

用法：将荞麦洗净后泡发，黑豆、黄芪分别洗净，山药洗净后去皮切片，将前4味食材共同放入锅中，加入适量清水煮粥，待粥成后加入适量冰糖调匀，空腹温热服下，每天1剂。

（2）处方：山药30g、杜仲10g、大枣10g，鳝鱼2条，盐、姜片、葱段适量。

用法：将鳝鱼处理完毕后清洗干净切断，放入清水中煮开捞出备用。将山药去皮后洗净切片，杜仲、大枣清洗干净。将上述4味食材及生姜片、葱段共同放入锅中，加入适量清水煲至熟透，加入盐调味后即可食用。

【针灸理疗】

一、针灸推拿疗法

1.电针疗法

处方：局部阿是穴。

操作：穴位常规消毒后，在腕部压痛点处扎3~4针。接通G6805治疗仪，用断续波，电流量以患者能忍受为度，留针15分钟。针后用酒精棉球加压按摩2分钟。每日或隔日1次，6次为一个疗程。

2.耳针法

处方：腕、肾上腺、神门、皮质下。

操作：常规消毒后，用25号0.5寸毫针，对准上述穴位快速刺入，以不穿透对侧皮肤为度。用强刺激，每穴留针30分钟。每日或隔日1次，10日为一个疗程。

3.灸法

处方：压痛点局部。

操作：点燃艾条，悬于患处上方约3cm高度，行温和灸，一般灸20~30分钟至皮肤红晕潮湿为度。每日1次，10日为一个疗程。

二、现代物理疗法

1.超声波疗法

处方：患部。

操作：患者坐位或者侧卧位，暴露腕部，用DM-200L型超声波治疗仪治疗。超声输出设定为脉冲模式，时间为10分钟，根据患者热感及是否有酸麻胀的感觉调节档位。剂量0.8~1.5W/cm^2，每次8~12分钟，每日1次，5次为一个疗程。

2.超短波疗法

处方：患部。

操作：应用超短波治疗仪，电源220V、频率50Hz、功率200W、波长7.37m、电极20cm×15cm，间隙3~4cm；并安放在患侧，连续振动与间歇振动交替进行，温度控制在50℃~60℃，以患者能耐受为度。每日1次，每次30分钟，10天为一个疗程。

3.中频电疗法

处方：患侧。

操作：采用高级电脑中频治疗系统，根据患者实际情况选用适宜电极板，对置或者并置于患部，避开局部有破损的地方。波形为方波、指数波和三角波交替进行，工作幅度为连续运行、间歇加载，载波频率4000~5000Hz，调制频率50~80Hz，剂量以患者耐受为度。每日1次，每次20分钟，10天为一个疗程。

【护理措施】

1. **生活起居护理**　恢复期加强前臂旋转活动锻炼。

2. **情志护理**　教育患者应尽早就医，积极配合，不宜轻视病情；安慰患者，消除其恐惧心理，以最佳的心理状态接受治疗。

3. **健康教育**　患者应养成良好的用手习惯，患病后注意减少对手部致病因素的刺激，同时经常用温热水浸泡患部。

第三节 背腰部软组织损伤

腰段棘上韧带损伤

腰段棘上韧带的损伤比较常见。脊柱的弯曲活动，常使其劳损或损伤，腰段的棘上韧带最易受损。突然外伤也常使棘上韧带损伤。

【病因病理】

脊柱在过度前屈时棘上韧带负荷增加。如果我们把脊柱前屈时人体看作是一个弯曲的物体，那么，棘上韧带处在弯曲物体的凸面，腹部处在弯曲物体的凹面，这样，根据力学原理，凸面所受到的拉应力最大，凹面受到压应力很大。所以，棘上韧带在脊柱过度前曲时最易牵拉损伤。如果脊柱屈曲位突然受到外力从纵轴上的打击，棘上韧带也会受损，脊柱屈曲受到暴力扭屈也易损伤棘上韧带。

棘上韧带损伤点大多在棘突顶部的上下缘。损伤时间较长，棘上韧带棘突顶部上、下缘瘢痕挛缩，引发顽固性疼痛。

【临床表现】

1.有损伤史。

2.拾物试验阳性。

3.在腰椎棘突上有痛点和压痛点，且都在棘突顶部的上、下缘，其痛点浅在皮下。

【诊断依据】

1.腰背部有损伤史和劳损史。

2.腰棘突疼痛，弯腰加重。

3.病变棘突可触及硬结局部钝厚和压痛。

4.拾物试验阳性。

5.X线检查无异常。

【中药调养】

1.中药内服

（1）处方：巴戟天10g、独活10g、防风10g、茯苓10g、桑寄生6g、秦艽6g、干姜6g、大枣6枚。

用法：每日1剂，水煎服，每次250ml，每日2次，7天为一个疗程。

（2）处方：菟丝子12g、山药12g、桑寄生12g、茯苓6g、泽泻6g、丹皮6g。

用法：每日1剂，水煎服，每次250ml，每日2次，7天为一个疗程。

（3）处方：附子1.5g、细辛1.5g、干姜3g、丁香3g、鸡血藤6g、透骨草6g。

用法：每日1剂，水煎服，每次250ml，每日2次，7天为一个疗程。

（4）处方：茯苓12g、附子6g、干姜3g、桑寄生15g、熟地15g、防己6g、独活12g、续断12g、木瓜10g、甘草6g。

用法：每日1剂，水煎服，每次250ml，每日2次，7天为一个疗程。

2.中药外敷

（1）处方：附子3g、南星3g、细辛3g、川乌3g、丁香3g、麝香3g。

用法：取上方1剂，共研为细末。应用时取上述药末5g，用生姜汁调匀，稍加热，然后放在腰痛处用手掌反复按揉30分钟左右，每日2~3次。

（2）处方：生附子5g、干姜5g。

用法：取上方1剂，共研为细末，用醋调匀成糊状，敷命门、涌泉、阿是穴，每日1次，每次敷2~4小时。

3.药膳食疗

处方：熟地6g、党参6g、羊肉200g，盐葱姜蒜适量。

用法：将羊肉洗净切成薄片，洋葱洗净切段。将熟地、羊肉、洋葱、党参共同放入锅中煮熟，然后加入盐、香菜调味即可。

【针灸理疗】

一、针灸推拿疗法

1.针刺疗法

（1）处方：肾俞、腰阳关、委中、昆仑。

操作：皮肤消毒后，针刺以上各穴，行中强刺激，留针20分钟，每5分钟行针1次，并可配合艾灸、拔罐同时治疗，隔日1次，6次为一个疗程。

（2）处方：志室、大肠俞。

操作：皮肤常规消毒后，针刺志室、大肠俞，行中强刺激或中等刺激，使麻胀感向腰臀部放散。截取1~2cm长的艾段，套于针柄上，围着针垫一张纸，点燃艾段。每次20分钟，其间不再行针。注意：取针时用镊子夹住柄轻轻抽取。

2.穴位注射法

处方：阿是穴。

操作：局部皮肤严格消毒后，将25mg醋酸氢化可的松，加入1%利多卡因1ml中，进行封闭。将药液注射于棘突尖部及其上、下缘，在各部位需将针刺到骨质表面，轻轻推药，使稍有阻力，以便将该部粘连组织分离，每周1次，3次为一个疗程。

3.穴位埋针法

处方：阿是穴。

操作：先把毫针剪断弯成"厂"形，每边各长1cm。再以毫针刺阿是穴放血少许，然后把"厂"形针的一边插入针孔，另一边留皮外，用消毒棉花少许衬垫，其上用2cm×3cm胶布贴封针和棉花。埋针2日取出。

4.灸法

处方：阿是穴。

操作：取麦粒大小艾炷置于患者腰部压痛最敏感处，点燃。若患者感到疼痛，可将艾炷夹起，用手轻轻拍打患处，再将艾炷置于上。施灸4壮，注意勿烫伤皮肤。

二、现代物理疗法

1.超短波疗法

处方：患部。

操作：应用超短波治疗仪，电源220V，频率50Hz，功率200W，波长3.37m，电极20cm×15cm，间隙1~2cm，并置安放于患侧，连续振动与间歇振动交替进行，温度控制在50℃~60℃，以患者能耐受为度。每日1次，每次30分钟，10天为一个疗程。

2.中频电疗法

处方：患侧。

操作：采用高级电脑中频治疗系统，根据患者实际情况选用适宜的电极板，对置者并置于患部，避开局部有破损的地方。波形为方形，指数波和三角波交替进行，工作幅度为连续运行，间歇加载，载波频率4000~5000Hz，调制频率50~80Hz，剂量以患者耐受为度。每日1次，每次20分钟，10天为一个疗程。

3.低频电疗法

处方：用低频电刺激患部，每日1次，每次20分钟。

操作：治疗腰骶部疼痛时，将正极放在痛点，将负极放在颈部。输出电流为5~10mA，每次20分钟，每日1次，10次为一个疗程。可以连续3个疗程，两个疗程之间相隔5天。

【护理措施】

1. 生活起居护理 避风寒，保暖，注意劳逸结合，慎做重活。

2. 情志护理 多与患者沟通，消除其恐惧心理，以利于配合治疗。

3. 健康教育 日常生活中应注意避免脊柱突然过度弯曲，尽量避免外来伤害，从而减少本病的发生。损伤后，应尽量早日治疗，以免延误造成慢性损伤，加重病情。

棘间韧带损伤

棘间韧带对脊柱扭转起保护作用。韧带损伤的机会少于棘上韧带，在脊柱发生突然过度扭转时易损伤。在临床上易和棘上韧带损伤相混淆。

【病因病理】

棘间韧带因脊柱突然过度扭转牵拉而损伤，伤后棘间隐痛不适，脊柱扭转和弯曲时疼痛加剧，而使活动受限。此韧带扭伤后，多数患者因延误治疗而转为慢性损伤，棘间韧带瘢痕挛缩，症状日趋突出，疼痛逐渐加重。棘间韧带挛缩可使上、下棘突牵拉而靠近，形成吻性棘突，并使上、下椎体力学状态发生一系列变化，造成复杂的临床症状。

【临床表现】

脊柱棘突间有深在性胀痛，患者不敢做脊柱旋转动作，卧床时多取脊柱伸直位侧卧。行走时，脊柱呈僵硬态。

【诊断依据】

1.有脊柱扭转性外伤史。

2.棘突间有深在性胀痛，但压痛不明显。

3.脊柱微屈被动扭转脊柱，引起疼痛加剧。

【中药调养】

1.中药内服

（1）处方：当归12g、川芎12g、独活12g、木瓜12g、伸筋草9g、寻骨风9g、大枣6g、灸甘草6g。

用法：每日1剂，水煎服，每次250ml，每日2次，7天为一个疗程。

（2）处方：牛膝15g、熟地15g、杜仲15g、红花12g、赤芍9g、丹参9g、制乳香6g、制没药6g、甘草6g。

用法：每日1剂，水煎服，每次250ml，每日2次，7天为一个疗程。

（3）处方：黄柏6g、桑寄生10g、牛膝15g、熟地15g。

用法：每日1剂，水煎服，每次250ml，每日2次，7天为一个疗程。

（4）处方：党参6g、木香6g、杜仲12g、牛膝12g。

用法：每日1剂，水煎服，每次250ml，每日2次，7天为一个疗程。

2.中药外敷

（1）处方：乳香30g、没药30g、红花20g、栀子20g。

用法：将乳香、没药、红花、栀子烘干后研为细末，然后加入白酒调成糊状。将调好后的药物涂于大小合适的纱布上，敷于患处，外用胶布固定，每日1次，每次敷6~8小时，连用5天。敷药时，可辅助使用红外线灯局部照射，促进药物渗透。

（2）处方：新鲜韭菜200g、生姜200g。

用法：将生姜压榨取汁密封备用。韭菜切段，然后捣烂成糊状，患者俯卧位，将韭菜糊涂于大小合适的纱布上，敷于患处，待韭菜糊快干时，将生姜汁淋于纱布上，保持湿润为度，每次敷药约4小时左右，每日1次，连续使用5天为一个疗程。

3.药膳食疗

（1）处方：山萸肉12g、牛膝9g、新鲜山药50g、乌鸡300g，盐适量。

用法：将山萸肉、牛膝洗净后用温水浸泡30分钟，新鲜山药洗净去皮后切块备用。乌鸡肉清理干净后切块，放入清水中煮开后捞起备用。然后将上述山萸肉、牛膝、乌鸡同时放入砂锅中，加入适量清水约1000ml，用大火煮沸30分钟后，改用小火继续炖煮2小时，加入山药块再炖1小时，盐调味后即可食用。

（2）处方：黄芪12g、当归12g、大枣6g，胡萝卜1根、猪肝250g，姜沫、蒜蓉、盐适量。

用法：将黄芪、当归、大枣洗净后沥干；将胡萝卜洗净后去皮切断；将猪肝片洗净后放入开水中去血水，30秒后捞起备用。然后将黄芪、当归、大枣同时放入砂锅中，加入适量清水约1000ml，用大火煮沸30分钟后，加入胡萝卜及猪肝改用小火继续炖煮约1小时，待所有食材熟透后，加入姜、蒜、盐调味后即可食用。

【针灸理疗】

一、针灸推拿疗法

1.温针灸法

（1）处方：夹脊穴（腰段）、腰阳关、长强、阿是穴。

温针时间：每次30分钟，每日1次，7次为一个疗程。

（2）处方：阿是穴、后溪。

操作：取阿是穴，皮肤常规消毒后，快速进针，行强刺激手法，留针20分钟，每5分钟行针1次。取针后，针刺后溪，频频捻转，并嘱患者活动腰部。隔日1次，6次为一个疗程。

2.拔罐疗法

处方：夹脊穴。

操作：先暴露患处，在背腰棘突间压痛处用投火法竹筒火罐吸拔20分钟。隔日1次，5次为一个疗程。疗程间休息5天，治疗2个疗程。

3.刮痧疗法

处方：患部。

操作：患者俯卧位，医者站立于患者两侧，主要刮拭背部督脉和足太阳膀胱经循行的路线，在上述部位涂上刮痧油，自上而下进行排刮，每次分别刮拭20遍，隔日1次，6次为一个疗程。

4.推拿疗法

处方：患部棘突间。

操作：患者俯卧位，医者拇指伸直，小弓步挺腰站立、尽可能靠近中轴关节用力，以指端着力于患部，余四指置于相应的位置以助力，拇指下压至一定的深度吸定，待有酸胀感时，再做与肌纤维成垂直方向有节律的拨动，一直沿着肌肉向下拨，反复操作5~8次。每日1次，7次为一个疗程，连续治疗2个疗程。

二、现代物理疗法

1.高频电疗法

处方：患部。

操作：常用的有短波、超短波及微波疗法。短波及超短波治疗时，选用微热量，每次15分钟，每日1次，10次为一个疗程。微波治疗时，格微波辐射电极置于背部照射，选用微热量，每次15分钟，每日1次，10次为一个疗程。

2.感应电疗法

处方：局部痛点。

操作方法：采用仪器为晶体管点送治疗机。用手柄电极，将治疗拨至感应档，电流输出50~70mW（根据患者耐受量调整）。一极置于痛点，另一极于周围或痉挛肌肉的主、下端，或双电极从患侧背部向腰骶部逐渐移动，以引起肌肉收缩为准。

3.激光疗法

处方：损伤部位。

操作：用氦-氖激光直接照射病灶局部痛点，照射距离100cm，输出功率1.6mW，每次10分钟，每日1次。

【护理措施】

1. 生活起居护理　急性期应卧床休息，减少弯腰活动，以利于损伤组织修复。慢性期活动也不宜过多，可做一些局部的热敷、理疗等；也可由他人在局部施行点按、捻散或扳推等手法。

2. 情志护理　多与患者沟通，消除其恐惧心理，以利于配合治疗。

3. 对症处理及护理　1%利多卡因2ml加强的松龙1ml做棘间韧带局部封闭，可止痛消炎，有较好的效果。

4. 健康教育　日常生活中应注意避免脊柱突然过度扭转牵拉，从而减少本病的发生。损伤后，应尽量早日治疗，以免延误造成慢性损伤，加重病情。

腹外斜肌损伤

腹外斜肌的损伤部位多在髂嵴前部止点，在人体屈曲并回旋脊柱时，由突然或过度的回旋动作引起损伤。损伤在起点疼痛多诊断为肋痛，在止点疼痛多笼统诊断为腰肌劳损。

【病因病理】

腹外斜肌损伤的患者，在临床上并不少见，大多被诊断为肋痛和腰肌劳损。腹外斜肌的作用是稳定人体躯干，以及使人体躯干做回旋动作。所以，该肌劳损和受伤的机会较多。该肌损伤发生都是人体躯干处于前屈位作回旋动作时，此时，应力集中点都在其肋部的起点和髂骨嵴前部边缘处的止点。急性损伤有明显疼痛或肿胀。但通过人体自身制动休息和简单治疗都可缓解，而逐渐变为慢性。由于起止点损伤处发生内出血机化、瘢痕、肌肉挛缩而导致特有的临床症状。

【临床表现】

起点损伤，多诉肋痛；止点损伤者多诉腰肌疼痛，腰部活动不便。单侧腹外斜肌损伤患者多是侧屈稍后伸姿势，双侧损伤，患者肋骨多下降，腰部呈稍前凸位姿势。

【诊断依据】

1.在腰部屈曲位，有脊柱旋转性损伤史。

2.下8肋腹外斜肌起点处有疼痛、压痛，或在髂嵴前部止点处有疼痛、压痛。

3.侧屈位，嘱患者做脊柱旋转运动，疼痛加重。

【中药调养】

1.中药内服

（1）处方：当归15g、黄芪15g、桂枝9g、木瓜9g、牛膝9g、防风6g、川芎6g、羌活6g、伸筋草6g、生姜3片、炙甘草6g。

用法：每日1剂，水煎服，每次250ml，每日2次，7天为一个疗程。

（2）处方：生地12g、赤芍12g、当归9g、白术9g、泽泻9g、五加皮9g、木香6g、川芎6g、红花6g、制乳香6g、制没药6g。

用法：每日1剂，水煎服，每次250ml，每日2次，7天为一个疗程。

（3）处方：当归15g、黄芪15g、续断15g、熟地15g、党参10g、玄胡10g、牛膝10g、通草10g。

用法：每日1剂，水煎服，每次250ml，每日2次，7天为一个疗程。

（4）处方：炙黄芪15g、牛膝10g、杜仲10g、补骨脂10g、续断6g、丹皮6g、红花6g。

用法：每日1剂，水煎服，每次250ml，每日2次，7天为一个疗程。

2.中药外敷

（1）处方：乳香15g、没药15g、鲜金钱草15g、紫花地丁15g、鹅不食草15g。

用法：将乳香、没药、紫花地丁、鹅不食草研为细末，然后加入鲜金钱草捣碎，加入适量白酒调成糊状。将调好后的药物涂于大小合适的纱布上，敷于患处，外用胶布固定，每日1次，每次6~8小时，连用1周。

（2）处方：桑寄生20g、川芎20g、桃仁15g、红花15g、牛膝10g、当归10g。

用法：将上述药物共研为细末，加入适量白醋调成糊状。将调好后的药物涂于大小合适的纱布上，敷于患处，外用胶布固定，每日1次，每次6~8小时，连用1周。

（3）处方：姜黄30g、白芷30g、栀子30g、大黄15g、红花15g、乳香15g、没药15g、细辛10g、冰片10g。

操作：将上述药物共研为细末，混和均匀后用35%酒精调成膏状。患者健侧卧位，将调好的药膏均匀涂抹在药布上，敷于患处，药布大小视病变部位而定，药膏厚度2mm，然后用TDP神灯照射50分钟。每日1次，7次为一个疗程。如果一个疗程未愈，可休息2~3日，继续做第二疗程治疗。

3.药膳食疗

处方：龟板15g、牛膝15g、熟地15g，猪尾500g，盐适量。

用法：将龟板、牛膝、熟地清洗干净，猪尾洗净后切段加入清水小火煮开后捞起。将上述食材共同加入清水中，大火煮开后，转小火继续煮45分钟，待猪尾熟透后加入盐等调料，即可食用。

【针灸理疗】

一、针灸推拿疗法

1.针刺疗法

处方：阳性反应点。

操作：先寻找阳性反应点（压痛点或酸胀点），按压此点时疼痛剧烈（或酸胀剧烈并且有舒适感），可向远处放散。常规消毒，用1~1.5寸毫针，在找准的阳性反应点中心直刺一针（主针），边捻搓，亦可配合呼吸泻法，使针感加强（或有寒凉感），即可留针；再在主针上、下、左、右各1~1.5寸处分别刺入一针（辅针），一般宜向病变中心斜刺或沿皮刺，然后依次捻搓各针，使针感进一步扩散。留针30分钟左右，每日1次，5次为一个疗程。

2.温针法

处方：阿是穴、肾俞、腰阳关、委中（主穴）；华佗夹脊穴、昆仑（配穴）。

操作：阿是穴、相应的华佗夹脊穴（找到痛点后，取其同一神经节段的夹脊穴）用捻转泻法；肾俞、腰阳关用捻转补法；以上腧穴得气后，各取1寸长的艾炷套入针柄点燃，温度以患者能忍受为好，否则插入厚纸片以隔热。委中、昆仑平补平泻，得气后静留针。温针燃毕后起针，取明显的压痛点，用梅花针叩刺后拔罐10分钟。如痛点较多，则每次取4个，每日轮换。10次为一个疗程，一个疗程后休息1周。

3.刺络拔罐法

处方：督脉及其两侧疼痛区范围。

操作：嘱患者俯卧，用75%酒精消毒腰背部皮肤，然后涂以液体石蜡或小麻油，在腰骶部拔上火罐；沿患者督脉及其两侧疼痛区范围找出条索状硬结或压痛点，用三棱针在硬结或压痛点上针刺，以皮肤微出血为度，然后再加拔火罐，待吸出瘀血后取下。同时在两侧秉风、膈俞、委中三穴拔火罐，留罐约5分钟。每3日治疗1次，7日为一个疗程，休息7日后再可继续治疗。

4.针罐法

处方：背部疼痛部。

操作：梅花针1支，1.5寸毫针10~15支。皮肤、针具常规消毒，先用梅花针在背部疼痛部刺络放血，然后毫针顺背部肌纤维走向斜刺进针，入针长2/3，以膀胱经腧穴和阿是穴为主。拇指、食指相对捻针，三进一退，使患部出现酸、胀、麻、疼，捻至背部或手指出现湿黏汗为止。再用中号或大号医用玻璃火罐10个，采用闪火法将罐扣住毫针并吸附肢体上形成针罐，留罐时间15分钟，形成针与罐的共同作用。注意：用闪火法吸附，应使局部皮肤出现潮红斑及渗血。

5.穴位注射法

处方：灵台、至阳、筋缩、悬枢、命门、腰阳点、肾俞（双）、公孙（双）、志室（双）。

操作：患者侧卧，暴露腰背部及双侧足弓。每次选4个穴位，用碘伏常规消毒，将混合注射液（混合液配制：2%利多卡因注射液5ml，地塞米松注射液2mg，强的松注射液12.5mg，维生素B_1注射液100mg，维生素B_{12}注射液0.5mg，加0.9%生理盐水至24ml）行穴位皮下注射，每穴2ml，每日1次，3次为一个疗程。

二、现代物理疗法

1.超声疗法

处方：腹外斜肌处。

操作：穴位指压治疗，患者取坐位，医者立于其后，用拇指尖端点患者腹外斜肌走行部位阿是穴，与肌肉、肌腱或经支的走向垂直，手法由轻到重，指力达到病变的深层部位，强度以患者耐受为限，每穴按压1分钟，每日1次。在穴位指压治疗后即采用穴位超声治疗机进行治疗，选用直径为1.5cm的声头，频率800kHz，输出声强0.75W/cm²，脉冲挡的通断比为1：2，穴位采用固定法，每穴5分钟，每日1次。

2.超短波疗法

处方：患部。

操作：应用超短波治疗仪，电源220V，频率50HZ，功率200W，波长3.37m，电极20cm×15cm，间隙1~2cm，并置安放于患侧，连续振动与间歇振动交替进行，温度控制在50℃~60℃，以患者能耐受为度。每日1次，每次30分钟，10天为一个疗程。

【护理措施】

1. 生活起居护理 避风寒，保暖，注意劳逸结合，慎做重活。

2. 情志护理 多与患者沟通，消除其恐惧心理，以利于医患配合。

3. 健康教育 加强自我保护意识，养成良好的用腰习惯，避免扭伤。伤后应积极治疗，以免加重病情。

腰肋韧带损伤

腰肋韧带常因腰部频繁的屈伸运动而劳损，或因突然腰部大重量负荷而损伤。常被诊断为腰背筋膜炎，而得不到针对性的治疗。

【临床表现】

腰背疼痛，腰部活动受限，呈僵硬态。如双侧损伤，患者行走呈鸭形步态，腰部喜暖怕凉。行走时，常用双手扶持腰部，严重者步履艰难。不能自穿鞋袜，腰部不敢前屈。

【诊断依据】

1.有劳损史或外伤史。

2.第5腰椎横突外侧缘髂嵴处或第12肋下缘第1腰椎横突外侧有疼痛和压痛。

3.拾物试验阳性。

【中药调养】

1.中药内服

（1）处方：海风藤15g、鸡血藤15g、白术10g、苍术10g、川芎10g、牛膝10g、防风10g、羌活10g、荆芥9g、白芷6g、当归6g、灸甘草6g。

用法：每日1剂，水煎服，每次250ml，每日2次，7天为一个疗程。

（2）处方：麻黄6g、桂枝10g、地龙10g、杜仲10g、牛膝10g、土鳖虫6只。

用法：每日1剂，水煎服，每次250ml，每日2次，7天为一个疗程。

（3）处方：苍术15g、黄柏15g、木瓜12g、丹皮12g、杜仲6g、生地6g、防己6g、茯苓6g。

用法：每日1剂，水煎服，每次250ml，每日2次，7天为一个疗程。

2.中药外敷

（1）处方：鲜金钱草15g、鲜紫花地丁15g、鲜生地15g、鲜荷花蕊15g。

用法：将上述四味药清洗干净后，共同捣碎成糊状，加入适量白酒调匀，将调好后的药物涂于大小合适的纱布上，敷于患处，外用胶布固定，每日1次，每次6~8小时，连用1周。

（2）处方：鲜栀子30g、鲜紫花地丁20g、鲜生地20g、白芷30g。

用法：将上述四味药清洗干净后，共同捣碎成糊状，加入适量白酒调匀，将调好后的药物涂于大小合适的纱布上，敷于患处，外用胶布固定，每日1次，每次6~8小时，连用1周。

3.药膳食疗

（1）处方：延胡索50g，黄酒适量。

用法：将延胡索炒黄后，研为细末备用。每餐前用温黄酒送服4~5g。

（2）处方：当归9g、牛膝9g、山药15g，鲜羊肉150g，盐等调味料适量。

用法：将当归、牛膝、山药洗净后沥干备用，将鲜羊肉洗净后切块加入清水小火煮开后捞起。将上述食材共同加入清水中，大火煮开后，转小火继续煮约1小时，待羊肉熟透后加入盐等调料，即可食用。

【针灸理疗】

一、针灸推拿疗法

1.梅花针叩刺配合火罐疗法

处方：患部。

操作：患者取俯卧位，充分暴露患处，在病变范围作好标记，局部常规消毒，使用消毒后的梅花针，在患处叩刺，用中等刺激量，先轻后重，反复进行，使局部可见隐隐出血。然后用卫生干棉球擦干血迹，在叩刺部位拔火罐，使之有血液流出，留罐10分钟后取下，擦去血迹，无菌包扎。隔日1次，5次为一个疗程，治疗两个疗程后观察疗效。注意梅花针必须平齐无钩，操作时针尖需垂直而下，针后当日不宜洗澡。

2.温针灸疗法

处方：患部。

操作：首先找出主穴阿是穴、肾俞、腰阳关、委中，以及配穴华佗夹脊、昆仑。取阿是穴、相应的华佗夹脊（找到痛点后，取其同一神经节段的夹脊穴）用捻转泻法；肾俞、腰阳关用捻转补法；以上穴得气后，各取一寸长的艾炷套入针柄点燃，温度以患者能忍受为好，否则插入厚纸片以隔热。委中、昆仑平补平泻，得气后静留针。

3.走罐法

处方：患部。

操作：患者取俯卧位，裸露背部，走罐前在施术部位常规消毒，检查所用玻璃火罐是否光滑平整。然后均匀地在背痛部位涂抹医用凡士林，再用中号火罐闪火把罐具吸在背部皮肤督脉大椎穴上，立刻从上至下，徐徐旋转移动，反复走罐4~6遍。脊柱两侧、膀胱经拔上罐具后，立即走罐4~6遍。走罐时皮肤以稍紫，或出现充血红斑为宜。另外，走罐时手法要轻柔，速度宜缓慢，起罐后擦净润滑油剂。此法隔日1次，7次为一个疗程。

4.穴位注射法

处方：灵台、至阳、筋缩、悬枢、命门、腰阳点、肾俞（双）、公孙（双）、志室（双）。操作：患者侧卧，暴露腰背部及双侧足弓。每次选3~4穴位，用碘伏常规消毒，将混合注射液（混合液配制：2%利多卡因注射液5ml，地塞米松注射液2mg，强的松注射液12.5mg，维生素B_1注射液100mg，维生素B_{12}注射液0.5mg，加0.9%生理盐水至24ml）行穴位皮下注射，每穴2ml，每日1次，3次一个疗程。

二、现代物理疗法

1.温热脉冲电流疗法

处方：腰骶部和压痛点。

操作：使用温热式低周波治疗器，输入电压220V，最大治疗电流19.5mA，频率3~1000Hz。该机有一个正极导子和两个负极导子，治疗前将三个导子加水，使其湿度均匀，分别将正极导子放至腰骶部，负极导子放至痛点，加压固定后开机，首先选择自动治疗程序，治疗强度由小到大，至患者耐受为止，此时患者有震颤感。同时调节温度旋钮，使温热度在30℃~43℃，以患者感觉舒适为度。治疗10~15分钟再用选择程序，可以选择拍打、按摩、推压、按揉等仿生手法再治疗10分钟，每日1次，10天为一个疗程。通过低频脉冲电刺激兴奋肌纤维，电流可促进神经中枢释放内啡呔、脑啡呔，从而改善局部循环，清除致痛物质，减轻组织水肿及张力，止痛；电流刺激还可引起大脑皮质的泛化性抑制，起到镇静、促进循环的作用，对肌纤维炎症起到消炎作用。同时，湿热刺激可使神经末梢释放活性物质、化学介质（组织胺、前列腺素等），使血管扩张，改善微循环；同时加温可影响神经传导速度，降低肌张力，解除肌痉挛，起到祛风散寒、缓急止痛的作用。

2.超声波疗法

处方：超声波刺激患部。

操作：采用超声治疗仪，超声频率为800KHz±8KHz，输出声强为0.5W±0.075W/cm²，在超声探头上均匀涂抹超声耦合剂，探头贴放在病灶部位，并适当加压，将超声头做缓慢回旋或往返运动，速度1~2cm/s，每次25分钟，每日1次，周日休息，连续治疗3个月。

3.电磁波疗法

处方：电磁波照射患部。

操作：采用单头落地式治疗机，辐射板直径78mm。电磁波谱范围 2~50μm，调整辐射头照射区域的角度，对准患侧的腰肋韧带，距离30cm，每次照射15~20分钟，每日1次。

【护理措施】

1. 生活起居护理　避风寒，保暖，注意劳逸结合，慎做重活。

2. 情志护理　多与患者沟通，消除其恐惧心理，以利于医患配合。

3. 健康教育　加强自我保护意识，养成良好的用腰习惯，避免扭伤及腰部频繁的屈伸运动，避免腰部突然大重量负荷。伤后应积极治疗，以免加重病情。

第三腰椎横突综合征

第三腰椎横突综合征是比较常见，且难治愈的腰痛病之一，好发于青壮年体力劳动者。由于第三腰椎横突特别长，且水平位伸出，附近有血管神经束经过，还有较多的肌筋膜附着。第三腰椎处于腰椎生理前凸弧度的顶点，为承受力学传递的重要部位，因此易受外力作用的影响，容易受损伤而引起该处附着肌肉的撕裂、出血、瘢痕粘连、筋膜增厚挛缩，使血管神经束受摩擦、刺激和压迫而产生症状。

【病因病理】

第三腰椎横突比其他腰椎横突较长。处于腰椎的中段，起到加强腰部稳定性和平衡的作用。由于这一生理特征，在腰部作屈伸活动时，增加了横突尖部摩擦损伤腰部软组织的机会，当人体做过多的持久的弯腰屈伸活动时，第三腰椎横突尖部就会摩擦损伤腰背深筋膜和骶棘肌。

受第三腰椎横突尖部摩擦损伤的肌肉，毛细血管会出血，肌肉纤维断裂，自我修复过程中，在一定条件下肌肉的内部就会形成瘢痕，而与第三腰椎横突尖部粘连，限制腰背筋膜和骶棘肌的活动（腰部的屈伸）。当人体用力做弯腰活动或劳动时，深筋膜和骶棘肌就会受到牵拉而进一步损伤，引起局部出血、充血和水肿，出现严重的临床症状。经过一段时间的休息，充血和水肿被吸收，临床症状又有所缓解，但是，粘连更加严重，形成恶性循环。所以，临床上未得到有效治疗者（剥开粘连或切除第三腰椎横突）都有症状逐渐加重的趋势。由于受第三腰椎横突尖部摩擦牵拉损伤的肌肉部位是在第三腰椎横突尖部运动范围内的一条线上，因此，发生粘连必在横突尖部，当粘连形成后，痛点就固定在第三腰椎横突尖部这个点上，故形成第三腰椎横突综合征。

【临床表现】

腰部中段单侧或双侧疼痛。腰背强直，不能弯腰和久坐、久立，严重者行走困难，站立时，常以双手扶持腰部，通过休息和各种治疗可缓解。一旦腰部作过多活动，疼痛又加重，严重者生活不能自理，在床上翻身都感到困难。较轻者不能弯腰工作，站立工作不能持久，有时也受气候影响而加重。

【诊断依据】

1.有外伤史或劳损史。

2.在第三腰椎横突尖部单侧或双侧有敏感的压痛点。

3.屈躯试验阳性。

【中药调养】

1.中药内服

（1）处方：当归15g、桂枝15g、赤芍15g、丹参15g、延胡索12g、鸡血藤12g、伸筋草12g、续断12g、木香12g、威灵仙9g、杜仲9g、牛膝9g。

用法：每日1剂，水煎服，每次250ml，每日2次，7天为一个疗程。

（2）处方：柴胡15g、延胡索15g、土鳖虫15g、枳壳10g、独活10g、秦艽10g、小茴香10g、木瓜10g、桃仁10g、红花10g、制乳香6g、制没药6g。

用法：每日1剂，水煎服，每次250ml，每日2次，7天为一个疗程。

（3）处方：桃仁6g、红花6g、乳香6g、赤芍10g、炒山甲10g、地龙10g、党参15g、杜仲15g、续断15g、牛膝15g。

用法：每日1剂，水煎服，每次250ml，每日2次，7天为一个疗程。

（4）处方：全蝎3g、蜈蚣3g、地龙6g、地鳖虫6g、当归10g、桃仁6g、三七6g。

用法：每日1剂，水煎服，每次250ml，每日2次，7天为一个疗程。

2.中药外敷

（1）处方：乳香15g、没药15g、桃仁20g、红花20g、白芷10g、川芎10g、赤芍10g，白酒20g。

用法：取上方1剂，装入布袋内，扎口煎汤，煎好后加入白酒熏洗并外敷于患处，1~2次/天，每次30分钟，2天换药1次，连续治疗1周为一个疗程。

（2）处方：乳香15g、没药15g、泽兰叶15g、金钱草15g、紫花地丁15g、川断10g、川芎10g、当归尾10g、赤芍10g。

用法：将上述药物烘干后研为细末，加入适量白酒调匀成糊状，将药物涂于大小合适的纱布上，敷于患处，外用胶布固定，每日1次，每次6~8小时，连用1周。

3.药膳食疗

（1）处方：杜仲6g、牛膝6g、枸杞6g、川芎6g、猪腰300g，姜、蒜、盐、米醋等调料适量。

用法：将杜仲、牛膝、枸杞、川芎洗净后用温水浸泡5分钟，猪腰清理干净后切片备用。将铁锅加油烧热，加入姜、蒜炒香，加入水及适量米醋，然后将上述食材全部放入锅中，用大火煮沸5分钟后，改用小火继续煮20分钟至食材熟透，加入盐调味后即可食用。

（2）处方：肉桂6g、当归6g、小茴香6g，鸽子1只，盐适量。

用法：将肉桂、当归、小茴香洗净后用温水浸泡5~10分钟。鸽子清理干净后切块，放入清水中煮开后捞起备用。然后将肉桂、当归、鸽子同时放入砂锅中，加入适量清水约1000ml，用大火煮沸5分钟后，改用小火继续炖煮2小时，加入小茴香再焖煮15分钟，加入盐调味后即可食用。

【针灸理疗】

一、针灸推拿疗法

1.针刺疗法

处方：阿是穴、环跳、承扶、风市。

操作：皮肤常规消毒后，阿是穴直刺1.5~2.5寸，环跳直刺2~2.5寸，承扶直刺1.5~2.5寸，风市直刺1~1.5寸。留针15~20分钟，每日1次，10天为一个疗程。

2.电针法

处方：阿是穴、L_3夹脊穴。

操作：皮肤常规消毒后，将针刺入阿是穴和L_3夹脊穴。得气后接治疗仪，选用连续波，电流强度以患者耐受为度。每次20分钟，隔日1次，6次为一个疗程。

3.刺络拔罐法

处方：阿是穴。

操作：皮肤常规消毒后，用皮肤针重叩局部，使局部皮肤发红，并轻微渗血，加拔火罐10分钟。隔日1次，6次为一个疗程。

4.针挑法

处方：阿是穴。

操作：局部常规消毒后，于第三腰椎横突纤维性硬节处，用三棱针挑刺，以挑破表皮、挑断部分肌纤维为度。每周1次，最多3次。

5.穴位注射法

（1）处方：阿是穴。

操作：皮肤局部消毒后，将维生素B_1和强的松龙各0.5ml混合穴注。注药前先按常规作小幅度快速提插。得气后，回抽无血即可注药。隔日1次，5次为一个疗程。

（2）处方：阿是穴。

操作：将当归注射液2ml，维生素B_{12}注射液2ml，注入第三腰椎横突压痛点。隔日1次，6次为一个疗程。

6.灸法

处方：阿是穴、肾俞。

操作：将艾条点燃，对准第三腰椎横突部和肾俞穴，保持一定的距离，进行移动熏灼。每次15分钟。此法也可用于温针灸。每日1次，6次为一个疗程。

二、现代物理疗法

1.半导体激光照射疗法

处方：患部。

操作：半导体激光照射治疗第三横突综合症，采用半导体激光治疗仪，波长650~830nm，输出功率10~500mW，连续可调。令患者俯卧，于第三腰椎棘突旁取横突，激光探头置于第三腰椎棘突皮肤上斜向第三腰椎横突方向照射。每次3分钟，每日1次，连续10次为一个疗程，疗程中停用一切药物。

2.高频电疗法

处方：患部。

操作：常用的有短波、超短波及微波疗法。短波及超短波治疗时，微热量，每次12~15分钟，每日1次，10天为一个疗程。微波治疗时，格微波辐射电极置于背部照射，微热量，每次15分钟，每日1次，8次为一个疗程。

3.感应电疗法

处方：局部痛点。

操作方法：采用仪器为晶体管点送治疗机。用手柄电极，将治疗拨至感应档，电流输出50~70mw（根据患者耐受量调整）。一极置于痛点，另一极于周围或痉挛肌肉的上、下端，或双电极从患侧背部向腰骶部逐渐移动，以引起肌肉收缩为准。

【护理措施】

1. 生活起居护理　在急性期应卧床休息，起床活动时可用腰围保护，治疗期间应避免腰部过度屈伸和旋转活动，宜保暖，避风寒，后期可进行腰背肌功能锻炼。

2. 情志护理　多与患者沟通，消除其恐惧心理，以利于医患配合。

3. 对症处理及护理　急性期要求患者减少弯腰活动，以利损伤组织修复。后期进行腰背肌功能锻炼，辅导患者练习以下动作：取站立位，双足分开与肩同宽，双手拇指向后叉腰，拇指顶按第三腰椎横突，然后腰部旋转，每次5~10分钟，最后腰部后伸，双手拇指捻散腰部，放松腰肌，解除粘连，消除炎症。

4. 健康教育　教育患者注意休息，加强自我保护意识，避免腰部受外部暴力伤害及扭伤。后期可自行练习上述动作。

骶棘肌下段损伤

骶棘肌下段损伤大多被笼统地诊断为腰肌劳损。骶棘肌下段损伤是腰肌劳损中的一小部分，还有更多的腰部软组织损伤疾病属于腰肌劳损。过去对腰肌劳损的病因、病理缺乏正确的认识，也无较好的治疗方法。

【病因病理】

骶棘肌下段处在人体腰骶部位，是脊柱做屈伸侧弯活动最频繁的部位，也是做这些运动时应力最集中的地方。损伤有积累性劳损和突然的暴力引起的牵拉伤两种情况，前者是人体持续过度牵拉而缓慢的损伤，或肌纤维、肌腱受到附近骨突的摩擦而缓慢地损伤。另外，突然的暴力使腰部过度前屈，或人体欲努力将脊柱从屈曲位变为伸直位，而又受到暴力的阻止，肌肉强烈收缩，而使骶棘肌的肌纤维和肌腱突然断裂而损伤。这些急、慢性损伤，都需要自我修复。在修复过程中，肌肉本身瘢痕而和周围组织器官（筋膜、骨突、韧带等）粘连，造成局部血运和体液代谢障碍，周围组织的动态平衡被破坏。在这种情况下，腰部的屈伸和侧屈活动受到限制，勉强活动导致进一步损伤，所以在临床上都有反复发作的特征，并有逐渐加剧的趋势。

【临床表现】

腰骶部疼痛，弯腰困难，不能久坐和久立，不能持续做脊柱微屈体位的工作。患者喜欢用手或桌子的一角顶压腰骶部的疼痛部位。严重者上、下床均感困难，生活不能自理。

【诊断依据】

1.腰骶部有劳损史或暴力损伤史。

2.骶骨甲或髂骨背部骶棘肌附着点处疼痛，且有压痛点。

3.腰椎横突尖部或棘突下缘有疼痛和压痛（第3腰椎横突除外，因第三腰椎横突尖部损伤最常见，已单独列一节叙述。但第3腰椎横突综合征也属于骶棘肌下段损伤的范围）。

4.拾物试验阳性。

5.让患者主动弯腰会使上述一些痛点疼痛明显加剧。

【中药调养】

1.中药内服

（1）处方：当归15g、生地黄10g、牛膝10g、杜仲10g、通草10g、大枣5g、炙甘草6g。

用法：每日1剂，水煎服，每次250ml，每日2次，7天为一个疗程。

（2）处方：车前子15g、麻黄6g、牛膝10g、杜仲10g、地龙10g、荆芥6g、炙甘草6g。

用法：每日1剂，水煎服，每次250ml，每日2次，7天为一个疗程。

2.中药外敷

（1）处方：透骨草20g、伸筋草20g、乳香15g、没药15g、马钱子9g、麻黄9g、桂枝9g、细辛6g、甘草6g。

用法：将上药共研为细末，然后加入白酒调成糊状。将调好后的药物涂于大小合适的纱布上，敷于患处，外用胶布固定，每日1次，连用5天。敷药时，可辅助使用红外线灯局部照射，促进药物渗透。

（2）处方：川乌15g、草乌15g、乳香15g、没药15g、威灵仙9g、桂枝9g、独活9g、杜仲9g、牛膝9g、细辛6g、甘草6g。

用法：将上药共研为细末，然后加入米醋调成糊状。将调好后的药物涂于大小合适的纱布上，敷于患处，外用胶布固定，每日1次，连用5天。敷药时，可辅助使用红外线灯局部照射，促进药物渗透。

3.药膳食疗

（1）处方：杜仲6g、枸杞6g、党参6g、三七3g，乌鸡300g、盐适量。

用法：将杜仲、枸杞、党参、三七洗净浸泡10分钟备用，将乌鸡斩块洗净后汆水。然后将上述食材同时放入锅中，加入适量清水，用小火慢炖3小时，待乌鸡熟透后加入盐调味即可食用。

（2）处方：羌活6g、杜仲6g、伸筋草6g、牛膝6g、枳壳6g，排骨250g、生姜5片，盐适量。

用法：将上述药物洗净后煎汤取汁备用。排骨清理干净后剁块，放入清水中煮开后捞起备用。然后将上述食材全部放入砂锅中，加入药汁及适量清水，用大火煮沸5分钟后，改用小火继续炖煮3小时，加入盐调味后即可食用。

【针灸理疗】

一、针灸推拿疗法

1.针刺疗法

（1）处方：肾俞、气海俞、大肠俞、志室、命门、腰眼、腰阳关，以及相应的夹脊穴。

操作：穴位常规消毒后，用1寸毫针向脊椎方向针刺，用中强刺激，留针20分钟。每日1次，10天为一个疗程。

（2）处方：手三里与曲池连线之中点。

操作：患者取立位，手半握拳端平，针刺深约1.5寸，针感酸、麻、胀、重。针后同时加腰部活动，主要向疼痛方向。留针20分钟，注意右侧腰痛取左侧穴位，左侧腰痛取右侧穴位，中间腰痛取左侧穴位。取针后患者用一手按扶在肩前部，另一手按扶在髂骨后外侧部，双手对称地施以反旋转动，使腰部旋转，直至最大限度。

2.刺络拔罐法

处方：肾俞、腰阳关、次髎。

操作：患者俯卧，皮肤严格消毒后，医者持三棱针在痛点散刺（豹纹刺），刺出血数滴，然后在痛点行拔罐术（用大号罐）。每次留罐10分钟，每日1次，10天为一个疗程。

3.针罐法

处方：鱼际。

操作：取双侧鱼际穴，常规消毒后，选用28号2寸不绣钢毫针，直刺1.5寸重提轻插捻转，行重泻手法。待患者有明显酸胀感后，令患者用力咳嗽两声，然后做下蹲、起立及腰部活动，待疼痛减轻后，在骶尾部用闪火法拔大号火罐1个，20分钟后拔针去火罐。每日1次，10天为一个疗程，治疗期间停用其他疗法。

4.针挑法

处方：阿是穴。

操作：患者取两腿跨骑坐位，俯伏椅背上。皮肤常规消毒后，用0.5%~1%利多卡因在穴位上注一皮丘。左手持消毒棉签，右手持特制钢针挑开皮肤，挑起皮下丝状纤维样物，拉出剪掉。一般只挑皮下纤维样物，也可深达筋膜层。术毕以一片生姜盖上，再贴上跌打风湿膏药。5日1次，8次为一个疗程。每次挑3穴。

5.耳针法

处方：腰骶椎区、腰痛点、神门、皮质下、肾上腺。

操作：严格消毒耳郭，快速进针，捻转片刻后留针20分钟。每日1次，无效时可埋针7天。

6.耳压法

处方：腰、肾、肛、神门。

操作：将王不留行籽按压在腰、肾、肛、神门等穴位上。3日1次，1个月为一个疗程。

7.穴位注射法

处方：阿是穴。

操作：用10%葡萄糖注射液15ml或加维生素$B_1$100mg，在肌肉痉挛压痛处按一针多向透刺原则，分别向几个方向注入药液，将50%葡萄糖注射液5ml加妥拉苏林5mg或5%当归注射液3ml，注入压痛最明显处。4日1次，10次为一个疗程。

8.灸法

处方：阿是穴、命门、肾俞。

操作：将当归、白芍、红花、川断、狗脊、公丁香、桑白皮、升麻、川芎、木香各10g，没药、乳香各6g，全蝎3g共研细末，同时以75%酒精调制成厚约3cm的药饼，并用细针在药饼上戳数孔，置于命门、肾俞及阿是穴，再放上艾炷点燃隔药施灸，每穴7壮。每日1次，10天为一个疗程。

二、现代物理疗法

1. 温热脉冲电流疗法

处方：腰骶部和压痛点。

操作：使用温热式低周波治疗器，输入电压220V，最大治疗电流19.5mA，频率3~1000Hz。该机有一个正极导子和两个负极导子，治疗前将三个导子加水，使其湿度均匀，分别将正极导子放至腰骶部，负极导子放至痛点，加压固定后开机，首先选择自动治疗程序，治疗强度由小到大，至患者耐受为止，此时患者有震颤感。同时调节温度旋钮，使温热度在30℃~43℃，以患者感觉舒适为度。治疗15分钟再用选择程序，可以选择拍打、按摩、推压、按揉等仿生手法再治疗10分钟，每日1次，10天为一个疗程。通过低频脉冲电刺激兴奋肌纤维，电流可促进神经中枢释放内啡呔、脑啡呔，从而改善局部循环，清除致痛物质，减轻组织水肿及张力，止痛；电流刺激还可引起大脑皮质的泛化性抑制，起到镇静、促进循环的作用，对肌纤维炎症起到消炎作用。同时湿热刺激可使神经末梢释放活性物质、化学介质（组织胺、前列腺素等），使血管扩张，改善微循环；同时加温可影响神经传导速度，降低肌张力，解除肌痉挛，达到祛风散寒、缓急止痛的作用。

2. 超声波疗法

处方：患部。

操作：患者俯卧位，暴露骶尾部，用超声治疗仪治疗。超声输出设定为脉冲模式，时间为10分钟，根据患者热感及是否有酸麻胀的感觉调节档位，剂量0.8~1.5W/cm²，每次10分钟，每日1次，5天为一个疗程。

3. 电疗法

处方：骶棘肌下段。

操作：选用药物（冰醋酸、维生素B、维生素B_{12}、碘等药物或乌头、川芎等）浸湿衬垫置于骶棘肌下段，按药物性能接阳极或阴极，另一电极置于患侧前臂（如双臂均有症状，可两前臂隔日交替进行），每次通电20分钟，每日1次，15天为一个疗程。

【护理措施】

1. 生活起居护理 在急性期应卧床休息，起床活动时可用腰围保护，应避免腰部过度屈伸和旋转活动，宜保暖，避风寒。

2. 情志护理 多与患者沟通，消除其恐惧心理，以利于医患配合。

3. 健康教育 教育患者注意休息，加强自我保护意识，避免腰部受外部暴力伤害及扭伤。

下后锯肌损伤

下后锯肌损伤常见于剧烈运动。可由突然转身、弯腰，或遇到其他不协调的活动，使呼吸节律突然打乱所致。损伤后表现为肋部疼痛，呼吸受限，俗称"岔气"。

【病因病理】

由于人体各种活动和突然动作，正常的呼吸节律被破坏，又由于下后锯肌分成四条肌束带终止于4条肋骨，也就容易在突然接到改变伸缩信号时，四条肌束带不能同步进行伸缩。很可能在某一个时间的"横切面"上，四条肌束带的伸缩机制有1条或2条与其余3条或2条正好是相反的，如果这1条或2条是处在收缩状态，而其他3条或2条是处于舒张状态，这1条或2条就容易造成牵拉性损伤。如果这1条或2条肌束带处在舒张状态，其他3条或2条肌束带就会屈曲或卷折，或轻度移位。

【临床表现】

急性损伤时肋部疼痛，剧烈者不敢深呼吸，强迫性气短，上半身向患侧侧弯后伸。卧床时不敢翻身，慢性期患侧肋外侧部疼痛。第一种是肌腱撕裂型，其疼痛点多在下后锯肌止点，下四条肋骨的外侧部，慢性期疼痛时发时止，不敢做肺活量大的工作和运动。第二种屈曲卷折移位型，慢性期痛点多在下后锯肌中段4条肌束带上，如最初未得到正确治疗，症状多较严重，正常呼吸活动均受到影响，只是时重时轻，严重时呼吸均感困难，出现强迫性气短，痛点处常可触及索状肿物。

【诊断依据】

1.有突发性肋外侧疼痛的病史。

2.在下两个胸椎、上两个腰椎至下4条肋骨的外侧面区域内有疼痛和明显压痛。

3.呼气时疼痛明显加重。

【中药调养】

1. 中药内服

（1）处方：当归15g、黄芪15g、熟地10g、补骨脂10g、核桃肉15g、杜仲15g。

用法：每日1剂，水煎服，每次250ml，每日2次，7天为一个疗程。

（2）处方：羌活6g、黄芪6g、川芎10g、防风10g、茯苓10g、秦皮10g、桑枝10g、五加皮12g。

用法：每日1剂，水煎服，每次250ml，每日2次，7天为一个疗程。

2. 中药外敷

（1）处方：透骨草20g、伸筋草20g、乳香15g、没药15g、独活12g、威灵仙12g、穿山甲12g、川芎9g、桃仁9g、红花9g、细辛6g、甘草6g。

用法：取上述药物装入布袋内，扎口煎汤，熏洗并外敷于患处，每天1~2次，每次30分钟，2天换药1次，连续治疗2周。

（2）处方：千年健20g、威灵仙20g、川乌15g、草乌15g、乳香15g、没药15g、黄柏12g、当归12g、川芎12g、续断12g、白芷12g、独活9g、杜仲9g、牛膝9g、细辛6g、甘草6g。

用法：将上述药物共研为细末，然后加入米醋调成糊状。将调好后的药物涂于大小合适的纱布上，敷于患处，外用胶布固定，每日1次，连用5天。敷药时，可辅助使用红外线灯局部照射，促进药物渗透。

3. 药膳食疗

（1）处方：白芷9g、川芎9g、黄芪6g、杜仲6g，排骨400g，生姜5片，葱、盐等调料适量。

用法：将新鲜排骨清洗干净，剁成小块，放入清水中煮开，捞起晾干。将白芷、川芎、黄芪、杜仲洗净后用温水泡5分钟。然后将上述食材共同放入锅中煮开，加入生姜，继续煲至排骨熟透，加入葱段、盐适量后即可食用。

（2）处方：薏苡仁30g、羌活15g、生姜15g、羊肉250g，盐适量。

用法：将羊肉清洗干净，切成小块，放入清水中煮开，捞起晾干。将薏苡仁、羌活洗干净后浸泡30分钟。然后将薏苡仁、羌活、生姜、羊肉共同放锅中煮开，然后用小火继续煲至羊肉熟透，加入盐适量后即可食用。

【针灸理疗】

一、针灸推拿疗法

点穴治疗法

处方：颈臂穴（经外奇穴，位于锁骨内1/3与外2/3交界点直上1寸处）。

操作：患者取站立位（年老体弱患者可坐在方凳上）。医者面对患者而立，用一手扶握患者健侧肩部；将另一手拇指末节指腹置于其患侧颈臂穴上，其余四指置于颈肩部，拇指用力向脊柱方向点按颈臂穴，至患者有痛、麻或酸胀感，并向同侧上肢或胸、背部放散为度。持续点按2~3分钟，其间医者拇指可稍向上、下、左、右滑动数次。然后，医者继续点按，并扶持患者反复做腰部伸、屈、侧弯及旋转动作。大部分患者2~3分钟后，疼痛消失，活动恢复正常。

二、现代物理疗法

1.TDP辐射器治疗法

处方：患部。

操作：直接照射裸露患部，辐射器距离皮肤38公分，温度以患者感觉舒适为宜，每日1次，每次照射45~60分钟，治疗次数视病情而定。

2.磁场治疗法

处方：患处。

操作：采用磁疗机，磁场强度为0.025T，磁铁与皮肤间距离4mm，每日1次，时间15分钟，12次为一个疗程。

3.超声波药物导入治疗法

处方：患处。

操作：超声波治疗机，频率800kHz，功率$0.75\sim1.0W/cm^3$，耦合剂为止痛药膏，用脉冲式，直接接触缓慢移动法，每次10~15分钟，每日1次，10次为一个疗程。

4.蜡疗法

处方：患处。

操作：用间接加温法把石蜡溶化，将盛有石蜡的盆放在热水上，热水把盆里的石蜡溶化，约60℃左右。将溶化的石蜡从锅内取出，稍凉一会，待热度到人能承受得住时，用刷子蘸蜡液迅速在患处刷一层均匀的保护层，然后一层接一层地刷到约1~1.5cm厚即可停止，外加棉垫保温30分钟，防止蜡液滴在皮肤上，引起烫伤。也可以直接把患部浸在蜡液内。先用绷带按患病部位大小折叠成10层左右，浸入蜡液中，再用刷子在病变部位刷一层蜡，然后将浸透蜡液的绷带敷在患处，在外面用塑料布、棉垫包好，半小时后拆下。

5.低中频电疗法

处方：电疗机作用于患部。

操作：选择适当电极、波形、强度和频率，并置或交叉置于患处，每次10~20分钟，每日1次，每6~12次为一个疗程。

【护理措施】

1. **生活起居护理** 避风寒，保暖，注意劳逸结合，慎做重活。
2. **情志护理** 多与患者沟通，消除其恐惧心理，以利于医患配合。
3. **健康教育** 加强自我保护意识，养成良好的用腰习惯，避免扭伤及腰部频繁的屈伸运动，避免腰部突然大重量负荷。伤后应积极治疗，以免加重病情。

第四节 下肢部软组织损伤

臀中肌损伤

臀中肌损伤有急、慢性两种。急性损伤者，局部肿痛显著，无复杂的临床症状，极少数病例因损伤较重，内出血太多，影响附近的神经和血管，出现臀部麻木，发凉等症状。慢性者，肿胀不显著，但出现的症状较为复杂，除局部疼痛麻木外，还常常引起坐骨神经疼痛，行走受限。波及梨状肌时诊断更为困难。慢性臀中肌损伤的发病率在骨伤科疾病中较高，常被误诊为梨状肌损伤，或笼统诊断为坐骨神经痛。有明确诊断者，也很难治愈，大多成为老病号。

【病因病理】

臀中肌损伤大多由突然猛烈地外展大腿所致，在大腿前屈、内收、后伸、外旋运动时损伤的机会较少。损伤日久，臀中肌瘢痕粘连、挛缩，和附近软组织粘连（大多数为肌肉筋膜损伤挛缩而粘连），如果其他软组织和臀中肌相邻部位本身同时损伤，则多为臀中肌和其他软组织直接粘连，这种情况比较少见。

臀中肌瘢痕粘连，除本身活动受到限制，同时也挤压摩擦周围的软组织，引起其他软组织的临床症状。如挤压牵拉梨状肌就出现近似梨状肌损伤综合征的症状；挤压牵拉梨状肌上、下孔的神经血管，就出现下肢疼痛麻木、发冷等症状。

【临床表现】

臀中肌损伤可根据臀中肌损伤所波及的范围和病理变化，分为单纯型、臀梨综合型与混合型3型。

1.单纯型 臀中肌本身受损，并未波及其他软组织，所以只在臀中肌本身有1~2个单纯的压痛点，多不引起牵涉痛。患者疼痛较局限，下肢有轻微的疼痛和麻木感。

2.臀梨综合型 臀中肌本身有痛点，压痛波及梨状肌，做梨状肌牵拉试验，引起臀中肌疼痛加重，梨状肌上有压痛点，但都较轻微，且疼痛范围不清楚，或有下肢疼痛。

3.混合型 臀中肌本身有痛点和压痛。梨状肌也有疼痛和压痛。压臀中肌和梨状肌都引起下肢沿坐骨神经干的牵涉性疼痛、麻木。患者主诉行走、站立时下肢有痛麻感、发凉等。

【诊断依据】

1.有损伤史。

2.臀中肌附着区有疼痛和压痛，梨状肌无压痛，患侧下肢或有轻微痛、麻的感觉；让患侧下肢主动做外展运动，引起疼点处疼痛加剧，为臀中肌损伤单纯型。

3.臀中肌附梨区有疼痛、压痛，位置偏于下侧，且梨状肌表面投影区也有疼痛和压痛（臀裂上端和患侧髂后上棘连线中点与同侧股骨大粗隆连线，即为梨状肌的表面投影），痛点和臀中肌上的痛点相邻，且两痛点模糊不清，很难分清，连成一片，做梨状肌牵拉试验引起疼痛加剧，下肢麻木感不明显，即为臀中肌损伤的臀梨综合型。

4.臀中肌附梨区有疼痛和压痛，并牵涉下肢沿坐骨神经干痛麻不适。梨状肌表面投影区有疼痛，并（或）引起下肢沿坐骨神经干痛麻加剧。患者走、站均感下肢疼痛不适，此为臀中肌损伤混合型。

【中药调养】

1.中药内服

（1）处方：当归15g、红花15g、柴胡10g、川芎10g、桃仁10g、穿山甲6g、大黄6g。

用法：每日1剂，水煎服，每次250ml，每日2次，7天为一个疗程。

（2）处方：当归10g、川芎10g、乳香10g、没药10g、橘核6g、赤芍6g、土鳖虫6g、荔枝核6g、陈皮6g。

用法：每日1剂，水煎服，每次250ml，每日2次，7天为一个疗程。

2.中药外敷

（1）处方：川芎30g、没药15g、乳香15g、紫花地丁15g、白芷20g、独活15g、姜黄15g、海风藤15g、香附15g、艾叶10g。

用法：上述药物研末，混和均匀后用麻油及凡士林调成糊状。患者俯卧，将调好的药膏均匀涂抹在患者患侧臀部，以纱布覆盖，然后用TDP神灯照射30分钟。每日1次，每7日为一个疗程。如果一个疗程未愈，可休息2~3日，继续做第2疗程治疗。

（2）处方：生栀子50g、鲜生地50g、鲜松针50g。

用法：将上药洗净后捣碎，加入米醋调成糊状。将调好的药物涂于大小合适的纱布上，敷于患处，外用胶布固定，每日1次，连用5天。敷药时，可辅助使用红外线灯局部照射，促进药物渗透。

（3）处方：鸡血藤20g、桂枝20g、当归尾20g、牛膝20g、防风20g、木瓜20g、桑枝30g、桑寄生30g、红花10g、川芎10g、乳香10g、没药10g。

用法：取上述药物，水煎，每日外洗1次，每次约15~20分钟。10次为一个疗程，最长不超过三个疗程。

3.药膳食疗

（1）处方：高良姜6g、薏苡仁12g、杜仲12g、牛膝12g、白芷12g、猪脊骨200g、粳米150g，盐适量。

用法：将高良姜、薏苡仁、杜仲、牛膝、白芷清洗干净后煎汤，去渣取汁。将猪脊骨洗净后氽水，将粳米洗净后放入锅中，加入猪脊骨，再加入药汁及适量水煮粥，待粥成后加入适量盐调味即可，空腹温热服下，每天1剂。

（2）处方：红花6g、木香6g、当归6g、川芎6g，红糖适量。

用法：将上述药物洗干净后共同放入锅中水开后继续煮15分钟，去渣留汁，兑入红糖，分3次服食。每日2次，连服15日。

【针灸理疗】

一、针灸推拿疗法

1.针刺治疗

（1）处方：阿是穴、环跳、秩边、承扶、殷门、委中、阳陵泉、承山、昆仑。

操作：患者取俯卧位，用1.5寸毫针（环跳穴和秩边穴用3寸针），垂直进针，行提插捻转针法，使针感向下肢放射，臀部选取相应疼痛点作为阿是穴，常规针刺，以得气为度。在环跳、秩边、阿是穴的针的尾端置一大小合适的艾球，点燃。待艾球火熄灭余热散尽后除去艾灰。留针20~30分钟，每周3~5次，10次为一个疗程。

（2）处方：阿是穴局部。

操作：在患侧臀中肌部位，可查及痛性条索物或压痛点，压痛点位置多在髂骨棘外侧臀中肌起始部，选择2~3处条索物或压痛点。选30号3寸毫针在条索处及压痛处先直刺一针，然后旁开0.5寸处斜刺一针，两针尖会于一处，深3寸左右（肌肉瘦薄者可适当浅些），双针均施小幅度捻转提插，以针下有沉紧或徐和的感觉，同时患者在针下出现或酸、麻、胀的感觉为度。每隔10分钟行针1次，留针30分钟。每日1次，10次为一个疗程。

（3）处方：阿是穴。

操作：推拿后即进行阿是穴围针法，选取患处压痛点及肌肉条索处为中心，采用3寸毫针先直刺一针，约刺入60mm，其余再以该处为中心，分别在起上、下、左、右各针尖朝向中心刺入65mm，病重患者可刺6~8针。同时配合取患侧大肠俞、环跳、承扶、委中等穴位，常规针刺，然后分别接G-6805治疗仪，留针25分钟出针。

（4）处方：阿是穴。

操作：患者取健侧卧位，屈髋，在患侧臀部臀中肌附着区寻找压痛明显点2~4处。用75mm针直刺至出现明显酸胀感并向下放射。然后接G-6805型电针仪，以疏密波治疗30分钟。

（5）处方：阿是穴、腰夹脊穴、阳陵泉、申脉、照海。

操作：阿是穴取穴为沿臀中肌前外侧或后侧纤维处的痛性条索状物自上而下各取两穴，申脉透照海，其他穴位常规针刺，平补平泻，得气后接G-6805型电针仪，留针30分钟。

（6）处方："臀四针"、阿是穴。

操作："臀四针"是指患侧环跳、居髎穴和环跳与髂前上棘连线中点、环跳穴直上臀肌缘处两个进针点，后两个进针点触之常有压痛。另有压痛点可作为阿是穴，适当选用配穴，如腰部酸痛加肾俞、气海俞，酸痛及膝加委中、阳陵泉。常规针刺，用泻法，选2~3处加艾炷，点燃进行温针灸，留针20分钟。有明显压痛点的用三棱针刺血，针刺后加拔火罐，每周针刺2~3次，8次为一个疗程。

2.手法治疗

（1）处方：患处。

操作：先沿臀中肌前外侧或后侧纤维处的痛性条索状物自上而下顺向理按3~5遍，然后在腰部行揉按法同时点压肾俞、大肠俞，以达到放松腰肌、改善循环、益肾壮腰之目的，然后双手拇指重叠，按准劳损部位及反应物，垂直肌纤维方向来回弹拨，同时按压环跳，以达到拨离粘连、解除痉挛的目的，再用双掌重叠按揉病损部位，揉拿下肢，按承扶、委中、承山等穴行放松手法，患者仰卧位，医者一手按患侧膝，一手握踝，使患者屈膝、屈髋，再使髋内收内旋，小腿外展内旋，然后牵抖下肢，手法完毕。

（2）处方：患处。

操作：患者俯卧位，先在腰臀部、同侧下肢行滚法、揉按法，同时点压腰夹脊穴，以达到放松腰、臀、腿部肌、改善局部循环的目的。2~3次，每次约5分钟。点按阿是穴，或自上而下弹拨臀中肌前外侧或后侧纤维处的痛性条索状物，以患者出现局部或同侧下肢放射性酸胀为主，2~3次，每次10~30秒。按揉下肢，沿居髎、阳陵泉、申脉、照海等行放松手法。循环进行3次，共约20分钟。

（3）处方：患处。

操作：①掌揉法：患者取仰卧位，医者单手或双手手掌相对应作用于臀部上做小幅度回旋环转运动，时间约3~5分钟。②"指针"镇痛法：患者取仰卧位，寻找臀中肌条索结节改变之"扳机点"，医者一手拇指或双手拇指叠加点按在条索状改变之臀中肌肌腹，力量由轻到重，力度以患者能耐受为度，停留5~10秒，反复3~5次。③旋按法：患者取仰卧位，医者双手重叠贴患侧臀部臀肌做小幅度回旋环转运动，时间约2~3分钟。④弹拨法：患者取仰卧位，医者双手拇指叠加点按在臀中肌上，力量由轻到重，出现酸胀、疼痛指感后再做与臀中肌成垂直方向的往返拨动，反复3次。⑤肘压理筋法：患者取仰卧位，医者俯身用肘后三角按压于臀中肌起点，持续用力顺肌纤维走行方向推压，待行至臀中肌中部停留片刻，患者感到强烈的酸胀感向下肢外侧放射即缓慢松开，反复操作3~5次。⑥屈髋拉筋法：患者取仰卧位，双下肢屈髋、屈膝90°，患肢跨越于健侧膝上，医者一手扶患肢膝关节，一手握住踝关节下压患肢向患者身体靠拢，当感到阻力到最大时再回弹下压几次，以患者臀部有明显牵拉感为度。

二、现代物理疗法

1.超声波疗法

处方：损伤局部。

操作：患部涂接触剂，多采用接触移动法，治疗时声头轻压皮肤，在治疗部位做缓慢移动，移动速度以每秒1~2cm为宜。常用强度0.5~1.5W/cm^2。每次8~10分钟，每日1次，10~20次为一个疗程。

2.温热疗法

处方：损伤局部。

操作：一般在伤后24小时出血停止后运用，将石蜡溶解成液体后，倾倒于蜡盘内，蜡液厚1.5~2cm，待冷凝成块时即取出放在塑料布或胶布上，直接敷于治疗部位，外用棉垫包裹保温。温度50℃~55℃，每日1次，15~20次为一个疗程。

3.高频电疗法

处方：患处。

操作：患者取合适体位，治疗部位无需暴露，中号电极对置于患侧大腿部，电极和皮肤间隙以空气或用干毛巾棉垫隔开，间隙约2cm。微热量，每次30分钟。

4.磁疗法

处方：患处。

操作：选择机器，最常用的是高频磁疗机和脉冲电磁疗机，将磁头（形状多样）导线插入孔内，磁头紧贴治疗部位，然后接通电源，调好磁感应强度，选择适宜电压。患者若感到过热可加纱布隔垫，每次治疗15~30分钟，每日1次。

三、现代康复疗法

髋部康复训练

操作：训练前后必须做大腿左右摆腿练习200~400次，可分组进行。患者取横劈腿坐位，双下肢伸直，并尽力分开，左手摸右足尖，右手摸左足尖200~400次，可分组进行，每日1~2组。取坐位，健侧下肢伸直，健侧手握住患侧小腿远端，被动屈膝、屈髋，足置于健侧股骨上端外面，患侧上肢抱住患膝尽量贴近对侧胸部，每组200次，每日1~2组。

【护理措施】

1. 生活起居护理 患者应加强自我保护意识，损伤脉络，气血不畅，故而疼痛。若复感寒邪，或劳逸不适，则必疼痛加重。因此，避风寒，适劳逸，注意休息对本病的康复十分有帮助。

2. 情志护理 多与患者沟通，消除其害怕心理，积极与医生配合，以利病情早日恢复。

3. 对症处理及护理 急性损伤者，须卧硬板床数日，不宜热敷。慢性者可热敷。

4. 健康教育 患者应加强自我保护意识，避免做可能导致损伤的动作。

髂腰韧带损伤

髂腰韧带损伤在临床上较为多见，多因诊断不够明确而被误诊。

髂腰韧带因其肥厚而坚韧，即使受到强大的暴力损伤也不会完全断裂，只会发生局部损伤。它是稳定第4腰椎、第5腰椎的强有力的结构，也通过它使髂骨和第4腰椎、第5腰椎的连结更为稳固。因第4腰椎、第5腰椎为人体躯干应力的集中点，腰部伸、屈和侧弯时，髂腰韧带都要受到相应的应力影响，因此损伤的机会较多。

髂腰韧带因在第4腰椎、第5腰椎横突和髂嵴内侧之间，有骨性组织覆盖。病变后，疼痛深在，且触压不到，给诊断和治疗都带来一定的困难。所以患此病后，被治愈者不多，大多数年久不愈，或自我代偿修复自愈。

【病因病理】

髂腰韧带的损伤，主要由腰部过度屈曲和过度扭转或侧弯引起。急性损伤较多见，伴有疼痛发作。单侧多见，双侧较少见，发生明显疼痛多为一侧，两侧较少。变为慢性钝痛，劳作后发作，休息后好转。慢性劳损多见于长期从事过度弯腰工作者，多为两侧同时发病，一侧较少。

髂腰韧带损伤慢性期的主要病理变化是使平衡第4腰椎、第5腰椎的作用丧失，腰部呈僵硬状态。

【临床症状】

第5腰椎两侧或一侧深在性疼痛，患者只能指出疼痛部位，指不出明显的痛点。腰部屈伸、侧屈、旋转活动受限。搬重物时容易引起剧痛。

【诊断依据】

1.有腰部的外伤史或劳损史。

2.在第4腰椎和第5腰椎外侧缘和髂骨内嵴之间的髂腰角处有深在性压痛。

3.令患者正坐,向患侧背后转身,引起髂腰韧带处疼痛加剧。

4.排除其他疾病。

【中药调养】

1.中药内服

(1)处方:桂枝15g、杜仲15g、牛膝15g、白芍10g、独活10g、生姜10g、大枣6g、灸甘草6g。

用法:每日1剂,水煎服,每次250ml,每日2次,7天为一个疗程。

(2)处方:黄芪15g、杜仲15g、牛膝15g、熟地15g、五加皮10g、当归10g、川芎10g、赤芍10g、附子6g。

用法:每日1剂,水煎服,每次250ml,每日2次,7天为一个疗程。

2.中药外敷

(1)处方:姜黄30g、白芷30g、栀子30g、羌活15g、独活15g、防风15g、荆芥15g、延胡索15g、透骨草15g、花椒15g。

操作:上述药物研末,混和均匀后用35%酒精调成膏状。将调好的药膏均匀涂抹在药布上,敷于患处,药布大小视病变部位而定,药膏厚度2mm,然后用TDP神灯照射30分钟。每日1次,每7日为一个疗程。如果一个疗程未愈,可休息2~3日,继续做第二疗程的治疗。

(2)处方:生草乌15g、生川乌15g、生南星15g、乳香15g、没药15g、桃仁15g、红花15g、木瓜12g、大黄12g、伸筋草12g、穿山甲12g、白龙须12g。

用法:上述药物装入玻璃容器中,分别加入白酒及白醋各800ml,浸泡2周后用棉签涂抹于患处,或用药酒打湿毛巾后热敷于患处,每日1~2次,每次热敷30分钟。

3.药膳食疗

(1)处方:党参9g、山药9g、杜仲6g、牛膝6g、枸杞子10g、兔肉150g、生姜5片,盐适量。

用法:将新鲜兔肉清洗干净,切成小块,放入清水中煮开,捞起晾干。将党参、山药、杜仲、牛膝、枸杞洗净后用温水泡5分钟。然后将上述食材共同放入锅中煮开,加入生姜,继续煲至兔肉熟透,加入盐适量后即可食用。

(2)处方:人参6g、当归9g、黄芪9g、白术9g、陈皮9g,生姜5片、乌鸡

1只，盐适量。

用法：将上述中药材清洗干净后用温水浸泡5分钟，将乌鸡处理干净后余水，然后将上述药材放入鸡腹中，放入锅中加入清水炖煮3小时左右，待鸡肉熟透后加入盐适量即可食用，每周2~3次。

【针灸理疗】

一、针灸推拿疗法

1.针刺疗法

处方：肾俞、气海俞、大肠俞、志室、命门、腰眼、腰阳关及相应的夹脊穴。

操作：穴位常规消毒后，用1寸毫针向脊椎方向针刺，用中强刺激，留针20分钟。每日1次，10天为一个疗程。

2.刺络拔罐法

处方：肾俞、腰阳关、次髎。

操作：患者俯卧，皮肤严格消毒后，医者持三棱针在痛点散刺（豹纹刺），刺出血数滴，然后在痛点行拔罐术（用大号罐）。每次留罐10~15分钟，每日1次，5次为一个疗程。

3.穴位注射法

处方：患部穴位。

操作：患者取俯卧位，选足太阳膀胱经双侧大肠俞、上髎、中髎、次髎及阿是穴3~4个穴位，药物用维生素B_{12} 500μg加维生素B_1 200mg，在选穴点先注射一小丘，然后边推边进3.0~3.5cm，每个穴位注射0.8~1.0ml。此时患者感到注射区明显酸胀，让患者仰卧，腰骶部垫一薄枕，做牵抖复位治疗。

4.耳针法

处方：腰骶椎区、腰痛点、神门、皮质下、肾上腺。

操作：严格消毒耳郭，快速进针，捻转片刻后留针15~20分钟。每日1次，无效时可埋针1~7日。

5.耳压法

处方：腰、肾、肛、神门。

操作：将王不留行籽按压在腰、肾、肛、神门等穴位上。3日1次，1个月为一个疗程。

6.灸法

处方：肾俞、大肠俞、命门、阿是穴。

操作：将生姜50g捣如泥，樟脑粉10g，纱布10cm×10cm备用。治疗时先用温水浸湿纱布，拧干拉平，置于所取穴位上，将生姜泥铺于纱布上，厚约1cm，压平。将樟脑粉分为5份，每份2g左右。每次取1份均匀地撒在生姜泥上，点燃樟脑燃灸。灸完1次，接着再放1份，直至灸完5次为止。

二、现代物理疗法

1.红外线疗法

处方：患部。

操作：裸露腰背部，灯距30cm、50cm、100cm不等，视灯的功率而异，以患者有舒适的温热感为宜。每次20分钟，每日2次，10天为一个疗程。

2.温热低频电疗法

处方：髂腰韧带处。

操作：将正负电极置于双侧髂腰韧带处，按病情选取止痛或按摩处方，依据感觉阈值调节，每次20分钟，15次为一个疗程。

3.磁疗法

处方：髂腰韧带处。

操作：将直径1cm左右、表面磁感应强度为0.05~0.1T的磁片敷贴于治疗部位皮肤上，每个部位可敷贴1~2片，同名极并列或异名极并列，最多6片。

【护理措施】

1. **生活起居护理**　注意保暖，避免风寒侵袭，劳逸适度，减少腰部过度屈曲和过度扭转或侧弯。

2. **情志护理**　多与患者沟通，消除其恐惧心理，以利于医患配合。

3. **健康教育**　日常生活中应减少腰部过度屈曲和过度扭转或侧弯。长期从事过度弯腰工作者，尤其应该加强自我保护意识，以减少本病的发生。

膝关节内侧副韧带损伤

膝关节内侧副韧带损伤是由内侧副韧带受撞击、挤压、牵拉或其他各种外伤（多由小腿外翻而伤）引起部分撕裂、轻度内出血、肿胀等急性损伤，没有得到正确及时治疗，年深日久而遗留下来的从股骨内侧髁到胫骨内侧髁这一部位的顽固性疼痛。因为无明显红、肿、热等体征，常被诊断为风湿，也有诊断为外伤引起，无适宜疗法。多数迁延不愈，患肢功能严重障碍，外侧副韧带也有患此疾病者，但以内侧副韧带为多见。

【病因病理】

该病多由膝关节内侧副韧带急性损伤，但没有完全断裂，未得到正确治疗，日久而发病。由于韧带损伤后，在修复过程中，韧带和股骨内侧髁或胫骨内侧髁瘢痕粘连，使韧带局部弹性降低，不能自由滑动而影响膝部功能。当勉强走路，或做其他膝部勉强活动时，瘢痕受到牵拉，引起新的损伤而使症状加重。

【临床表现】

患者膝部内侧疼痛，活动后加重；患腿伸直受限、跛行，严重时不能行走；下蹲困难。在股骨内侧髁或胫骨内侧髁，有时可摸到小的皮下结节。

【诊断依据】

1.有轻重不同的外伤史，常以小腿外翻扭伤多见。

2.病程较长。

3.在股骨内髁和胫骨内髁都可找到明显的压痛点。

4.内侧副韧带分离试验阳性。

【中药调养】

1.中药内服

（1）处方：当归15g、川芎15g、桃仁10g、红花10g、通草10g、续断10g、地龙6g、地鳖虫6g、陈皮6g。

用法：每日1剂，水煎服，每次250ml，每日2次，7天为一个疗程。

（2）处方：川芎15g、桃仁10g、怀牛膝10g、骨碎补10g、威灵仙10g、鸡血藤6g、牛膝6g。

用法：每日1剂，水煎服，每次250ml，每日2次，7天为一个疗程。

2.中药外敷

（1）处方：当归12g、黄芪30g、防风12g、小茴香12g、血竭6g、延胡12g、柴胡12g、陈皮6g、郁金10g、苁蓉20g、续断12g、大黄10g、栀子12g、三棱12g、莪术12g、乳香6g、没药6g、筋骨草25g、生三七6g。

操作：干燥后研磨成细粉，混合均匀，白酒浸泡3天，装罐密封。外敷患处，隔日1次，绷带包扎，维持24小时。皮肤病损、创面部位忌用。

（2）处方：乳香、血竭、白芷、红花、南星、骨碎补、自然铜、血余炭、牛膝、桂枝、杜仲各等份。

操作：上方药物粉碎备用。根据患处面积取适量药粉，体积比为3：1加入面粉，共同放入砂锅调匀，加优质米醋适量，熬至较稠且冒出大泡时取出平摊于棉布上稍冷即贴。隔日换药1次，根据病情共1~3贴。

3.药膳食疗

（1）处方：枸杞子30g、杜仲15g、牛膝15g，鸡蛋2个。

用法：将枸杞子、杜仲、牛膝清洗干净后，同鸡蛋一起加入清水煮沸10分钟后，取出鸡蛋去壳后再放入锅中煮15分钟即可，饮汤食蛋，连用3~5天。

（2）处方：黄芪15g、杜仲15g、枸杞15g、蹄筋100g，盐等调味料适量。

用法：将新鲜蹄筋清洗干净，切成小块，放入清水中煮开，捞起晾干。将黄芪、杜仲、枸杞洗净后同蹄筋一起放入锅中炖煮，煲至蹄筋熟透后，加入盐等调味料调味即可食用。

【针灸理疗】

一、针灸推拿疗法

1.针刺疗法

处方：阿是穴。

操作：取2寸不锈钢毫针6根，采用一穴多针，先直刺1针，其余5针以45°角分别从5点刺入病灶，不宜过深，以得气为度，根据病情行补泻法，留针30分钟，每日1次，5次为一个疗程。

2.三棱针刺络拔罐疗法

处方：阿是穴。

操作：患者平卧且将患肢伸直，在压痛最敏感处轻轻揉按5~10分钟后，局部严格消毒，以三棱针迅速点刺皮肤浅层3~5下，拔罐使瘀血出，用干棉球擦去血迹后以敷料保护并包扎创口，每日1次。

3.电针疗法

（1）处方：以压痛点为中心，每隔0.5cm取穴以覆盖疼痛区域。

操作：用0.40mm×50mm毫针在上述穴位处快速进针至骨面，得气后接

G6805-2A型电针，留针30分钟，起针后用南京亿高公司微波治疗仪10W照射20分钟。每日1次，10次为一个疗程。

（2）处方：阿是穴。

操作：在股骨外上髁或在腓骨小头处找准压痛点，选用1寸或0.5寸毫针，上、下各两根，并且使两组针针尖相对，斜刺针尖紧抵在骨膜上，然后外接G6805电针治疗仪，两个电极一上一下分别使两组针连接，将有效极接在最痛处针柄上，频率150次/分，刺激强度以患者能够耐受而无刺激性疼痛感为准，外加神灯烤热30分钟，隔天1次，1周为一个疗程。

（3）处方：阿是穴、梁丘。

操作：医者用拇指或食指的指腹或侧面在患膝进行按压、推移、搓循，指力轻重宜均匀，手法轻便，当局部或周围出现压痛，或发现结节、条索、凹陷异常现象，均可作为阿是穴。在取穴部位常规消毒，使用0.25mm×50mm毫针快速进针，采用提插补泻法，气滞血瘀、湿阻经络者重提轻插，筋脉失养者重插轻提，得气后接通G6805电针仪，负极接阿是穴，正极接配穴。采用疏密波，强度以患者耐受为度，通电时间每次20分钟，每日1次，10次为一个疗程。

4.指针疗法

处方：阳陵泉、风市、三阴交、足三里。

操作：患者取坐位或仰卧位，伤肢稍屈膝，放松肌筋，医者以手指点揉血海、阳陵泉、风市、三阴交、足三里等穴，以解痉止痛。

5.穴位注射疗法

（1）处方：阿是穴。

操作：用5ml针管接1ml皮内注射针头抽取5%当归注射液2~3ml，在压痛点处呈20°角缓慢刺入，提插数次有酸胀感，回抽无回血，缓慢注射入药液，局部稍加按摩令药液均匀浸润，仰卧位休息15分钟，4天1次，5次为一个疗程。

（2）处方：阿是穴。

操作：严格消毒后，以1%的利多卡因4ml与强的松龙12.5mg的混合液作局部痛点封闭治疗，每5天1次，连续治疗3次。

6.推拿疗法

（1）处方：股二头肌、腓肠肌、受伤处韧带。

操作：提弹膝后股二头肌、腓肠肌，缓慢做膝屈伸活动数次。根据损伤部位不同，可用拇指腹推按理顺受伤韧带。在韧带附着处损伤，局部不宜手法刺激过多过强，以防止局部钙化或骨化加重，形成佩利格尼林–施蒂达病。

（2）处方：按里缝。

操作：患者屈膝垂足，正坐床边。助手坐在伤侧，双手固定患者大腿下端。医者半蹲在患者前方，一手由外侧用拇指、食指圈住髌骨，并用拇指按住里缝，余指在腘部拿住伤肢，另一手由内侧握住伤肢足踝部，轻轻环转摇晃伤肢6~7次。医者站在伤肢外侧，用拿髌之手法按里缝，握足踝之手与助手相对用力拔伸。使伤肢盘膝，大腿外展外旋，足跟尽量靠近健侧腹股沟部，用拿膝之手的拇指，推捋里缝。将伤肢拔直，用捋、顺、捻、揉法按摩舒筋。10天为一个疗程。

二、现代物理疗法

1.冷敷疗法

处方：膝关节内侧。

操作：局部冰袋或寒冷气雾剂冷敷。急性期，伤后立即冷敷，加压包扎，抬高伤肢，使用冰袋冷敷约20分钟。若用寒冷气雾剂作局部喷雾冷敷时，喷射出的细流与皮肤垂直，瓶口距皮肤约20~30cm，每次约10秒，不可喷射过多，以防冻伤。如条件限制，也可用冷水毛巾置于伤部，2~3分钟更换1次。

2.热敷疗法

处方：膝关节内侧。

操作：局部热水袋或热水毛巾热敷。热敷时一般采用热水袋或热水毛巾，每天1~2次，每次20~30分钟。毛巾无热感时要立即更换，热敷的温度要适当，以防发生烫伤。

3.红外线照射疗法

处方：膝关节内侧。

操作：局部用红外线灯照射。先把红外线灯预热2~5分钟，然后把灯移向伤部的上方或侧方，灯距一般为30~50cm，照射剂量以有舒适热感，皮肤出现桃红色均匀红斑为度。如感觉温度过高时要适当增大灯距，汗液应擦去。每天1~2次，每次15~30分钟。

4.冷热交替疗法

处方：膝关节内侧局部冷热水交替浸泡，冷热敷交替。

操作：先将肢体在冷水中浸泡5分钟，再在热水中浸泡5分钟，如此循环，分别浸泡各3次，共约30分钟。先热敷10~15分钟，然后做肢体运动训练，训练结束时冰敷15~20分钟。热敷可使血管扩张，血流加速，肌肉僵硬缓解，肌肉、肌腱组织松弛，利于接着做运动训练。运动训练结束时冰敷可镇痛，防止关节肿胀。

5.蜡疗法

处方：膝关节内侧。

操作：局部热蜡加药物外敷。热蜡疗法是用液态或半固态的黄蜡、石蜡或地蜡，加热熔化后，加入祛风除湿、通经活络的中药，涂敷在局部，使皮肤微小血管扩张，促进血液和淋巴液的循环，增加汗腺的分泌，有利于血肿和水肿的消散。每日1次，每次20分钟。

6.刷蜡疗法

处方：膝关节内侧。

操作：局部刷加热后的液体石蜡。将加热到55℃~65℃的液体石蜡，用毛刷蘸取迅速在治疗部位均匀涂擦几层薄蜡。薄蜡冷却凝结成紧缩的软蜡壳，形成导热性低的保护层。保护层形成后，嘱患者不要乱动，以免保护层破裂后，外面热蜡液进入蜡壳内烫伤皮肤。然后再在保护层外涂刷0.5cm厚的石蜡壳，外面用蜡纸或油布盖好，再依次用床单棉被保温。每日或隔日治疗1次，每次治疗30~60分钟，20次为一个疗程。

7.超短波治疗

处方：膝关节内侧。

操作：局部超短波治疗。采用上海产CB-1超短波治疗机，频率40.48MHz、波长7.37米、最大输出功率200W，剂量微热，膝患部对置。每次治疗15~20分钟，每日1次，5次为一个疗程。

8.超声波治疗

处方：膝关节内侧。

操作：局部超声波治疗。使用深圳德迈科技有限公司生产的天M-200C型脉冲式超声治疗仪，采用直接治疗法中的移动法治疗，每日1次，每次15分钟。剂量为1.0~1.5W/cm^2，10天为一个疗程，治疗两个疗程。

9.射频疗法

处方：膝关节内侧。

操作：局部射频治疗机治疗。采用沈阳新兴科技工程开发公司生产的C1-1型射频治疗机，频率13.56MHz，波长22.12m，输出功率600~800W。患者取侧卧位，双膝伸直或交替伸直，用直径20cm的电极取对置法作用于患膝关节内侧，距皮肤约6~10cm，表面温度控制在20℃~50℃之间，以患者耐受为准，双膝关节者依次或交错治疗，治疗时间30分钟。每日1次，5次为一个疗程，休息2天后可再行第二个疗程的治疗。射频对组织透热深，有较好的热效应，对慢性韧带损伤有较好的疗效。

10.磁疗法

处方：膝关节内侧。

操作：局部磁疗。选用TM-3200型温热磁场治疗仪，用Ⅰ档热量（40℃），每日1次，每次20分钟。

11.疼痛治疗仪治疗

处方：阿是穴。

操作：采用ZX-801型电脑疼痛治疗仪（郑州市中星医疗设备有限公司制造），用星状神经节专用头，对准痛点垂直贴近皮肤，模式设定为"3"，功率设定夏季为10W，冬季为15W，照射时间为8分钟。每日1次，10次为一个疗程。

三、运动疗法

（1）处方：股四头肌等长收缩练习、踝关节练习、直腿抬高练习、牵张训练。

操作：①股四头肌等长收缩练习：收缩5秒，放松5秒，每天上午、下午各30次。②踝泵练习：每天不低于2小时，顺时针和逆时针交替进行。③直腿抬高练习：每次以坚持不住放下来为度，每天上午、下午各20次。④牵张训练：牵张力量每次应持续在15~30秒，重复8次，总的牵张时间为2~4分钟，每日1次。

（2）处方：开链运动练习、半蹲练习、直腿抬高负重练习。

操作：①开链运动练习：患者坐凳上用双手托住膝关节，大腿缓慢屈膝至最大忍痛限度，坚持1分钟，每天10~15组。②半蹲练习：患膝屈膝超过90度，开始半蹲练习，缓慢屈膝至最大忍痛限度，坚持1分钟，每天10~15组。③直腿抬高负重练习：根据肌肉力量增长每天渐增负荷重量，每天上午、下午各30次，每次都以坚持不住放下来为度。

（3）处方：膝部肌肉锻炼法。

操作：开始先做股四头肌的肌肉"绷劲"活动（即膝关节伸直，股四头肌主动收缩和放松交替），然后再做直抬腿。1周以后可在固定下站立和扶物行走，并逐步开始练习直抬腿的阻力或负重练习。后期练习膝关节的伸展运动，在粘膏支持带和弹力绷带加固膝关节的情况下练习走路、小步跑，以及力量练习。

（4）处方：开链运动、步行和静态平衡练习、闭链运动、Plyometrics（PE）运动。

操作：本体感觉强化训练方法。①OKC运动中的肌力训练，膝关节每30°为间隔，进行无痛性股四头肌、股二头肌、腘绳肌和腓肠肌等肌群的等长练习，每天训练量为10秒×5次为1组，共2组，收缩活动限制在舒适水平内。②以髋关节为支点的内收、外展位的直腿抬高练习，无负荷10次×8组、小负荷每天10次×4组。③中等速度以上的屈伸练习和以髋关节为支点屈膝等动旋转抗阻练习，屈伸20次×4组、屈膝旋转20圈×4组，在下肢回转训练器上以等速模式进行。

【护理措施】

1. 生活起居护理 注意局部的保暖，避风寒湿邪，慎劳作。

2. 对症处理及护理 损伤较轻者在第2~3日后鼓励其做股四头肌的功能锻炼，以防止肌肉萎缩和软组织粘连；膝关节功能未完全恢复者，可作膝关节伸屈锻炼及肌力锻炼，如体疗的蹬车或各部导引等下肢的功能疗法。股四头肌的练习，应注意使肌力的担负循序渐进。当损伤性炎症消失后，可先做股四头肌的肌肉抽动，再做直抬腿，以后再逐次练习直抬腿的阻力运动及屈曲位伸膝阻力运动。练习走路时，应将鞋跟内侧楔形加高，可防止膝因外展及外旋而再伤。

3. 情志护理 多与患者沟通，消除其恐惧心理，以利于医患配合。

4. 健康教育 患者应加强自我保护意识，注意适当的膝部活动，减少外来的暴力伤害。患病后，应早日治疗，在医生的指导下进行功能锻炼。

髌韧带损伤

髌韧带损伤在临床上也很多见，且多为慢性。急性的轻伤常被患者忽视而不就诊，因为急性轻伤症状都不严重。重伤者髌韧带也不会离断，只有从胫骨结节处撕脱，这是由于髌韧带肥厚而坚韧的缘故。有极少数是由于铁器直接切断髌韧带而造成离断。大多数就诊者是慢性损伤。普通常规疗法收效甚微，或极易反复。

【病因病理】

在突然猛力伸腿时，股四头肌急剧收缩而拉伤髌韧带，或受到外力强制屈曲膝关节，也容易拉伤。但髌韧带肥厚而坚韧，一般不易拉断。拉伤后在胫骨粗隆附着点处有部分纤维撕脱或撕裂而导致慢性的少量出血，病程日久，机化瘢痕，局部血运和代谢受阻，引起慢性顽固性疼痛。

【临床表现】

髌韧带的附着点，胫骨粗隆处疼痛，膝关节不易伸直，走路跛行。

【诊断依据】

1.有外伤史。

2.髌韧带附着点，胫骨粗隆处疼痛或压痛。

3.股四头肌收缩，引起疼痛。

【中药调养】

1.中药内服

（1）处方：当归15g、桂枝15g、川芎10g、杜仲10g、菟丝子10g、桑寄生10g、怀牛膝10g、苏木6g、续断6g、伸筋草6g。

用法：每日1剂，水煎服，每次250ml，每日2次，7天为一个疗程。

（2）处方：熟地15g、牛膝15g、山萸肉10g、茯苓10g、泽泻10g、鹿角胶6g、龟板6g、威灵仙6g。

用法：每日1剂，水煎服，每次250ml，每日2次，7天为一个疗程。

2.中药外敷

（1）处方：栀子15g、没药15g、伸筋草12g、红花9g。

用法：将上述药物共研为细末，然后加入鸡蛋清调成糊状。将调好后的药物涂于大小合适的纱布上，敷于患处，外用胶布固定，每日1次，连用5天。

（2）处方：生大黄15g、生附子15g、生南星15g、生半夏12g。

用法：将上述药物洗净后捣碎成细末，然后加入适量鸡蛋清、蜂蜜调成糊状。将调好后的药物涂于大小合适的纱布上，敷于患处，外用胶布固定，每日1次，连用5天。

3.药膳食疗

（1）处方：黄精9g、山萸肉9g、牛膝9g、杜仲9g、黄豆30g、猪蹄300g，生姜5片、葱段6g、盐适量。

用法：将猪蹄清洗干净，剁成小段，放入清水中煮开，捞起晾干。将黄精、山萸肉、牛膝、杜仲、黄豆洗净后用温水泡5分钟。然后将上述食材共同放入锅中煮开，加入生姜，继续煲至蹄花熟透，加入葱段、盐适量后即可食用。

（2）处方：威灵仙15g，牛膝15g，伸筋草9g，茶包一个，红糖适量。

用法：将威灵仙、牛膝、伸筋草洗干净后加入清水500ml煮沸，然后加入茶包，继续煮15分钟，然后加入红糖适量调味，去渣留汁即可饮用。

【针灸理疗】

一、针灸推拿疗法

1.针刺疗法

处方：梁丘、血海、膝眼、犊鼻、阳陵泉、足三里、阿是穴。

操作：患者平卧屈膝，于进针处常规消毒，并快速进针，行提插捻转手法，以患者有强烈的酸、麻、胀、痛感为度。每日或隔日1次，治疗10次即可。

2.电针疗法

处方：内膝眼、外膝眼、阳陵泉。

操作：患者仰卧位，膝下放一枕头，使膝关节屈曲成120°，取30号2.5寸毫针，常规消毒后，在患侧内膝眼、外膝眼呈"八"字形斜刺进针，刺入膝关节腔，平补平泻，提插捻转至穴位周围产生酸、麻、胀、重之针感；阳陵泉直刺，使麻、胀的针感传至足。将内膝眼、外膝眼针柄接G6805-1型治疗仪，选连续波，强度以患者能耐受为宜。每日1次，10次为一个疗程。

3.温和灸疗法

处方：膝眼、犊鼻、压痛点。

操作：采用清艾条，每次用1支，将其对折，同时点燃两个半支艾条熏灸。令患者取坐位，在医者指导下，手持艾条温和灸，燃端距皮肤表面2~3cm，以温热患者能忍受为度。每次治疗30分钟，每天治疗1次，每周治疗5次，10次为一个疗程。

二、现代物理疗法

1.直流电疗法

处方：内外膝眼。

操作：直流电采用DL-1型感应电疗机，用维生素B_1、维生素B_{12}注射液的水溶液浸湿卫生纸垫于阴阳极板，阳极置于内膝眼处，阴极置于外膝眼处，电流强度为40~60mA，用疏波和密波隔日交换1次，每日1次，每次20分钟，12天为一个疗程。

2.激光疗法

处方：内外膝眼。

操作：患者仰卧位，采用SUNDOM-300 I 型半导体激光治疗机，波长810nm，输出功率180~500mW，内外膝眼穴每点照射各3分钟，每日1次，连续治疗20次。

3.超短波疗法

处方：髌尖处压痛点。

操作：采用超短波治疗，选适当电极，并置或对置局部，无热量-微热量-热量，8~15分钟，每日1次，6~12次为一个疗程。采用微波治疗，依据不同部位选择辐射器，距离10~15cm，50~120W，每次5~20分钟，每日1次，5~15次为一个疗程。

三、现代康复疗法

1.运动疗法

处方：股四头肌抽动练习、直抬腿练习、等张和等动练习、股四头肌的等长练习等。

操作：①股四头肌抽动练习，5分钟。②直抬腿练习，采用最大强度的重量，抬腿10次。如果由于疼痛不能直抬腿，可采用负向抗阻练习，先助之将腿抬起至90°以上，再自己徐徐放下，此练习的好处是交叉韧带之一前或后断裂时，另一韧带可起保护作用，防止胫股关节的前后错动。③等张和等动练习。④膝伸屈肌群的等张抗阻练习。根据需要加强股四头肌和腘绳肌的肌力练习。⑤股四头肌的等长练习。⑥增加活动范围的膝屈伸练习。术前因固定引起关节活动范围受限的，应先恢复活动范围再做手术。⑦髋内收、外展、伸屈各20次。

2.作业疗法

处方：股四头肌和屈膝肌肌力、耐力及协调性练习。

操作：编排一些有目的的活动，增强患者的股四头肌和屈膝肌肌力、耐力和协调性。进行下肢的各种主动训练、简单的作业治疗，并进行呼吸训练。

3.心理疗法

处方：与患者及其家属进行沟通。

操作：让患者了解髌韧带损伤的性质、程度和康复治疗方案，从而增强战胜疾病的信心，并获得患者的密切配合及患者家属的支持和理解。

【护理措施】

1. 生活起居护理　注意膝部的保暖，避风寒湿邪，慎劳作。

2. 情志护理　建立良好的医患关系，多与患者沟通，消除其恐惧心理，以利于医患配合。

3. 对症处理及护理　指导损伤较轻的患者做股四头肌的锻炼，以防止肌肉萎缩和软组织粘连。膝关节功能未完全恢复者，可做膝关节屈伸锻炼运动及肌力锻炼，如体疗的蹬车或各部导引等下肢的功能疗法，可促进膝关节功能恢复。

4. 健康教育　教育患者应加强自我保护意识，注意适当的膝部活动，减少外来的暴力伤害。患病后，应早日治疗，在医生的指导下进行功能锻炼。

髌下脂肪垫损伤

髌下脂肪垫损伤又称髌下脂肪垫炎，多由劳损所致，急性外伤引起的相对的较少，发病缓慢、多缠绵难愈，有逐渐加重的趋势。

【病因病理】

此病发病多缓慢，是由膝关节的频繁屈伸活动而摩擦损伤，脂肪垫充血变性，使其失去减少摩擦的作用。瘢痕与髌韧带摩擦加剧，使髌韧带活动受到限制和产生疼痛。

【临床表现】

髌骨下方、胫骨粗隆上方、髌韧带内下方疼痛，膝关节伸屈受限，不能伸直。下楼梯时疼痛更为明显。

【诊断依据】

1.有膝关节劳损史。

2.髌下脂肪垫处疼痛，且有压痛。

3.患者屈曲膝关节后令其迅速伸直，多不能完成，且引起髌骨下疼痛加剧。

【中药调养】

1.中药内服

（1）处方：桂枝6g、细辛3g、仙灵脾10g、鸡血藤10g、木瓜10g、牛膝10g、杜仲10g、鳖甲6g、当归6g、甘草6g。

用法：每日1剂，水煎服，每次250ml，每日2次，7天为一个疗程。

（2）处方：熟地15g、牛膝15g、骨碎补15g、白芍10g、狗脊10g、秦皮10g、木瓜10g、黄精10g、甘草6g。

用法：每日1剂，水煎服，每次250ml，每日2次，7天为一个疗程。

2.中药外敷

（1）处方：伸筋草50g、透骨草50g、刘寄奴50g、陈艾叶50g、威灵仙30g、羌活20g、独活20g、赤芍20g、白芷20g、红花20g、制川乌10g、草乌10g、细辛10g、艾叶50g、花椒15g。

用法：将药置入锅内，加水5000ml，煮沸10分钟后加入白酒及食醋各50g，用于熏洗患膝，每日熏洗2次，每次1小时。

（2）处方：羌活、白芷、当归、细辛、芫花、白芍、吴茱萸、肉桂各等量。

用法：上药共研末，每次取适量与连须赤皮葱捣烂混合，用醋炒热，纱布包裹，敷于患处。每日1次，10次为一个疗程。

3.药膳食疗

（1）处方：黄芪15g、鹿茸6g、党参9g，牛肉300g、生姜5片、葱段6g，盐适量。

用法：将新鲜牛肉清洗干净，切成小块，放入清水中煮开，捞起晾干。将鹿茸、黄芪、党参洗净后用温水泡5分钟。然后将上述食材共同放入锅中煮开，加入生姜，继续煲至牛肉熟透，加入葱段、盐适量后即可食用。

（2）处方：杜仲6g、首乌6g、续断6g、鸽子300g、盐适量。

用法：将鸽子清洗干净，切成小块，放入清水中煮开，捞起晾干。将杜仲、首乌、续断洗净后同鸽子肉共同放入锅中煮开，然后用小火继续煲至鸽子肉熟透，加入盐适量后即可食用。

【针灸理疗】

一、针灸推拿疗法

1.温针灸疗法

处方：膝眼、犊鼻、压痛点。

操作：针刺后提插捻转得气后留针，留针时将艾绒捏在针尾上点燃，待艾绒燃尽后除去灰烬，将针取出。

2.推拿疗法

处方：内膝眼、外膝眼及痛点。

操作：在患膝下垫枕头，使膝屈曲30°左右，开始在股四头肌及膝关节周围用揉、捏、推压手法，放松肌肉促进局部血液循环，由上而下来回数次，约3~5分钟。然后在两膝眼处用拇指揉法按摩，开始宜轻，逐渐加重，以引起轻微疼痛为度，手法既深又柔和。在揉的过程中，也可同时嘱患者做5°~10°的膝屈伸动作，使脂肪垫在髌韧带下有轻微活动，以松解粘连；接着在脂肪垫患处，特别在肥厚、硬结或痛点处用拇指尖刮法，手法深而缓慢，并有一定的压力，以引起一些疼痛的强度，使之收效更好；最后轻手法揉、抚摩膝关节周围放松结束。每次治疗20分钟。每日1次。10次为一个疗程，休息3天后，进行下一个疗程。

3.穴位注射疗法

处方：阿是穴。

操作：局部严格消毒后，以1%利多卡因10ml加强的松龙12.5mg，或1%利多卡因10ml加地塞米松5mg的混和液做局部痛点封闭，每周1次。

二、现代物理疗法

1.温热疗法

处方：患处。

操作：局部蜡疗法。用大小30cm×20cm×2cm，表面温度40℃~45℃的蜡饼，直接敷贴于患处，包裹保温进行治疗，每次治疗20~30分钟。每日1次，10~15次为一个疗程。

2.磁疗法

处方：膝关节局部的压痛敏感点。

操作：将磁片置于膝关节局部的压痛敏感点，外用纱布固定，每次20分钟即可取得疗效。每日或隔日1次，3~4周为一个疗程。

【护理措施】

1. 生活起居护理 长期劳作，必及气血，使阳气受损，腠理空虚，卫气不固，复感风、寒、湿邪乘虚侵袭人体，流注关节，气血运行痹阻，关节活动不利，故发生疼痛及肿胀。因此需注意膝部的保暖，避风寒湿邪，慎劳作。

2. 情志护理 建立良好的医患关系，教育患者积极配合医生的治疗，避免产生烦躁情绪。

3. 对症处理及护理 辅导患者进行适当的膝关节的屈伸活动和股四头肌主动收缩锻炼，可预防关节粘连和肌肉萎缩。对伴有膝部其他疾患者，应积极同时施治，以免延误病情。对于手术治疗后的患者，应注意尽量避免减少膝关节的剧烈活动或登高作业。

4. 健康教育 教育患者应加强自我保护意识，注意适当的膝部活动，减少外来的暴力伤害。患病后，应早日治疗，在医生的指导下进行功能锻炼。

髌下滑囊炎

本病多见于青壮年体力劳动者或运动员。多由膝关节反复而频繁的伸屈活动引起，起病缓慢，无明显外伤史。

【病因病理】

本病多由长期反复频繁的伸屈膝活动所致。由于长期伸屈膝活动，髌韧带与胫骨上端发生反复的摩擦运动，导致滑液囊的慢性损伤，滑液囊壁增厚，纤维化而闭锁，使滑液不能排出，滑囊膨胀，髌韧带和胫骨上端得不到润滑而产生胀痛和不适感，使膝关节伸屈受限。用非手术疗法，往往很难奏效。一般采取局麻下手术切除。不过切除后，髌韧带和胫骨上端除了失去润滑外，还由于手术后容易残留瘢痕组织，仍可引起膝关节伸屈受限。

【临床表现】

膝部髌下隐痛不适，膝关节伸屈受限，下楼困难。患侧下肢不愿伸直，走路时呈跛行，如伸屈下肢时，疼痛加剧。与健侧相比，髌韧带止点附近略隆起。

【诊断依据】

1.有长期做伸屈膝活动的劳损史。

2.胫骨粗隆或稍上缘疼痛，并有轻微压痛。

3.髌韧带下方有囊样高起，并有波动感。

【中药调养】

1.中药内服

（1）处方：生黄芪15g、补骨脂15g、白芍10g、知母10g、白术10g、茯苓10g、大枣6g、甘草6g。

用法：每日1剂，水煎服，每次250ml，每日2次，7天为一个疗程。

（2）处方：独活15g、熟地15g、牛膝10g、丹参10g、续断10g、杜仲10g、地龙6g、土鳖虫6g、炙甘草6g、细辛3g。

用法：每日1剂，水煎服，每次250ml，每日2次，7天为一个疗程。

2.中药外敷

处方：当归15g、羌活15g、红花10g、防风10g、制乳香10g、制没药10g、骨碎补10g、续断10g、宣木瓜12g、透骨草15g、川椒10g、牛膝10g。

操作：上述药物共为粗末，加入大青盐、白酒各30g，拌匀，装入白布袋内缝妥。用药两袋，干蒸热后轮换敷在患处，每次持续1小时左右，每日2次。用毕后药袋挂在通风阴凉处，翌日再用时，在药袋上洒上少许白酒，每袋可用4~7天。

3.药膳食疗

（1）处方：黄芪15g、何首乌6g、续断6g、枸杞9g，蜂蜜适量。

用法：将黄芪、何首乌、续断、枸杞洗净后加入800ml清水煮沸，然后改为小火继续煮20分钟，关火去渣取汁，加入适量蜂蜜，待凉至温热后即可食用。

（2）处方：蛤蚧1对、杜仲15g，白酒2000ml。

用法：将蛤蚧洗净去头、尾、足，沥干，将杜仲洗净沥干。将准备好的蛤蚧与杜仲共同放入白酒中浸泡，半月后即可饮用。

【针灸理疗】

一、针灸推拿疗法

1.针刺疗法

处方：内膝眼、外膝眼、犊鼻、阿是穴。

操作：针刺得气后，行提插捻转，施以平补平泻的运针手法，留针30~40分钟。每日1次，10次为一个疗程。

2.电针疗法

处方：内膝眼、外膝眼、犊鼻、阿是穴。

操作：局部常规消毒，平补平泻、提插捻转得气后接G6805-1电针仪，采用低频连续波和疏密波相交替，以患者耐受为度，每次20分钟，每日1次，20次为一个疗程。

3.温针灸疗法

处方：内膝眼、外膝眼、犊鼻、阿是穴。

操作：针刺提插捻转得气后留针，留针时将艾绒捏在针尾上点燃，待艾绒燃尽后除去灰烬，将针取出。

4.推拿疗法

处方：膝关节髌韧带两侧。

操作：在膝关节髌韧带两侧按照点揉法、滚法、挤压髌骨法、一指禅法顺序进行推拿，由轻到重，由浅至深，然后注重于患肢压痛点及条索状硬结处进行松解粘连的手法，解除病变部位的组织粘连。每日1次，5次为一个疗程。

5.温和灸疗法

处方：膝眼、犊鼻、压痛点。

操作：采用清艾条，每次用1支，将其对折，同时点燃两个半支艾条熏灸。令患者取坐位，在医者指导下，手持艾条温和灸，燃端距皮肤表面2~3cm，以温热患者能忍受为度。每次30分钟，每日1次，每周治疗5次，10次为一个疗程。

6.穴位注射疗法

处方：髌下压痛点。

操作：患者平卧床上，寻找髌下压痛点。标记后常规消毒皮肤，用2%利多卡因5ml混合醋酸强的松龙1ml行髌尖下注射。5天1次，3次为一个疗程。

二、现代物理疗法

1.直流电疗法

处方：膝关节内、外侧。

操作：直流电采用DL-1型感应电疗机，用维生素B_1、维生素B_{12}注射液的水溶液浸湿卫生纸垫于阴阳极板，将两个电极置于膝关节内、外侧，电流量6~10mA，每次15~30分钟，每日或隔日1次，15~20次为一个疗程。

2.激光疗法

处方：内膝眼、外膝眼

操作：患者仰卧位，采用SUNDOM-300 I 型半导体激光治疗机，波长

810nm，输出功率180~500mW，内膝眼、外膝眼穴每点照射各3分钟，每日1次，连续治疗20次。

3.超声波疗法

处方：患处。

操作：局部无金属内固定者，用无热量超短波，根据部位的大小，对置或并置，每次30分钟，每日1次，治疗15~20次。

4.温热疗法

处方：患处。

操作：局部蜡疗法。石蜡熔解成液体后倾倒于浅盘中，厚1.5~2.0cm，待冷凝成块时取出，直接敷贴于患处，包裹保温，进行治疗，每次治疗20~30分钟。每日1次，每周5次，20次为一个疗程。

5.磁疗法

处方：患处。

操作：用电脑骨创伤治疗仪在骨折处进行脉冲磁场治疗，磁场强度一般为1~2档，频率5~8档，每日1次，每次30分钟，7次为一个疗程。

【护理措施】

1.生活起居护理 膝部保暖，避风寒，慎劳作，并避免从事以前的工作。

2.健康教育 患者应加强自我保护意识，并应适当进行股四头肌收缩锻炼，以免其萎缩。教育患者注意适当的膝部活动，减少外来的暴力伤害。患病后，应早日治疗，在医生的指导下进行功能锻炼。

跗管综合征

跗管综合征，又称踝管综合征，多发于老年人，因随年龄增长韧带弹性降低所致。踝关节反复扭伤也容易导致本病。本病在临床上常被误诊为风湿脚痹或末梢神经炎。即使诊断明确，中西医药物治疗也效果欠佳。近年来矫形外科用手术疗法切除部分支持带以松解胫后神经的压迫，效果显著，但较为痛苦，有的尚残留轻微不适。

【病因病理】

发病原因有平常足部缺乏活动，突然活动量增大；或踝关节反复扭伤，使跖管内肌腱因摩擦劳损；或肌腱部分撕裂，慢性少量出血、水肿、日久机化、增生、肥厚形成瘢痕，跖管内容物体积增大，而跖骨为骨性纤维管，缺乏伸缩性，不能随之膨胀，因而形成相对狭窄，于是管内压力增高，由此产生胫后神经受压的症状。

【临床表现】

初期常在走路多、久立或劳累后出现内踝后部不适，休息后改善。持续日久，则出现跟骨内侧和足底麻木，或有蚁行感。重者可出现足趾皮肤干燥、发亮，汗毛脱落及足部内在肌肉萎缩，走路跛行。

【诊断依据】

1.痛麻区域局限于跟骨内侧和足底。

2.叩击内踝后方，足部针刺感可加剧。

3.做足部极度背伸时，症状加剧。

【中药调养】

1.中药内服

（1）处方：当归15g、桂枝10g、白芍10g、细辛3g、伸筋草6g、寻骨风6g、透骨草6g、灸甘草6g。

用法：每日1剂，水煎服，每次250ml，每日2次，7天为一个疗程。

（2）处方：牛膝15g、桃仁15g、红花15g、丹参10g、苏木10g、伸筋草6g、寻骨风6g、土鳖虫6g、陈皮6g、枳壳6g、乳香6g。

用法：每日1剂，水煎服，每次250ml，每日2次，7天为一个疗程。

2.中药外敷

（1）处方：千年健25g、海桐皮25g、海风藤25g、络石藤15g、路路通15g、伸筋草15g、牛膝12g、防风12g、桂枝12g、冰片12g。

用法：将药置入锅内，加水5000ml，煮沸10分钟后加入白酒及食醋各50g，用于熏洗患膝，每日熏洗2次，每次1小时。

（2）处方：生大黄50g、丹参30g、透骨草30g、延胡索30g、红花15g、川芎15g、冰片10g。

用法：将上述药物共研为细末，然后加入等量白酒与蜂蜜将其调成糊状。将调好后的药物涂于大小合适的纱布上，敷于患处，外用胶布固定，每日1次，连用5天。敷药时，可辅助使用红外线灯局部照射，促进药物渗透。

（3）处方：伸筋草10g、海桐皮10g、苏木15g、秦艽10g、独活6g、钩藤10g。

用法：偏气滞血瘀者，加桃仁、红花、川芎、赤芍、川花椒；偏肝血不足者，加青皮、牛膝、威灵仙、桑寄生、五加皮；病久麻木者，加全蝎、蜈蚣、透骨草；局部肿甚者，加薏苡仁、泽泻、桂枝；局部痛甚者，加七鳖虫，木鳖子。上述药物加水3500ml，煎至3000ml，去渣后加醋250ml。先熏蒸患处，然后浸泡，每次1~2小时，10剂为一个疗程。

3.药膳食疗

（1）处方：枸杞15g、党参10g，板栗30g、香菇20g、老鸡肉200g，盐适量。

用法：将老鸡肉清洗干净，切成小块，放入清水中煮开，捞起晾干。将板栗、香菇、枸杞、党参洗净后用温水泡5分钟。然后将上述食材共同放入锅中煮开，然后用小火继续煲至老鸡肉熟透，加入盐适量后即可食用。

（2）处方：枸杞15g、金针菇50g、白萝卜30g、花椒6g、羊肉300g，生姜5片、葱段6g，盐适量。

用法：将新鲜羊肉清洗干净，切成小块，放入清水中煮开，捞起晾干。将白萝卜去皮洗净切块，将枸杞、金针菇洗净。然后将上述食材共同放入锅中煮开，加入生姜、花椒，继续煲至羊肉熟透，加入葱段、盐适量后即可食用。

【针灸理疗】

一、针灸推拿疗法

1.针刺疗法

（1）处方：三阴交、地机、太溪、水泉、照海、筑宾。

操作：患者仰卧位，常规消毒后，用一次性毫针针刺，针刺深度0.8~1.2寸，得气后，不行针，留针30分钟，每日1次，6次为一个疗程。

（2）处方：涌泉、大钟、太溪、水泉、照海。

操作：涌泉、大钟常规消毒后，以单手快速进针，施以提插捻转手法，出现酸胀样或触电样针感即可，太溪、水泉、照海三穴消毒前先以手打按其处，查寻有无脉动。如查不到脉动，针刺同上两穴，若查及脉动，则押手抵住脉动之处，太溪穴宜在其后缘消毒进针。水泉、照海宜在其脉动处下缘消毒进针。三穴在进针后均缓慢提插捻转，以针下出现触电样针感为宜。留针30分钟，每日1次，10次为一个疗程。

2.推拿疗法

（1）处方：阿是穴。

操作：患者仰卧位，在疼痛局部行按、拨手法，并沿脾经在小腿的循行部位放松条索和结节，每次10分钟，每周3次，2周为一个疗程。

（2）处方：内踝后侧。

操作：患者俯卧屈膝位，术者于内踝后侧用拇指或掌由近及远理筋。每次10分钟，每周3次，2周为一个疗程。

（3）处方：患侧踝关节。

操作：患者俯卧屈膝位，术者手握足跟底，手推足踝，正反方向摇踝，配合理筋法向心推，以促进血液回流，消肿止痛。每次10分钟，每周3次，2周为一个疗程。

（4）处方：内踝痛点。

操作：患者俯卧屈膝位，术者一手握足底部，另一手拇指在内踝痛点作弹拨分筋手法，以松解粘连。每次10分钟，每周3次，2周为一个疗程。

3.封闭治疗

（1）处方：醋酸曲安奈德注射液、盐酸利多卡因注射液、维生素B_1注射液、维生素B_{12}注射液。

操作：患者局部皮肤常规消毒，予醋酸曲安奈德注射液3ml、盐酸利多卡因注射液3ml、维生素B_1注射液2ml、维生素B_{12}注射液1ml，做跖管内注射，每周1次，4次为一个疗程。

（2）处方：醋酸泼尼松龙注射液、利多卡因注射液、注射用水。

操作：患者局部皮肤常规消毒，用醋酸泼尼松龙注射液50ml，利多卡因注射液20ml，注射用水4ml配成混合溶液，选用6号注射针头在跖管下方1cm处进针，逐层分离跖管鞘膜，在进入跖管后，针头停留在跖管组织间隙中，避免损伤内部的动脉、静脉、神经和肌腱等，抽吸无回血后缓慢推药，至跖管内充满约4~6ml混合药液，针头有强阻力时可停止推药。注射后可见内侧跖管位置有一长3~4cm，宽1~1.5cm的硬块，此时患者局部有肿胀感，足底、脚趾有麻木感。抽出针头将余下部分药液注射在外展肌腱周围。注射结束，局部压迫包扎免负重休息24小时。

4.放血疗法

处方：阿是穴。

操作：寻找压痛点，局部常规消毒后，用三棱针点刺放血。于各压痛点处各刺3~5针，每针使出血2~3ml。

二、现代物理疗法

1.磁疗法

处方：足关节局部。

操作：将两个磁头分别放置在患足关节两侧，0.6~0.8T，每次20分钟，每日1次，10~20次为一个疗程。

2.超短波疗法

处方：足关节局部。

操作：采用超短波疗法。关节明显肿胀和积液时，选择无热量，每次10~15分钟，每日1次，促进组织渗出液吸收。关节无肿胀时，可采用微热量，每次15分钟，10~20次为一个疗程。

3.超短波（或微波）加紫外线疗法

处方：足关节局部。

操作：采用超短波（或微波）疗法加紫外线疗法，采用温热剂量，10~15分钟，每日1次，12~15次为一个疗程。

4.红外线疗法

处方：足关节局部。

操作：采用红外线疗法，照射腕掌侧面，每次20分钟，每日1次，15~20次为一个疗程。

三、现代康复疗法

1.制动法

操作：急性期要采取制动，应用专用的踝关节支具或石膏固定，严格控制踝关节活动范围。前距腓韧带不完全损伤，固定于外翻、背伸位。腓跟韧带不完全断裂，将踝关节置于功能位、外翻位固定。后腓距韧带不完全性损伤，置外翻、跖屈位固定。三角韧带不完全断裂，给予内翻位固定。单纯性下胫腓韧带损伤，采用小腿石膏，并且在踝关节上方两侧双手加压。

2.冷疗法

操作：多用于急性损伤后早期，可以缓解疼痛、减轻水肿。

（1）冷敷法:冰袋内盛冰镇水，放置在局部，每次10~20分钟，每日3~4次。或将碎冰放入塑料袋或橡胶袋中，持续局部直接冷敷15~20分钟，每日

3~4次。

（2）冰块按摩：用冰块按摩急性损伤部位，做环形缓慢移动，每次5~10分钟。

（3）冷热交替治疗：用于亚急性期和慢性损伤期。将肢体在冷水中浸泡5分钟，又在热水中浸泡5分钟，如此循环，分别在冷、热水中浸泡各3次，约30分钟。或先热敷10~15分钟，然后做肢体运动训练，训练结束时冰敷15~20分钟，热作用使血管扩张，血流加速，肌肉僵硬缓解，肌肉、肌腱组织松弛，利于接着做运动训练，运动训练结束时冰敷，可以镇痛，防止关节肿胀。冷疗时注意控制时间和温度，过长时间或温度过低时皮肤变硬，微隆起，出现冻结，会造成组织破坏。

【护理措施】

1. **生活起居护理**　患病后，应注意局部保暖，避风寒，适劳逸。可在局部热敷，或用中药擦洗。

2. **情志护理**　多与患者沟通，消除其恐惧心理，积极配合医生的治疗。

3. **健康教育**　应注意减少踝关节的扭伤及骨折的发生，足部应适当活动，避免长时间不活动而突然活动量增大。

第八章　骨关节疾病

第一节　颈椎病

软组织损伤型颈椎病

在颈椎病的病理机制中，首先是从椎周软组织急、慢性损伤点开始的，其病理过程都是在软组织急、慢性损伤后，人体通过无菌性炎症的形式进行自我修复、自我代偿，最终引起病变软组织本身、病变软组织与邻近软组织之间、相关软组织与之所附着的颈椎骨质之间形成广泛的粘连、瘢痕、挛缩和堵塞这四大病理机制，如果在人体调节范围以内，没有引起动态平衡失调，就不会出现临床表现，反之，四大病理因素直接刺激、卡压穿行其间的血管、神经，就会引发神经、血管受压的临床表现，此时影像学无异常表现。

人体的自我调节能力在颈椎病发生发展过程中的作用：由于颈部软组织的损伤部位不同，每个个体对刺激、损伤的反应程度不同，对刺激、损伤的代偿能力不同，对损伤的自我修复程度不同，颈椎病的临床表现形式也大相径庭，病情的轻重程度也不一致。也就是说，没有临床表现，不等于没有软组织损伤的病理表现，如粘连、瘢痕、挛缩和堵塞，只是这种损伤在人体的代偿范围以内，还没有引起颈部的动态平衡失调和力平衡失调，故没有临床表现，这时不需要治疗。只有当损伤超过了自我代偿的范围，造成了平衡失调，才需要外力干预，才需要治疗。换言之，外因（粘连、瘢痕、挛缩，骨质增生等）是颈椎病的基础，内因（人体的自我调节）才是是否引发颈椎病临床表现的决定因素，外因必须通过内因才能起作用。

【病因病理】

项韧带起于颈椎的棘突，止于枕外隆凸和枕外嵴，为三角形的弹力纤维膜。两侧有头夹肌、颈夹肌等多块肌肉附着。在其起点的深面是棘间韧带，其主要作用为控制颈部过度前屈，头部的左右旋转。在其他肌肉的作用下，颈部前屈时，项韧带被牵拉，极易受劳损，X线可见项韧带上有钙化点。

项韧带挛缩大多为长期低头工作的人积累性损伤引起，急性外伤引起的较为少见。头的过度前屈、高角度仰卧或持续低头工作（前屈），造成项韧带受到持续反复的牵拉性损伤，引起前、中斜角肌，以及肩胛提肌、斜方肌等软组织的联合损伤，损伤软组织之间出现粘连、瘢痕、挛缩、堵塞，导致软组织动态平衡失调，而引起相关肌肉损伤的临床表现。故这一类型的颈椎病主要是西医学颈椎病分型中的颈型的临床表现，严重的项韧带损伤可以引起韧带中部力平衡失调，出现项韧带硬化、钙化、骨化，项韧带挛缩的常见部位有颈椎的起点、枕骨粗隆下缘附着点和项韧带两侧肌肉的附着点。

椎枕肌包括头后大、小直肌，以及头下、上斜肌，前两者参与在寰枕关节上的仰头活动，后两者参与头在寰椎和枢椎平面上的旋转。

由于在椎枕肌的行经途中有椎动脉的第2段末端和第3段通过，所以椎枕肌挛缩后，压迫椎动脉，引起椎动脉型颈椎病的临床表现。

【临床表现】

1. 症状

（1）早期可有头颈、肩背部疼痛，有的疼痛剧烈，颈项部肌肉可有肿胀和痉挛。

（2）眩晕，多伴有复视、眼震、耳鸣、恶心呕吐等症状。

（3）头痛，呈间歇性，每次疼痛可持续数分钟或数小时。疼痛多位于枕部，呈跳痛，可向枕顶部放射。

（4）感觉障碍，可有面部、舌体、四肢或半身麻木，有的伴有针刺感、蚁行感。

2. **体征** 枕外隆凸、枕骨上项线、颈椎棘突及棘旁有压痛。触诊检查颈项部肌肉痉挛或出现硬结条索。

3. **脑血流图** 显示流入时间延长，主峰角增大，形成平顶或三峰波，提示脑血流量减少。

【诊断依据】

1. 具有较典型的根型症状（麻木、疼痛），且范围与颈脊神经所支配的区域相一致。

2. 压颈试验或臂丛牵拉试验阳性。

3. 影像学所见与临床表现相符合。

4. 痛点封闭无显效（诊断明确者可不做此试验）。

5. 排除颈椎外病变（胸廓出口综合征、网球肘、腕管综合征、肘管综合征、肩周炎、肱二头肌腱鞘炎）所致的以上肢疼痛为主的疾患。

【中药调养】

1. 中药内服

（1）处方：羌活10g、桂枝10g、桑寄生15g、川芎15g、当归10g、防风10g、杜仲10g、桃仁6g、红花6g、甘草6g。

用法：每日1剂，水煎服，每次250ml，每日2次，7天为一个疗程。

（2）处方：独活10g、桂枝10g、桑寄生15g、炒白术15g、陈皮15g、当归10g、防风10g、杜仲10g、天麻10g、半夏10g、葛根10g、甘草6g。

用法：每日1剂，水煎服，每次250ml，每日2次，7天为一个疗程。

2. 中药外敷

（1）处方：生川乌15g、生草乌15g、羌活9g、川断12g、白芷9g、红花9g、三七9g、黄柏12g、土鳖虫10g、川芎15g、木香9g、威灵仙12g、骨碎补12g、海桐皮12g。

操作：上药共研极细末，用蜂蜜调匀外用。使用时将调和好的药膏摊在敷料上，敷料面积大小视病变部位灵活裁贴。每次敷药6~8小时为宜，具体以患者能耐受为度。

（2）处方：伸筋草15g、透骨草15g、花椒15g、葛根20g、桑枝15g、桂枝12g、红花15g、川乌12g、草乌12g、天麻15g、赤芍15g、木瓜15g、当归20g、川芎15g、鸡血藤15g。

操作：将上方装于布袋，热敷于枕颈项部。每日1次，10次为一个疗程。

3. 药膳食疗

（1）处方：羌活15g、独活15g、鸡血藤15g、伸筋草15g、黄芪10g、当归10g、茯苓10g，排骨300g、生姜5片、葱段6g，盐适量。

用法：将新鲜排骨清洗干净，切成小块，放入清水中煮开，捞起晾干。将羌活、独活、鸡血藤、伸筋草、黄芪、当归、茯苓洗净后加入3000ml水煎汤取汁。然后将药汁与排骨共同放入砂锅中炖煮，煮开后加入生姜，继续炖至排骨熟透，加入葱段、盐适量后即可食用。

（2）处方：桂枝15g、板栗50g、枸杞10g、羊肉300g、生姜5片、葱段6g、盐适量。

用法：将新鲜羊肉清洗干净，切成小块，放入清水中煮开，捞起晾干。将桂枝、板栗、枸杞洗净后与羊肉一同放入锅中煮开，加入生姜，继续煲至羊肉熟透，加入葱段、盐适量后即可食用。

【针灸理疗】

一、针灸推拿疗法

1.针刺疗法

（1）处方：C_{1-6}棘突旁开1.5~2.0cm，或横突末端触到压痛点处，肩胛骨内上角压痛点。

操作：患者俯卧位，常规消毒后，用0.35mm×50mm的毫针刺入约2~5cm至骨面，留针3分钟出针。每2天1次，5次为一个疗程。

（2）处方：天井穴。

操作：局部消毒后，用1.5寸毫针刺患侧天井穴，针尖朝上，施以捻转手法，强刺激。得气后，嘱患者活动颈部，每隔1分钟行针1次，行针5次后出针，每日1次。

（3）处方：风池、肩井、肩髃、天宗、外关、曲池、颈夹脊。

操作：患者正坐，上肢曲肘。常规消毒后，用1.5寸30号毫针进针，施以泻法，得气后留针20分钟。

2.推拿疗法

处方：头夹肌起始处。

操作：患者取坐位，在患者颈部、患肩部往返用㨰、揉、推、搓、弹、拨、理筋等手法放松颈部项韧带，再行弹拨、理筋等手法沿肌肉走向进行重点治疗，托拉牵引患者头部，缓缓左右旋转。

3.温针法

处方：天柱、颈百劳、大杼、大椎、颈夹脊穴、风池穴。

操作：用2寸毫针针刺各穴，得气后在针尾上置1.5cm艾条，用火点燃，施灸。隔日治疗1次，6次为一个疗程。

二、现代物理疗法

1.超声疗法

处方：局部患处。

操作：选用直径为1.5cm的声头，频率800kHz，输出声强0.75W/cm^2，脉冲挡的通断比为1：2，采用固定法，每穴5分钟，每日1次。

2.微波疗法

处方：颈部。

操作：微波辐射电极置于颈部照射，微热量，每次15分钟，每日1次，10次为一个疗程。

3.温热低频电疗法

处方：颈肩部

操作：正电极置于颈后，两个负电极置于双侧冈上窝或双侧肩胛区，每次20分钟，每日1次，10次为一个疗程。

三、现代康复疗法

1.康复治疗 用适宜的围领固定7天，头部保持中立位，避免做前后、左右旋转运动。

2.运动治疗 指导患者立于镜前，依靠自己头颈部肌肉的力量尽量将头置于正中位并左右旋转、前后屈伸活动，每日3~5次，以能耐受为宜。

3.作业治疗 早晨起床前做俯卧撑20下，做时昂首伸颈使骶束肌紧张，每晚睡前做"仰卧挺腹"，取"五点式"（头枕部、双肘部和双足五点支撑），每次挺15~20下，此时骶束肌也紧张，头颈必仰。

【护理措施】

1. 生活起居护理 长期低头工作者注意经常做头部后仰运动。居室要阳光充足，空气新鲜流通，避湿寒，防外邪。指导患者注意防湿保暖。高枕睡眠者应改变为低枕等，从而减轻寰枕筋膜慢性劳损引起的寰枕筋膜挛缩型颈椎病的痛苦。做到起居有常。

2. 饮食护理 颈椎病的发病常为年龄大，椎间盘老化，退行性改变所致，属骨病范畴，在饮食方面做好如下几点：

（1）予高蛋白、高维生素、低脂半流饮食，食品种类应多样化，如鱼类、肉类、骨汤、蔬菜、水果等。合理调配，每日更换品种。长期卧床病员，多吃蔬菜、水果，预防便秘。可给予适当的药膳，在骨肉汤中加入党参、怀山药、枸杞子各2~3g，以增食欲。

（2）按时定量，不过饥过饱，不暴饮暴食，少量多餐，如《素问·生气通天论》说："因而饱食，筋脉横解"，饱食对身体健康不利。

（3）注意食物的色、香、味。要根据患者的饮食习惯，将食物采取不同的方式烹饪，以增进患者食欲，补充营养，恢复健康。并食用一些健脾胃的食物，如生姜、乌梅、麦芽、陈皮、葱蒜等。

3. 情志护理 由于该病的病程长，预后不好，患者会产生悲观、失望、焦虑担忧的情绪，对健康的恢复极为不利。应了解病情、明确诊断；综合治疗、方案相宜；大医精诚、不失人情。可针对不同的患者采用疏导疗法、活套疗法，既利用七情之间相互制约的关系来治疗患者已存在的病态心理；移精变气与暗示疗法，使患者的情感意志及对该病后果的担忧发生转移，阻断病痛与心理间的恶性循环。

4. 健康教育 进行卫生科普知识宣传，使患者了解有关颈椎病的有关知识，提高防病意识，增强治疗信心，掌握康复的方法。平时保持正确的姿势，长期伏案工作者应坚持颈部多方向活动，尤其是慢性劳损者。平时应注意卧位的姿势及枕头的高度，仰卧时枕头不宜过高；侧卧时枕头可略高，使颈部与躯干保持一条线，而不偏向一侧。正确指导头颈功能锻炼，避免寒湿刺激，防止各种诱因和并发症的发生。加强体育锻炼。合理应用理疗、按摩、药物等综合治疗，以解除痛苦，提高生活自理能力。

骨关节移位型颈椎病

骨关节移位型颈椎病是软组织损伤型颈椎病病情发展的结果，是颈部软组织损伤后引起软组织起止点的粘连、瘢痕、挛缩和堵塞，牵拉颈椎向各个方向移位，压迫重要神经血管，引发相应的临床表现。

在动态平衡的基础上，软组织在颈椎附着部的粘连、瘢痕引起颈椎骨关节应力失衡和应力集中，人体为了抵抗这种异常的拉力、压力、张力，一方面，在应力点集中的部位，如钩椎关节和椎体前后缘，产生局部硬化、钙化，最终形成骨质增生；另一方面，引起颈椎在水平面、矢状面、冠状面发生单一或者复合位移，当骨质增生或者颈椎位移刺激压迫颈部神经、血管、脊髓时，就会引发神经、血管和脊髓受压的临床表现。此时，颈椎X线检查会出现一个或者多个颈椎钩椎关节骨质增生或错位。

【病因病理】

寰枢关节移位，是由于椎枕肌（头上、下斜肌，头后大、小直肌）损伤以后，形成的四大病理因素压迫和牵拉通过枕下三角内椎动脉、枕大神经、耳小神经及颈上交感神经节。发病初期，肌肉的粘连瘢痕可直接挤压神经血管，此时，放射影像学无异常表现，但患者可出现椎动脉型颈椎病和交感神经型颈椎病的临床表现，随着病情发展，损伤的椎枕肌可牵拉寰枢椎，使之错位，加重椎动脉的压迫，出现严重的椎动脉型颈椎病的临床表现。此时，颈椎张口位X线检查片可见寰齿间隙不对称，寰枢关节面不对称，枢椎旋转移位等寰枢椎错位的影像学表现。通过上述分析可以看出，如果完全按照西医的颈椎病的分型，完全依据影像学表现，即使用开放性手术摘除了椎间盘，切除了骨质增生，扩大了颈椎椎管，扩大了横突孔，但由于软组织的卡压没有解除，所以不能完全解除神经根的压迫。虽然第2~6颈椎横突前后结节之间约有1cm距离，但却有十几块肌肉的起点与止点，每块肌肉的起点与止点只有1mm到数毫米。这些细小解剖结构在颈椎病发病过程中有重要作用。从颈椎前结节到椎板后外侧的肌肉排列顺序是颈长肌、头长肌、前斜角肌、中斜角肌、后斜角肌、肩胛提肌、颈夹肌、髂肋项肌、颈最长肌、头最长肌、头半棘肌、颈半棘肌、多裂肌。

钩椎关节参与颈椎活动并限制椎体向侧方移动，可维持椎体间的稳定性。当第2~6颈椎棘突部、椎板部、横突部的软组织起点与止点损伤，如项韧带，前、中斜角肌及肩胛提肌损伤，头夹肌等肌肉、韧带损伤后，造成局部的应力集中，导致颈椎在矢状面、冠状面、纵轴、横轴等多方向的移位，压迫重要神经血管，引发临床症状。

钩椎关节移位可引起骨关节相对位置的变化，而引起神经血管的卡压。第一，由于软组织的牵拉，颈椎骨关节应力集中，导致应力集中部骨质的骨质增生，如钩椎关节骨质增生、椎体前后缘的骨质增生等，根据受压的组织结构不同，引起相应的表现；第二，可引起椎间孔的位置变化，导致臂丛神经受压，出现神经根型颈椎病的表现；第三，可引起横突孔的位置变化，导致椎动脉扭曲，出现椎动脉型颈椎病的表现；第四，椎体错位，使椎管容积发生相对位置变化，引起椎间盘突出，出现脊髓型颈椎病的表现；第五，钩椎关节仰旋或者俯旋移位，牵拉椎体前侧方的交感神经，出现交感神经型颈椎病的表现。

【临床表现】

一、症状

1.椎动脉受压

（1）中重度眩晕:患者只能向一侧转头，向对侧转易导致发作，再转向对侧则又使症状减轻。总之，头颈部活动和姿势改变诱发或加重眩晕是本病的一个重要特点。严重者可发生晕厥或猝倒。

（2）眼部症状：如视力减退、一过性黑蒙、暂时性视野缺损、复视、幻视以及失明等。

2.枕大神经受压 持续性头痛，往往在晨起、头部活动、乘车颠簸时出现或加重。持续数小时甚至数日。疼痛多位于枕部、枕顶部或颞部，呈跳痛（搏动性痛）、灼痛或胀痛，可向耳后、面部、牙部、枕顶部放射。发作时可有恶心、呕吐、出汗、流涎、心慌、憋气以及血压改变等植物神经功能紊乱的症状。

3.臂丛神经根受压 颈项肩臂疼痛，颈部活动受限，病患上肢沉重无力，颈项神经窜痛，伴有针刺样或过电样麻痛，握力下降或持物落地。同时可伴有与臂丛神经分布区相一致的感觉、运动及反射障碍，如以前根受压为主者，肌力改变较明显；以后根受压为主者，则感觉障碍症状较重。感觉障碍与运动障碍两者往往同时出现，但由于感觉神经纤维的敏感性较高，因而更早地表现出症状。

4.颈脊髓受压

（1）脊髓单侧受压：肌张力增强，肌力减弱，浅反射减弱，腱反射亢进，并出现病理反射；对侧肢体无运动障碍，但浅感觉减退。颈部和患侧肩部疼痛。

（2）脊髓双侧受压：主要表现为缓慢进行性双下肢麻木、发冷、疼痛和行走不稳、步态笨拙、发抖、无力，如踩棉花感，头重脚轻。症状可逐渐加剧并转为持续性。后期可引起偏瘫、三肢瘫、四肢瘫和交叉瘫等多种类型的瘫痪。

二、体征

1.软组织损伤的体征 斜方肌、菱形肌、冈上肌、冈下肌、肩胛提肌，或大、小圆肌起点与止点及肌腹部位有压痛点。

2.臂丛神经根压迫表现 如果以前根受压为主者，肌力改变较明显；以后根受压为主者，则感觉障碍症状较重。感觉障碍与运动障碍两者往往同时出现。

3.脊髓受压表现

（1）脊髓单侧受压：为肌张力增强，肌力减弱，浅反射减弱，腱反射亢进，并出现病理反射；对侧肢体无运动障碍，但浅感觉减退。

（2）脊髓双侧受压：可有偏瘫、三肢瘫、四肢瘫和交叉瘫等多种类型的瘫痪。

三、脑血流图

显示流入时间明显延长，主峰角增大，形成平顶或三峰波，提示脑血流量明显减少。

四、影像学表现

1.颈椎正位X线片 颈椎生理曲度变直或者反弓，单一或者多个颈椎错位，钩椎关节骨质增生，椎间隙变窄。

2.MRI 颈椎管狭窄或（和）颈椎间盘突出，压迫脊髓。

【诊断依据】

根据临床表现及影像学表现对疾病进行诊断，对寰枢关节移位型颈椎病要求摄颈椎张口位X片，通过寰枢外侧关节和寰枢正中关节的正常解剖关系以及椎枕肌损伤引起寰枕关节移位的机制重新分析X线检查结果，找到病变所在部位。

【中药调养】

1.中药内服

（1）处方：桑寄生15g、川断15g、熟地15g、山药15g、僵蚕12g、丹参12g、葛根12g、威灵仙12g、木瓜12g、通草6g、桃仁6g、红花6g。

用法：每日1剂，水煎服，每次250ml，每日2次，7天为一个疗程。

（2）处方：桃仁12g、红花12g、乳香12g、当归15g、伸筋草15g、鸡血藤15g、木瓜15g、枸脊15g、川芎6g、防风6g。

用法：每日1剂，水煎服，每次250ml，每日2次，7天为一个疗程。

2.中药外敷

（1）处方：生川乌30g、生草乌30g、羌活9g、川断12g、红花9g、地鳖虫10g、川芎15g、威灵仙12g。

操作：上述药物共研极细末，用蜂蜜调匀外用。使用时将调和好的药膏摊在敷料上，敷料面积大小视病变部位灵活裁贴。每次敷药6~8小时为宜，具体以患者能耐受为度。每日1次，10次为一个疗程。

（2）处方：伸筋草15g、透骨草15g、海风藤15g、桑枝15g、桂枝12g、郁金12g、赤芍15g、木瓜15g、当归20g、川芎15g。

操作：将上方装于布袋，热敷于项部。每日1次，10次为一个疗程。

3.药膳食疗

（1）处方：川芎6g、白芷6g、羌活6g、黄芪6g，鳙鱼头1个、生姜5片、大枣6枚，盐适量。

用法：将鱼头处理干净后清水冲洗凉干，起油锅，下鱼头煎至微黄，取出；将川芎、白芷、羌活、黄芪洗净后与鱼头、生姜、大枣一起放入锅中，加入适量开水，小火炖2小时，加入盐适量调味即可食用。

（2）处方：牛膝15g、骨碎补15g、枸杞9g、猪脊骨500g、生姜5片、葱段6g、盐适量。

用法：将新鲜猪脊骨清洗干净，放入清水中煮开，捞起晾干。将牛膝、骨碎补、枸杞洗净后用温水泡5分钟。然后将上述食材共同放入锅中煮开，加入生姜，继续煲至猪脊骨熟透，加入葱段、盐适量后即可食用。

【针灸理疗】

一、针灸推拿疗法

1.针刺疗法

处方：风池、肩井、天柱、肩髃、外关、曲池、颈夹脊。

操作：患者正坐，上肢曲肘。常规消毒后，用1.5寸30号毫针进针，施以泻法，得气后留针20分钟。

2.电针法

处方：天柱、曲垣。头痛者，加风池，手臂发麻者，加扶突。

操作：天柱取2寸毫针，针尖沿颈椎斜向下方分刺，使针感传至肩部；曲垣用1.5寸毫针，针尖向肩胛冈侧端斜刺，使针感向周围扩散；针风池时，针尖斜向内上方，使针感传至前额；刺扶突时，针尖向臂丛方向，当针感传至手指。接电针仪，用连续波，以患者能耐受为度，留针20分钟，隔日治疗1次。

3.温针法

处方：天柱、百劳、大杼、大椎、相应颈部夹脊穴。合并肩周炎者，加肩三针、肩井；头晕、头痛者，加风池、四神聪；放射性上肢麻痛、握物无力者，加天宗、曲池、三阳络。

操作：用2寸毫针针刺各穴，得气后在针尾上置1.5cm的艾条，用火点燃，施灸。隔日治疗1次，6次为一个疗程。

4.穴位注射法

处方：肩中俞、颈部夹脊穴。头痛、头昏者，配风池、百会、太阳；恶心、呕吐者，配风池、内关、丰隆；肩胛、上臂、肘臂疼痛者，配肩外俞、天宗、肩贞、臑俞、曲池；上肢及手指麻木者，配肩贞、曲池、外关、合谷、后溪；下肢麻木、行走困难者，加环跳、阳陵泉、委中、昆仑。

操作：用注射器抽取当归注射液、骨宁注射液、麝香注射液各等量，注入所选穴位，每穴注入1ml，隔日注射1次。

5.耳压法

处方：脑、颈椎、枕、颈、神门、肝、肾。肩背酸困者，加锁骨、肩关节；手指麻木者，加腕、指。

操作：用王不留行籽以小块胶布贴于上述耳穴，每穴按压1分钟，每日按压3~4次，3日贴1次。

二、现代物理疗法

1.直流电离子导入疗法

处方：患处局部。

操作：作用极置于颈后部，非作用极置于患侧上肢或腰部，每次20分钟，每日1次，10次为一个疗程。

2.低频调制中频电疗法

处方：患处。

操作：按不同病情选择处方，如止痛处方、调节神经功能处方、促进血液循环处方。颈后并置电极，或颈后、患侧上肢斜对置电极，每次治疗20分钟，每日1次，10次为一个疗程。

3.微波疗法

处方：颈部。

操作：微波辐射电极置于颈部照射，微热量，每次15分钟，每日1次，10次为一个疗程。

4.磁疗法

处方：颈部和（或）患侧上肢。

操作：脉冲电磁疗，每次20分钟，每日1次，10次为一个疗程。

5.红外线疗法

处方：颈部。

操作：各种红外线仪器均可，颈后照射，每次20分钟，每日1次，10次为一个疗程。

【护理措施】

1. 生活起居护理 患者多由于长时间低头，前纵韧带长期向前皱曲，后侧韧带及其他软组织因牵拉而造成劳损，或就会使某一椎体滑向前方，而劳损的软组织又无力使其复位。生活工作中，要防止低头时间过长，或头部的旋转动作不能过快，防止突然受到一个从颈后方向前方的力，而加重病情。因脑部供血不足，出现眩晕、视力障碍，头胀痛时注意卧床休息。居室要阳光充足，空气要新鲜流通，做到起居有常。

2. 饮食护理

（1）予高蛋白、高维生素、低脂饮食。食品种类应多样化，如骨汤、蔬菜、水果等，合理调配。多吃蔬菜、水果，预防便秘。可给予适当的药膳，在骨肉汤中加入党参、怀山药、枸杞子各2~3g，以增食欲。食用一些有健脾胃功效的食物，如生姜、乌梅、麦芽、陈皮、葱蒜等。注意食物的色、香、味，以增进患者食欲，补充营养，恢复健康。

（2）做到饮食有节，按时定量，不过饥过饱，不暴饮暴食，少量多餐。《素问·生气通天论》中有"因而饱食，筋脉横解"的论述，指出饱食对身体健康不利。

（3）钙的补充：每日应摄入2g以上，同时补充维生素D，如鱼类、肉类、乳类。中医食疗以补肾化瘀为主，平时用黄精、党参、熟地、黄芪、首乌、枸杞、龟板、鳖甲等与肉类熬汤服用。

3. 情志护理 由于该病的病程长，较重者可伴有颈神经根受到刺激，颈上神经节受牵拉，枕大神经及枕小神经受牵拉等临床症状，移位严重可从后侧压迫脊髓，预后不良，患者会产生恐惧、焦虑、担忧，对健康的恢复极为不利。应向患者做必要的病情解释，介绍治疗成功的病例，保持情志调畅，增强战胜疾病的信心。应与患者进行相关健康咨询，并告知其家属应关心体贴患者，消除不良因素的刺激。

4. 健康教育 进行卫生科普知识宣传，使患者了解颈椎病的有关知识，提高防病意识，增强治疗信心，掌握康复的方法。平时保持正确的姿势，头部转动力度不要过大，速度不要过快，防止加重病情和并发症的发生。工作中注意随时做颈部后仰运动，改善肌肉疲劳。平时应注意卧位的姿势及枕头的高度，仰卧时枕头不宜过高；侧卧时枕头可略高，头与肩应放在枕头之间，而不应同时放于枕头上，使颈部与躯干保持一条线，而不偏向一侧。加强体育锻炼。

第二节 腰椎病

腰椎骨性关节炎

腰椎骨性关节炎是一种临床常见病和多发病，老年人居多，亦可见于中青年，也叫肥大性脊柱炎、增生性脊柱炎。此病以往一般都归结为腰椎退行性变引起骨质增生，挤压周围的软组织结构，刺激神经所致。

【病因病理】

腰椎的活动范围仅次于颈椎，也是脊柱活动非常频繁的节段。同时它承受着人体自身约60%的重量的压力，借助于它本身特殊的解剖学结构，在正常情况下能够自如地完成它的使命。如它受到外伤或扭挫，就会变得怯懦和呆板，活动不灵，伸屈受限。腰椎的扭伤是经常性的。扭伤时除了软组织的损伤之外，腰椎关节错缝都将同时发生，小关节错位破坏了腰椎间的力平衡，时间久了就长出骨刺。

由于脊柱可以在三轴（矢状轴、冠状轴、纵轴）范围内运动，所以腰椎关节错缝移位，就是在三轴运动过程中所产生的前后、左右、平移位，前屈后仰移位，左右旋转移位，左右侧屈移位。由于腰椎间关节的方向几乎与矢状轴方向一致，所以在临床上腰椎旋转移位、前后平移位、腰椎侧屈移位较为常见。

腰椎椎间关节是负重关节，承担着人体本身巨大的压力，腰部软组织损伤后的修复过程中，腰椎骨面上的软组织起止点产生粘连、瘢痕和挛缩，若处理得当，如采取按摩、贴膏药、针灸、理疗等治疗方法，急性症状很快就会消失；如处理不当，或者腰部反复扭伤，就会引起腰椎的力平衡失调，腰椎椎间关节长期受到牵拉、挤压，引起骨质增生和腰椎椎间关节的错位。这种关节错缝一般都未得到解决。由于关节不吻合，人体平时弯腰伸背的活动，便引起腰椎关节面软骨和周围软组织间的摩擦性挫伤，如弯腰活动过多时，就会产生炎症水肿，使慢性腰疼急性发作。另外，腰椎周围的软组织也因老伤和新损，而瘢痕、粘连、挛缩，使腰痛顽固难愈。

如果病情继续发展，引起椎管内的骨质增生，压迫神经根，即发展成为腰椎管狭窄症。

【临床表现】

腰疼时轻时重，劳累后，或新的闪挫伤常引起急性发作，疼痛剧烈，通过卧床休息和简单治疗又可缓解。检查可发现患椎旁压痛，但无放射痛，且该处肌肉紧张，弹性下降。X线检查可示腰椎均有轻、重不同的骨质增生。正位片示患椎椎间隙轻度不等宽，患椎棘突偏歪，或后关节间隙模糊或消失。侧位常无异常发现。

【诊断依据】

结合病史和临床表现不难诊断。需排除其他疾病，如结核、肿瘤、骨髓炎等。

【中药调养】

1.中药内服

（1）处方：怀牛膝15g、骨碎补15g、熟地15g、山萸肉15g、威灵仙12g、鸡血藤12g、赤芍12g、川芎12g、蜈蚣2条。

用法：每日1剂，水煎服，每次250ml，每日2次，7天为一个疗程。

（2）处方：生地15g、炒香附15g、川芎15g、牛膝12g、菟丝子12g、穿山甲6g、当归6g、红花6g。

用法：每日1剂，水煎服，每次250ml，每日2次，7天为一个疗程。

（3）处方：当归尾20g、怀牛膝20g、独活20g、赤芍20g、川芎15g、熟地15g。

用法：上述药物研为细末，分为6包。每日1包，加入2枚鸡蛋中调匀，蒸熟后代早餐服用，6日为一个疗程。

2.中药外敷

（1）处方：生地15g、炒香附15g、川芎15g、牛膝12g、菟丝子12g、穿山甲6g、当归6g、红花6g、乳香15g、没药15g、细辛15g、续断15g。

用法：取上述药物，共研细末，用醋调匀，加热后每晚睡前热敷20分钟左右，然后用纱布包扎，次日清晨取下。每一剂药可使用2次，连续外敷10天为一个疗程。

（2）处方：生川乌12g、生草乌12g、红花12g、乳香12g、没药12g、鸡血藤12g、续断15g、半夏15g、细辛6g、防风15g、葛根15g、川芎12g。

用法：取上述药物，共研细末，用醋调匀，以湿润为度，铁锅加热后加入樟脑粉20g，拌匀后装入纱布袋中封口，热敷腰部。每20分钟可加热一次，以维持药力，连续外敷2小时，每日1次，5天为一个疗程。

3.药膳食疗

（1）处方：黄芪10g、牛膝6g、杜仲6g、熟地6g，牛尾1条、生姜5片、葱段6g，盐适量。

用法：将新鲜牛尾清洗干净，剁成小段，放入清水中煮开，捞起晾干。将黄芪、牛膝、杜仲、熟地洗净后用温水泡5分钟。然后将上述食材共同放入锅中煮开，加入生姜，继续煲至牛尾熟透，加入葱段、盐适量后即可食用。

（2）处方：制附子6g、桂枝6g、羊肉500g，胡椒、盐、生姜、葱段、料酒等适量。

用法：将新鲜羊肉清洗干净，切成小块，放入清水中煮开，煮至七成熟后捞起晾干。然后将清洗干净的上述食材放入一个大碗中，倒入羊肉，加入调料，然后将碗放入沸水中隔水蒸熟即可食用。

【针灸理疗】

一、针灸推拿疗法

1.针刺疗法

处方：命门、腰阳关、肾俞、大肠俞、委中、承山、昆仑。

操作：穴位常规消毒，毫针刺。近处穴位和远处穴位相结合，每次选用3~5穴，行平补平泻法，留针30分钟左右，局部穴位可用温针。每日1次，7次为一个疗程。

2.温针疗法

处方：夹脊穴、环跳、居髎、风市、阳陵泉、委中、昆仑。急性者，加悬钟；慢性者，加肾俞、腰阳关。

操作：穴位常规消毒后，毫针刺，留针的基础上放置1.5~2cm的艾段，点燃，艾段燃尽后取针。每日1次，7次为一个疗程。

3.电针疗法

处方：L_3~L_4突出者，取L_3~L_4夹脊穴、志室、大肠俞、承扶、委中；L_4~L_5突出者，取L_4~L_5夹脊穴、肾俞、大肠俞、秩边、飞扬；L_5~S_1突出者，取L_5夹脊穴、肾俞、大肠俞、秩边、至阴。

操作：每次选2~4穴，得气后接G6805治疗仪，采用连续波，电充强度以患者耐受为度，每次20分钟。每日1次，7次为一个疗程。

二、现代物理疗法

1.超短波疗法

处方：患部。

操作：应用超短波治疗仪，电源220V、频率50Hz、功率200W、波长7.37m，电极20cm×15cm，间隙1~2cm；并置安放于患侧，连续振动与间歇振动交替进行，温度控制在50℃~60℃，以患者能耐受为度。每日1次，每次30分钟，15次为一个疗程。

2.超声波疗法

处方：患侧腰部。

操作：患者俯卧位，暴露腰部，用DM-200L型超声治疗仪治疗。超声输出设定为脉冲模式，时间为10分钟，根据患者热感及是否有酸胀感调节档位。剂量0.8~1.5W/cm²，每次8~12分钟，每日1次，5次为一个疗程。

【护理措施】

1. 生活起居护理 卧床休息很重要，患者应卧木板床，床铺应干燥、平整、舒适，可以减轻体重对椎间盘的压力。屈膝、屈髋可以放松坐骨神经的牵扯力，并减少腰椎前凸以张开椎间盘后方间隙。急性期应严格卧床3周（包括吃饭、大小便均不起床），待症状基本缓解后，在围腰保护下离床活动。在休息期间上、下床均如上法，不得疏忽。居室要阳光充足，空气要新鲜流通，做到起居有常。室内地面应干燥，防止滑倒跌伤。

2. 饮食护理

（1）注意定时定量：中医学认为，应"食饮有节"。如有些患者在伤后服食过量肉类和骨汤，不仅可导致消化不良，而且使气血流通失常，筋脉郁滞。

（2）注意食物的种类：由于伤后患者需要一定的能量和营养物质（如蛋白质、氨基酸、钙磷和微量元素等），因此，食物种类应多样化，不宜强调过多戒口，应给予富于营养的膳食，如肉类、鱼、骨汤（以松骨质为佳）、蔬菜、水果等。

（3）钙的补充：每日应摄入2g以上，同时补充维生素D，如鱼类、肉类、乳类。中医食疗以补肾化瘀为主，平时用黄精、党参、熟地、黄芪、首乌、枸杞、龟板、鳖甲等与肉类熬汤服用。

3. 情志护理 本病老年人居多，中青年也不少见，由于病程长，反复发作，严重影响患者日常生活，要多了解患者心理状态，对患者的疑问要给予及时解答，使之保持良好的心理状态，配合治疗。因疼痛使精神忧虑不能入睡者，随时给予镇痛药，以解除痛苦，保持睡眠充足，使患者精神愉快，情绪稳定。

4. 健康教育

（1）嘱患者出院后继续加强功能锻炼，3个月内不弯腰，半年内避免重体力劳动。饮食起居保持规律性，如有不适，随时就诊。

（2）进行卫生科普知识宣传，使患者了解腰椎病的有关知识，提高防病意识，增强治疗信心，掌握康复的方法。注意腰部不要过度负重，注意保暖避免受凉。加强腰部肌肉锻炼。

（3）功能锻炼：功能锻炼是通过自身的运动和摩捏等来达到锻炼身体，促进全身和局部气血的运行，使全身气血畅通，灌流充足，各种病理产物得到及早吸收和排除，减轻疼痛。腰背部锻炼还可增强腰背肌的肌力，使肌肉韧带的弹性恢复，保持腰椎生理前凸，以增强脊柱的稳定性。具体锻炼方法为五点支撑法（仰卧位，先屈肘伸肩，而后屈膝伸髋，同时收缩背伸肌，以双脚双肘及头部为支点，使腰离开床面），每日坚持锻炼数十次，1~2周后改为三点支撑法（双肘屈曲贴胸，以双脚及头枕为三支点，使整个身体离开床面），坚持每日数十次，最少坚持4~6周，下床后仍应继续坚持锻炼腰背肌，最少坚持半年以上。此种锻炼方法对慢性腰背痛也有较好的疗效。

腰椎间盘突出症

腰椎间盘突出症是腰腿痛常见原因之一，好发于30~50岁的体力劳动者，或平时缺乏锻炼者。本病早期可用保守疗法、药物滴注等方法，消除水肿和炎症反应，暂时缓解症状，但最终无法根除。外科椎间盘摘除术创伤较大，术后腰痛长期存在，而且开放手术容易引起并发症和后遗症；根据慢性软组织损伤理论及网眼理论，腰椎间盘突出症不是椎间盘本身的问题，而是人体在对腰部损伤的修复过程中，腰部的软组织粘连、瘢痕，导致了腰椎受力曲线的改变，使椎间盘受到挤压，突出而引起的腰腿痛。

【病因病理】

在退变的基础上，当椎间盘后部压力增加时发生纤维环破裂，髓核向后外侧突出，压迫神经根导致腰腿痛。西医根据影像学检查，证实了突出的节段，以及突出的范围和大小，但在临床上常见到有的患者腰椎间盘摘除以后，数月、数年或者更长时间，患者又出现和以前一样的症状，甚至有所加重，说明椎间盘突出本身致病的理论不完善，还有其他原因引起了临床表现。

根据网眼理论，腰椎间盘突出症是人体在腰部软组织损伤后的代偿过程中，改变了腰部的受力曲线，产生椎间盘部位的压力集中，导致椎间盘突出，如它不与神经根发生粘连、瘢痕，椎间盘突出就属于生理修复的范围，如椎间盘突出与周围的神经根发生了粘连、瘢痕，就是一个病理过程，需要借外力分离椎间盘与神经之间的粘连、瘢痕；同时，腰部的自我修复和自我调节是一个系统工程，当一个软组织损伤以后，首先该软组织进行自身代偿和修复，如果修复不全，周围的软组织就会参与协同修复，如果一侧出现病变，另一侧的软组织也会协同修复和调节，也就是说，腰椎间盘突出症不是椎间盘一个病变点的单独的孤立病灶，而是腰部整体病理改变中的一个突出表现而已。

椎间盘就像压在两块硬板当中的气球，随着上下硬板压力的变化而变化。从前后受力情况分析，如果后侧压力大，椎间盘就向前突出，反之，则向后突出。从左右受力情况分析，如果左侧压力大，椎间盘就向右侧运动，反之，则向左侧运动。如果椎间盘四周压力都增大时，椎间盘就会上下运动，如果应力过大，椎间盘可进入椎骨，形成所谓的许莫氏结节，也叫做椎间盘疝。若腰椎在矢状轴、冠轴和纵轴上的运动受到病变应力的影响，造成腰椎的上下、前后、左右的移位，必然造成椎间盘的位移，也决定了椎间盘的运动方向。上述诸多的压力从何而来呢？不是骨质本身所产生的压力，而是椎间盘四周的软组织在起作用，从静态研究出发，去认识腰椎间盘突出症，就会得出椎间盘或者骨质本身的问题，而从动态研究出发，才能找到引起椎间盘运动和骨质错位及骨质增生的原因所在。比如，左侧的软组织慢性损伤后，左侧的肌肉、韧带代偿收缩，随之形成粘连、挛缩、瘢痕，腰椎左侧的压力增加，把椎间盘中的髓核向右侧挤压，人体为了维持正常的腰椎受力，其他软组织就会增厚代偿，如前、后纵韧带及棘上韧带等，当局部压力突然增加，超过了人体的自身代偿，如患者突然弯腰、扭伤，椎间盘就会向右侧运动，同时腰椎也代偿性产生微小移位，由于前纵韧带在解剖结构上比后纵韧带宽厚，椎间盘多向后外侧运动。当应力集中，椎间盘中的髓核向某一个方向运动，形成影像学上的椎间盘膨出、突出，若应力过大，椎间盘突破纤维环及其他组织，进入椎管即为椎间盘脱出。如果椎间盘或者腰椎的错位激惹神经根，引起神经根及周围组织的炎症、水肿，就会导致腰椎间盘突出症的临床表现。（图8-1、8-2、8-3、8-4）

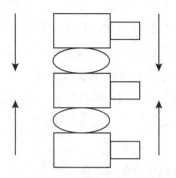

图8-1 腰椎间盘前后压力示意图

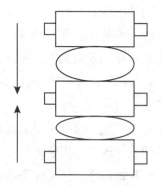

图8-2 腰椎间盘左右压力示意图

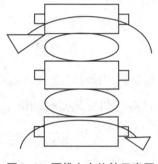

图8-3 腰椎左右旋转示意图

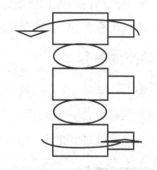

图8-4 腰椎前后旋转示意图

正常情况下，坐骨神经在腿伸直达到最大运动范围时，神经根在神经孔内有0.5~1cm的滑动范围。发生粘连后，当大腿伸直时，神经根不能向外滑动，受牵拉产生疼痛。而骑自行车时，因不牵拉神经根，可不出现疼痛。

【临床表现】

1.多发生于30~50岁的青壮年，男女无明显区别。患者多有反复腰痛发作史。

2.**腰痛伴坐骨神经痛**　是本病的主要症状。腰痛常局限于腰骶部附近，程度轻重不一。坐骨神经痛常为单侧。疼痛沿大腿后侧向下放射至小腿外侧、足跟部或足背外侧。行走时间长、久站或咳嗽、喷嚏、排便等腹压增高时均可使症状加重，休息后可缓解。疼痛多为间歇性，少数为持续性。

3.**下肢麻木**　多局限于小腿后外侧、足背、足外侧缘的麻木或皮肤感觉减退。

4.**脊柱侧弯**　多数患者有程度不同的脊柱侧弯。侧弯多突向健侧。

5.**压痛伴放射痛**　用拇指深压棘突旁，患部常有压痛，并向患侧下肢放射。

6.**患侧直腿抬高试验阳性**　患者仰卧，两下肢放平。先抬高健侧，记录能抬高的最大度数；再抬高患侧，当抬高到产生腰痛和下肢放射痛时，记录其抬高度数，严重者抬腿在15°~30°。在降低患侧至疼痛消失时，将踝关节背屈，症状立即出现，此为加强试验阳性，可与其他疾病引起的直腿抬高试验阳性相鉴别。

7.反射和感觉改变 神经根受累后，可发生运动功能和感觉功能障碍。腓肠肌肌张力减低，拇背伸肌力减弱。L_2~L_3神经根受累时，膝反射减低；L_4神经根受累时，膝、跟腱反射减弱；L_5和S_1神经根受累时，跟腱反射减弱。神经根受累严重或过久，相应腱反射可消失。

8.X线检查 在正位平片上，腰椎侧弯是重要的X线表现，侧弯多数是由突出的间隙开始向健侧倾斜，患侧间隙较宽。侧位片可见腰椎生理前凸减小或消失，甚至向后凸，椎间盘突出的后方较宽，所谓前窄后宽表现。早期突出的椎间隙多无明显改变，晚期椎间隙可明显变窄，相邻椎体边缘有骨赘生成。

【诊断依据】

根据上述症状、体征和X线、CT等影像学检查做出诊断（X线所见不能作为本病的确诊依据，只作参考，但可观察到腰椎曲度的变化及腰椎微小错位，并能协助排除腰椎其他骨质疾病，如骨折、结核、肿瘤等）。

【中药调养】

1.中药内服

（1）处方：熟地30g、牛膝30g、山药30g、白芥子15g、麻黄10g、桂枝10g、干姜10g、生甘草6g。

用法：每日1剂，水煎服，每次250ml，每日2次，7天为一个疗程。

（2）处方：生地15g、牛膝15g、赤芍15g、川芎15g、蒲黄12g、枳实12g、郁金6g、红花6g、大黄6g、三七3g。

用法：每日1剂，水煎服，每次250ml，每日2次，7天为一个疗程。

2.中药外敷

（1）处方：桂枝15g、赤芍15g、丹参15g、鸡血藤15g、伸筋草15g、续断15g、川芎15g、川乌12g、草乌12g、当归12g、红花6g、透骨草6g。

用法：取上述药物装入布袋内，扎口煎汤，熏洗并外敷于患处，每天1~2次，每次30分钟，每2天换药1次，连续治疗2周。

（2）处方：熟附子15g、巴戟天15g、肉苁蓉15g、熟地15g、陈皮15g、伸筋草15g、续断15g、川芎15g、川乌12g、草乌12g、当归12g、红花6g、透骨草6g。

用法：上述药物研末，混和均匀后用35%酒精调成膏状。患者俯卧，医生将调好的药膏均匀涂抹在药布上，敷于患处，药布大小视病变部位而定，药膏厚度2mm，然后用TDP神灯照射50分钟。每日1次，每7日为一个疗程。如果一个疗程未愈，可休息2~3日，继续做第二个疗程的治疗。

3.药膳食疗

（1）处方：红豆30g、黑米50g、大枣10枚、党参10g、猪腰5g、葱段6g、盐适量。

用法：将新鲜猪腰处理后清洗干净，切花刀。将红豆、黑米、大枣、党参洗净后用温水泡30分钟。然后将红豆、黑米、大枣、党参共同放入锅中煮开，继续煮至黑米开花后，放入猪腰，继续炖煮10分钟，待腰花熟透后，加入葱段、盐适量调味即可食用。

（2）处方：桑寄生15g、竹茹10g、枸杞10g、花生仁10g，大枣6枚、鸡蛋2个，红糖适量。

用法：将桑寄生、竹茹、枸杞、花生仁、大枣洗净后，加入清水2000ml煎煮30分钟后，加入鸡蛋，约10分钟后取出鸡蛋去壳，继续放入锅中再煮约1小时，加入红糖调味即可食蛋饮汤。

【针灸理疗】

一、针灸推拿疗法

1.针刺疗法

（1）处方：肾俞、白环俞、环跳、承扶、殷门、委中、阳陵泉（主穴）；L_2~L_5夹脊、上髎、次髎、秩边、承山、悬钟、昆仑、足临泣、阿是穴（配穴）。

操作：每次选用3~5个穴位，用强刺激或中等刺激，使针感向下肢远端放散。在急性期每日1次，症状好转后可隔日1次。

（2）处方：肾俞、阿是穴、委中、腰阳关。

操作：阿是穴用泻法，出针后拔火罐；肾俞温针灸；腰阳关平补平泻；委中用泻法。留针30分钟，每日1次。

2.皮肤针法

处方：L_2~L_5夹脊穴、腰骶部位、疼痛部经络循行周围、压痛点。

操作：局部皮肤常规消毒后，用梅花针重叩局部皮肤，尤以在夹脊穴处做重点叩刺，使局部皮肤发红并微出血，然后拔火罐，如能拔出少量瘀血疗效更佳。

3.头针法

处方：对侧下肢感觉区、足运感区。

操作：患者取坐位或卧位。常规消毒后，用28号3寸毫针沿皮下缓慢捻转进针，使之达到到应有的深度（长度），不提插。捻转时频率为每分钟200次左右，且幅度要大。留针10分钟后，再捻转1次，留针1次，即可出针。起针时用干棉球压迫2分钟，以防出血。

4.手针法

处方：坐骨神经点（手背第四、五掌指关节间，近第四指掌关节处）。

操作：皮肤常规消毒后，用30号2寸毫针斜刺或直刺1~2寸，用中强刺激，边捻针边令患者活动腰部或其他人按摩腰部，留针10~20分钟。

5.足针法

处方：3号穴、35号穴。

操作：皮肤常规消毒后，用30号2寸毫针斜刺或直刺1~2寸，用中强刺激，边捻针边令患者活动腰部，留针5分钟。

6.穴位注射法

处方：阿是穴。

操作：选用维生素B_1、得宝松、利多卡因注射液各0.5~1ml混合，注入患侧穴位，每穴0.5~1ml。每周2次，10次为一个疗程。适用于重症患者。

7.灸法

处方：阿是穴、八髎、秩边、风市、足三里、阳陵泉、昆仑（主穴）；肾俞、腰阳关、承扶、环跳、委中、承山、悬钟、足临泣、神阙（配穴）。

操作：每次选3~5穴，用温和灸10~20分钟，至局部皮肤发红为止。每日灸治1~2次，7次为一个疗程。本方也可用隔姜灸。

二、现代物理疗法

1.超短波疗法

处方：患部。

操作：采用超短波电疗机，波长为7.37m，输出功率≥200W，用板状电容电极依病变部位大小而定，对置法，间隙3~4cm，微热量或无热量，每日1次，每次20分钟。

2. 正弦调制中频电流

处方：患部。

操作：仪器为正弦调制中频电疗机，板状电极3cm×5cm，两层绒布衬垫5cm×8cm浸湿，对置于患部两侧，搭扣紧密固定加压适量沙袋，全波-连调波，调制辐度75%~100%，调制频率100~75Hz，每日1次，每次20分钟，治疗时电流逐渐增加到最大耐受量为限（不超过1mA/cm²）。急性期7日为一个疗程，慢性期12日为一个疗程，疗程间隔7~10日。

【护理措施】

1. 生活起居护理　该病多发于青、壮年人。发作时行走困难，应卧床休息，减轻体重对椎间盘的压力。必须卧硬板床休息。急性期应严格卧床3周（包括吃饭、大小便均不起床），待症状基本缓解后，在围腰保护下离床活动。不得负重。居室要阳光充足，空气要新鲜流通，做到起居有常。室内地面应干燥，防止滑倒跌伤。

2. 饮食护理　注意食物的种类：由于伤后患者需要一定的能量和营养物质（如蛋白质、氨基酸、钙磷和微量元素等）。因此，食物种类应多样化，不宜强调过多戒口，应给予富于营养的膳食，如肉类、鱼、骨汤（以松骨质为佳）、蔬菜、水果等。注意定时定量，做到"食饮有节"。

3. 情志护理　该病多发于青、壮年。腰部受到前屈的扭伤，或负重弯腰等的影响，导致椎间盘的瘢痕组织向正后方突出，神经根袖和椎间盘的瘢痕组织粘连，瘢痕组织突入椎管，引起双下肢痛麻或鞍状麻痹。应与患者多沟通，消除其恐惧心理，从而积极配合治疗。

4. 健康教育

（1）功能锻炼是巩固疗效极为重要的措施。应尽量避免弯腰及负重。饮食起居保持规律性，如有不适，随时就诊。

（2）加强营养、增强机体抵抗力。防止各种并发症。调节心理情绪，保持心理健康。

（3）嘱患者出院后继续加强功能锻炼，可通过自身的运动和摩捏等来达到锻炼身体的目的，促进全身和局部气血的运行，使全身气血畅通，灌流充足，各种病理产物得到及早吸收和排除，减轻疼痛。提高生活自理能力。

腰椎管狭窄症

腰椎管狭窄症是引起腰腿痛的常见病之一，老年人多见。过去认为它的病因和病理机制为各种原因造成骨性椎管或硬脊膜囊狭窄，引起腰椎管、神经根管或椎间孔狭窄所致马尾和神经根的压迫综合征。退变是引起腰椎管狭窄症的主要的病因。临床上可将椎管狭窄分为原发性和继发性两大类，按解剖部位分中央型（中央椎管）狭窄和侧方型（侧隐窝）狭窄两部分，以 L_4 和 L_5 腰椎管最多见，临床表现多样而复杂，腰痛，且常伴有间歇性跛行。治疗包括非手术治疗，如用药、应用支具和硬膜外激素封闭，当患者生活质量降低和因疼痛不可耐受且经保守治疗无效时应考虑手术治疗。西医学者也明确指出，手术治疗目的是减轻下肢适应症状，而不是减轻腰痛。虽然术后腰痛也有减轻，但手术目的是减轻症状而不是治愈。术后远期随访中，仍有增生再长入减压区的可能，使神经受压症状复发。手术也不可能使已经发生退行性改变的椎间盘和小关节恢复正常，也不能中止脊椎退行性改变的自然发展过程。

【病因病理】

根据慢性软组织损伤的理论和网眼理论，腰椎管狭窄症是一种人体代偿性疾病，是由于腰椎受力过大，引起的腰部黄韧带增厚，后纵韧带硬化、钙化和骨化，腰椎椎板及小关节骨质增生导致侧隐窝狭窄，引起神经根的压迫，引发临床表现。

【临床表现】

1. 症状与体征　发病慢，多见于中、老年人，有明显的腰腿痛症状和间歇性跛行。患者常在步行100~200米时产生腰腿痛，弯腰休息一会或下蹲后症状会立即减轻或消失，若继续再走，不久疼痛又出现。脊柱后伸时症状加重，前屈时症状减轻。少数病例因压迫马尾及神经根而影响大、小便，甚至造成下肢不完全性瘫痪。椎管狭窄患者往往主诉多而体征少。检查脊椎偏斜不明显，腰椎正常，只是后伸痛。直腿抬高试验正常或只有中度牵拉痛。少数患者下肢肌肉萎缩，跟腱反射有时减弱或消失。

2. 影像学诊断

（1）X线检查：观察腰椎的生理弯曲及腰椎小关节的微小错位，以及骨质增生的部位、大小、方向等。因X线显影有放大率，摄片时体位倾斜、旋转，均能使显影不够确切，故在平片上测量椎管大小可靠性不大。

（2）CT检查：对腰椎管狭窄症的诊断很有价值，可清楚显示椎管前后径、横径大小，以及侧隐窝、椎间孔、黄韧带肥厚等情况。CT可显示侧隐窝，正常时其前后径大于5mm，小于3mm则为侧隐窝狭窄。

【中药调养】

1.中药内服

（1）处方：熟地15g、牛膝15g、狗脊15g、威灵仙15g、伸筋草12g、骨碎补12g、续断12g、川芎12g、当归12g、党参12g、枸杞12g、通草10g。

用法：每日1剂，水煎服，每次250ml，每日2次，7天为一个疗程。

（2）处方：当归15g、桃仁15g、红花15g、地鳖虫15g、续断12g、川芎9g、青皮9g、穿山甲6g。

用法：每日1剂，水煎服，每次250ml，每日2次，7天为一个疗程。

2.中药外敷

（1）处方：七叶一枝花15g、透骨草15g、威灵仙15g、鸡血藤15g、乳香15g、没药15g、海风藤12g、生地12g、骨碎补12g。

用法：将上述药物研为细末，然后加入生姜捣碎调成糊状。将调好后的药物涂于大小合适的纱布上，敷于患处，外用胶布固定，每日1次，每次5~8小时，连用5天。敷药时，可辅助使用红外线灯局部照射，促进药物渗透。

（2）处方：丹参30g、黄芪30g、独活15g、熟地15g、鸡血藤15g、伸筋草15g、制川乌12g、制草乌12g、续断12g、土鳖虫6g、地龙6g、细辛3g、炙甘草6g。

用法：上述药物装入布袋内，扎口煎汤，熏洗并外敷于患处，每天1~2次，每次30分钟，每2天换药1次，连续治疗2周。

3.药膳食疗

（1）处方：山药30g、板栗30g、玉米棒子2段、枸杞10g、排骨400g、生姜5片、葱段6g，盐适量。

用法：将新鲜排骨清洗干净，剁成小块，放入清水中煮开，捞起晾干。将山药、板栗、玉米棒子、枸杞洗净后同排骨一起放入锅中煮开，加入生姜，继续煲至排骨熟透，加入葱段、盐适量后即可食用。

（2）处方：蛤蜊200g、鸡蛋3个、熟虾仁20g、大枣2枚、葱末6g，盐、麻油适量。

用法：将蛤蜊洗净后放入锅中煮至开壳，取出来洗净泥沙；大枣去核后捣碎成小块；虾仁切碎；将鸡蛋打入碗中，加入盐、麻油、葱末打散，然后将蛤蜊、虾仁、大枣共同加入碗中，入锅蒸10分钟即可食用。

【针灸理疗】

一、针灸推拿疗法

1.芒针法

（1）处方：秩边、大肠俞、椎舍、三阴交、悬钟。

操作：患者俯卧，选用芒针于秩边、大肠俞或椎舍（气海俞旁开1.5寸）沿椎体边缘进针。配穴三阴交、悬钟，进针后先施平补平泻法，留针15分钟，再施泻法，继续留针15分钟。两组每日交替使用，10次为一个疗程。

（2）处方：环跳、委中、承山、阿是穴。

操作：患者俯卧，快速进针后，行迎随补泻和飞经走气手法，不留针。每次取3~5穴，隔日1次，10次为一个疗程。

2.电针法

处方：阿是穴、环跳、阳陵泉、昆仑。

操作：患者俯卧位，快速无痛进针后，接通电针机输出电源，以连续波，快频率强刺激30分钟，隔日1次。治疗结束，于针刺部位施行艾灸，以加强疗效。

3.穴位注射法

处方：阿是穴、环跳、委中、三阴交、昆仑。

操作：选用复方当归注射液、骨宁注射液、维生素B_1注射液、维生素B_{12}注射液各4ml混合，注入上述穴位。注射完毕，加以按摩，以助药液吸收，隔日1次，10次为一个疗程。

二、现代物理疗法

1.超短波疗法

处方：患部。

操作：超短波刺激患部。电流输出频率40.8MHz，波长7.37m，最大输出功率250W，选用15cm×20cm电容电极，微热量至温热量治疗，每日1次，每次20分钟。

2.中频电疗法

处方：患部。

操作：用中频电刺激患部。用骨关节炎处方，4cm×6cm导电硅胶电极板患处并置或对置，电流输出强度耐受量，每日1次，每次20分钟。

3.低频电流疗法

处方：患部。

操作：用低频电刺激患部。治疗腰骶部疼痛时，将正极放在痛点，将负极放在颈部。输出电流为5~10mA，每次20分钟，每日1次，13次为一个疗程。可以连续三个疗程，两个疗程之间相隔5天。

4.激光疗法

处方：患部。

操作：激光照射患部。用激光仪作局部照射，光照处先涂龙胆紫液，激光器距皮肤5cm，每次照射20分钟，每日1次，10天为一个疗程，两个疗程之间相隔3天。

【护理措施】

1. **生活起居护理** 多发生于60岁以上的中老年患者，男女发病率无明显区别。患者多有反复腰痛发作史。腰痛伴坐骨神经痛。在休息期间，需家属一手托住患者背部、一手拉住患者的手帮助其上、下床，不得疏忽。患者不得负重。应卧木板床，床铺应干燥、平整、舒适。可以减轻体重对椎间盘的压力。急性期应严格卧床3周（包括吃饭、大小便均不起床），待症状基本缓解后，在围腰保护下离床活动。居室要阳光充足，空气要新鲜流通，做到起居有常。室内地面应干燥，防止滑倒跌伤。

2. **饮食护理** 补充钙，每日应摄入2g以上，同时补充维生素D，如鱼类、肉类、乳类。中医食疗以补肾化瘀为主，平时用黄精、党参、熟地、黄芪、首乌、枸杞、龟板、鳖甲等与肉类熬汤服用。

3. **情志护理** 该病多发于青壮年。随年龄的增长和经常受挤压及扭转等外力的损伤，椎间盘原有结构可发生退变或破坏，而出现慢性持续性损伤，腰和坐骨神经疼痛绵延不止，下肢麻木。稍负重疼痛加剧。影响工作和生活，而导致患者焦虑、烦躁，因此医护人员应与其多交谈，及时解答患者提出的各种疑问，使之保持良好的心理状态，增强战胜疾病的信心。应与患者进行相关健康咨询，因疼痛使精神忧虑不能入睡者，随时给予镇痛药以解除痛苦，保持睡眠充足，使患者精神愉快，情绪稳定。

4. 健康教育

（1）嘱患者出院后继续加强功能锻炼，半年内避免重体力劳动。平时坚持做工间操是预防职业性急、慢性损伤的良好方法。饮食起居保持规律。如有不适，随时就诊。防治及功能锻炼相结合，加强腰背肌及腿部肌肉的锻炼，增强脊柱的稳定性。

（2）预防机体和组织的老化，进行功能锻炼是本病巩固疗效极为重要的措施。

（3）须注意平时站、坐、行和劳动姿势，减少急、慢性损伤的发生。进行卫生科普知识宣传，使患者了解有关腰椎病的有关知识，提高防病意识，增强治疗信心，掌握康复的方法。

第三节　类风湿关节炎

类风湿关节炎是一种自身免疫性疾病，病因至今不明。遗传因素造成了类风湿关节炎的易感性，感染可诱发此病，多种复杂的因素参与了类风湿关节炎关节和全身免疫反应的紊乱过程。

根据分子模拟学说，外来抗原分子的结构和抗原性与机体某些抗原相似，造成与自身抗原的交叉反应。人体自身抗原可能有软骨的 II、IV、VI 型胶原及其他的软骨细胞抗原，但真正导致类风湿关节炎的抗原还不清楚。这种自身抗原经过携带 HLA-DR 分子的抗原呈递细胞的吞噬、加工，激活了 T 细胞释放多种细胞因子，促进发生更强的免疫反应。B 细胞和浆细胞过度激活产生大量免疫球蛋白和类风湿因子，形成免疫复合物，并沉积在滑膜组织上。局部由单核、巨噬细胞产生的白细胞介素-1（IL-1）、肿瘤坏死因子 α（TNF-α）和白三烯 B_4（LTB_4）能刺激多形核细胞进入滑膜。局部产生的前列腺素 E_2（PGE_2）的扩血管作用也能促进炎症细胞进入炎症部位，吞噬免疫复合物及释放溶酶体酶，如中性蛋白酶和胶原酶，破坏胶原组织，使滑膜表面及关节软骨受损。类风湿因子还可见于浸润滑膜的浆细胞、增生的淋巴滤泡及滑膜细胞内，同时也能见到 IgG-RF 复合物，故即使感染因素不存在，仍能不断产生类风湿因子，使病变发展成为慢性炎症，以滑膜炎、滑膜增生、软骨及骨的损害为其主要表现。

1. 关节病理表现　关节滑膜炎是类风湿关节炎的基本病理表现，滑膜微血管增生、水肿、血管损伤和血栓形成是滑膜炎的早期表现。滑膜衬里细胞由1~2层增生至8~10层，滑膜间质有大量T淋巴细胞及浆细胞、巨噬细胞、中性粒细胞等炎性细胞的浸润。常有浅表滑膜细胞坏死，并覆有纤维素样沉积物，其中含有少量 γ 球蛋白的补体复合物，关节腔内有含中性粒细胞的渗出液。炎症细胞和血管侵入软骨或骨组织，形成侵蚀性血管翳，软骨破坏明显，软骨细胞减少。修复期可形成纤维细胞增生和纤维性血管翳。血管翳可以自关节软骨边缘处的滑膜逐渐向软骨面延伸，覆盖于关节软骨面上，阻断软骨和滑液的接触，影响骨组织的营养供应。也可由血管翳中释放一些水解酶对关节软骨、软骨下骨、韧带和肌腱中的胶原成分造成侵蚀性损坏，使关节腔遭到破坏，上、下关节面融合，关节发生纤维化强直、错位，甚至骨化，关节功能完全丧失。

2. 血管病理表现 基本病理表现为血管炎。主要表现为小动脉的坏死性全层动脉炎，有单核细胞浸润、内膜增生及血栓形成，还会有小静脉炎及白细胞破碎性血管炎。血管炎为关节外表现的主要病理基础，可造成皮肤、神经和多种内脏的损伤。

3. 类风湿结节的病理表现 类风湿结节的中心是在血管炎基础上形成的纤维素样坏死区，中间为呈多层放射状或栅栏状排列的组织细胞及携带 HLA-DR 抗原的巨噬细胞，最外层为肉芽组织及淋巴细胞、浆细胞等慢性炎性细胞，多在摩擦部位的皮下或骨膜上出现。

手和腕关节类风湿关节炎

几乎所有的周围型类风湿性关节炎都累及手和腕关节，这些关节是类风湿性关节炎最先累及，而且是晚期产生畸形的部位。早期关节间隙变窄，局限性骨质疏松及掌指关节和腕关节的骨质破坏。晚期X线表现为更加明显的骨质破坏、关节间隙消失、关节纤维化、骨性强直、关节脱位或畸形。因此早期治愈手和腕关节的病变是非常重要的。

【病因病理】

病变最初局限于指间关节，软组织梭形肿胀、关节周围软组织增厚、密度增高，进而出现关节端的边缘性骨质侵蚀，最常见于第2、3指掌关节桡侧和第3近端指间关节两侧，以及拇指和掌拇关节两侧。在腕部茎突周围及尺侧伸腕肌腱鞘的滑膜炎可表现为尺骨茎突周围软组织肿胀，茎突皮质局限性侵蚀中断，指端变尖。同时，在骨质的增生性修复中，其不规则的增生和膨出可使茎突失去原本的轮廓，尺骨远端沿尺侧伸腕肌腱鞘下可见骨皮质吸收变薄或轻度骨膜反应。随着病情的发展，手腕关节可发生特征性关节脱位畸形，如近端指间关节过屈和远端指间关节过伸，形成指间关节的"钮花"畸形；或近端指间关节过伸，而远端指间关节过屈形成"鹅颈"畸形；若掌指关节向尺侧偏移，而桡腕关节向桡侧偏移时，则形成"之"字畸形。腕关节间隙变得狭窄，出现腕骨聚拢现象及骨质侵蚀或囊性变，常见于桡侧副韧带舟骨的附着处、桡腕关节面及尺桡关节。病变晚期，由于关节面的严重破坏可产生关节的纤维化或骨性强直。

【临床表现】

几乎所有的类风湿性关节炎患者都累及手和腕关节，也有手及腕关节单独或最先发病，本节讨论的是手和腕关节单独发病的情况。典型的早期特征是近端指间关节因肿胀产生的梭形外观，常伴有掌指关节对称性肿胀，远端指间关节很少受累。软组织松弛无力可产生手指的尺侧偏斜，常伴有近端指骨掌侧半脱位；掌指关节的尺侧偏斜常合并桡掌关节的桡侧偏斜，导致手呈"之"字畸形。晚期患者，可出现"鹅颈"畸形及"钮花"畸形。这些改变将导致手部力量丧失。腕部受累在中国人类风湿性关节炎中尤其常见，无痛性的尺骨茎突区肿胀是其早期征象之一。掌侧的滑膜增厚和腱鞘炎可压迫腕横韧带下的正中神经，引起"腕管综合征"，出现拇指、食指、中指掌侧面，无名指桡侧皮肤感觉异常与迟钝，也可伴有大鱼际肌的萎缩。在晚期，由于纤维性强直或骨性强直，腕部变得不能活动，桡尺远端关节受累常使旋前和旋后运动严重障碍。尺骨头综合征（包括疼痛、运动受限、尺骨末端背侧突出等症状）在类风湿性关节炎也可见到。

手和腕关节的病变可出现以下畸形：琴键征（下桡尺关节向背侧脱位，突出的尺骨茎突受压后可回缩，放松后可向上回复，伴剧痛，如同弹钢琴键）、尺侧偏移、鹅颈畸形、钮花畸形、望远镜手、槌状指等。

【诊断依据】

近端指间关节软组织呈梭形肿胀，有难以忍受的顽固性疼痛。掌指关节的关节间隙变窄，局限性骨质疏松及掌指关节和腕关节的骨质破坏是本病的重要早期诊断依据。X线检查：晚期表现为骨质破坏更加明显，关节间隙消失，关节纤维化或骨性强直，或关节脱位、畸形。

【中药调养】

1.中药内服

（1）处方：雷公藤20g。

用法：取其木质部分，每日1剂，水煎服，每次250ml，每日2次，7天为一个疗程，两个疗程间相隔4~5天为宜。

（2）处方：制附子4g、木香4g、半夏3g，生姜3片。

用法：将前3味药物共研为粗末，然后与生姜共煎。每日1剂，水煎服，每次250ml，每日2次，7天为一个疗程，两个疗程间相隔4~5天为宜。

2.中药外敷

（1）处方：泽兰15g、丝瓜络15g、五灵脂15g、延胡索15g、寻骨风15g、鸡血藤15g、牛膝12g、威灵仙12g、伸筋草12g。

用法：上述药物装入布袋内，扎口煎汤，熏洗并外敷于患处，每天1~2次，每次30分钟，每2天换药1次，连续治疗4周。

（2）处方：延胡索15g、寻骨风15g、鸡血藤15g、牛膝12g、威灵仙12g、桂枝12g、桑枝12g、葛根12g、木瓜9g、黄芪9g、熟地9g。

用法：上述药物装入布袋内，扎口煎汤，熏洗并外敷于患处，每天1~2次，每次30分钟，每2天换药1次，连续治疗4周。

3.药膳食疗

（1）处方：牛筋100g、鸡血藤50g、大枣8枚、盐适量。

用法：牛筋用冷水浸泡12小时后，再用开水浸泡4小时，清水冲洗干净，然后与清洗干净的鸡血藤、大枣一起放入砂锅中炖煮，煮开后改文火煮至牛筋熟透，加入适量盐即可食用，空腹温热服下，每天1剂。

（2）处方：活乌鞘蛇1条，盐、葱、姜、蒜等适量。

用法：将乌鞘蛇处理干净后，放入砂锅中加水煮，煮至蛇肉熟透，加入调料调味后即可食用，每周1条，连续食用4条为一个疗程。

【针灸理疗】

一、针灸推拿疗法

1.针刺疗法

（1）处方：外关、合谷、阳池。

操作：穴位常规消毒后，毫针刺入。中等强度刺激，平补平泻，留针30分钟（留针期间也可用TDP局部照射），每天或隔日1次，10日为一个疗程。

（2）处方：合谷、阿是穴。

操作：穴位局部常规消毒后，毫针刺入，阿是穴是如条索状区域，沿条索状区域针刺2~3针，得气后留针30分钟。每日或隔日1次，6次为一个疗程。

2.推拿疗法

处方：患处。

操作：可先用推、理、揉手法，轻轻按摩，使患部肌肉松弛，气血畅行；继用点、按、捏、拿手法，达到舒筋活络止痛的目的；最后用摇、滚、揉手法，作善后处理。每次30~50分钟，2~3天1次。

3.灸法

处方：压痛点局部。

操作：点燃艾条，悬于患处上方约3cm的高度，行温和灸，一般灸20~30分钟至皮肤红晕潮湿为度。

二、现代物理疗法

1.超短波

处方：患部。

操作：应用超短波治疗仪，电源220V、频率50Hz、功率200W，波长7.37m，电极20cm×15cm，间隙3~4cm；并安放在患侧，连续振动与间歇振动交替进行，温度控制在50℃~60℃，以患者能耐受为度。每日1次，每次30分钟，10天为一个疗程。

2.超声波疗法

处方：患部。

操作：患者坐位或者侧卧位，暴露腕部，用DM-200L型超声波治疗仪治疗。超声输出设定为脉冲模式，时间为10分钟，根据患者热感及是否有酸、麻、胀的感觉调节档位。剂量0.8~1.5W/cm^2，每次8~12分钟，每日1次，5次为一个疗程。

3.离子导入法

处方：患部。

操作：干姜、桂枝、赤芍、当归各2g，羌活、葛根、川芎、海桐皮、姜黄、乳香各1g，装入39cm×20cm的袋中，缝合，置蒸锅内加热至气透出布袋，取出稍降温至40℃~42℃，热敷患处加直流电导入。

【护理措施】

1. 生活起居护理

（1）急性期应卧床休息、但不必过分强调绝对卧床，可进行适当的活动。慢性期可做些轻体力工作。

（2）手和腕关节是类风湿性关节炎最先累及，而且是晚期产生畸形的部位。患肢夹板固定，以防止发生关节畸形和病理性脱位。居室要阳光充足，空气要新鲜流通，室内保持干燥、防止潮湿，做到起居有常。室内地面应干燥，防止滑倒跌伤。

（3）本病病程较长，病变范围广泛且反复发作，易造成掌指关节和腕关节功能丧失，患者很痛苦。因此，应细心做好患者生活护理，不要过多的接触冷水，并做好思想工作，为其创造一个舒适、愉快的休养环境，使之安心养病。

2. 饮食护理

由于类风湿关节炎患者为慢性疾病，消耗体力较大，常有低热，肌肉萎缩和贫血等症状，故应补充高蛋白质，多种维生素及营养丰富的食物。有贫血者可加含铁食物，如瘦肉、动物肝类、乳类、黑木耳等。饮食宜清淡易消化，忌辛辣刺激性食物。因非甾类抗炎药物对消化道有影响，应饭后服药。

3. 情志护理

类风湿关节炎是常见病，且缠绵难愈，一旦确诊患者往往产生很多顾虑，且情绪低落。这种心理状态不利于治疗和疾病恢复，医护人员要关心体贴患者，让其了解类风湿关节炎的一般知识，治疗方法及有可能治愈的希望，鼓励其树立长期与疾病作斗争和战胜疾病的信心，密切配合治疗护理，并坚持长期治疗和功能锻炼。

4. 对症处理及护理

（1）观察晨僵关节：观察患者晨僵的时间及掌指关节和腕关节肿胀的数目和程度。晨僵持续时间长短与病情严重程度一致。晨僵多在起床一段时间，活动后逐渐缓解，医护人员应根据病情协助患者做晨间治疗及护理等。

（2）观察受累关节：观察受累关节及关节活动受限的程度，以利对患者的护理。如急性期患者应卧床休息，减少关节活动。病情好转后要协助患者进行掌指关节和腕关节锻炼，恢复肌力。但应注意活动范围不可过大，以免引起疼痛。对发生畸形的掌指关节和腕关节要设法予以纠正，以改善关节功能。重者可进行按摩或手法矫正，但要慎重。

（3）止痛：减轻患者痛苦。

（4）观察药物反应：观察非甾类药物及皮质激素的不良反应，如高血压、浮肿、消化道出血等。

5. 健康教育

（1）患者应有充分休息和睡眠的时间，注意劳逸结合。加强营养，增强机体抵抗力。

（2）维持正常关节功能位置，坚持日常生活尽可能自理，经常进行关节功能锻炼，防止肌肉萎缩。可根据关节炎程度及全身状态确定每日运动量及活动范围，在可耐受的情况下，应逐渐增加运动量及活动范围，以防止肌肉萎缩，促进关节功能恢复。

（3）注意保暖，避免受寒及受潮，预防并控制感染。

（4）树立战胜疾病的信心，保持心理健康。必须在医师指导下进行合理的药物治疗，同时可配合理疗、体疗、针灸等治疗。

肘关节类风湿关节炎

类风湿关节炎中，肘关节是经常受累的部位。肘关节通常是双侧受累，但是占优势的一侧似乎更严重，而在类风湿关节炎中肘关节单独受累也不少见。因此，在治疗中，控制肘关节的病情显得非常重要。

【病因病理】

肘关节类风湿性关节炎表现为肘关节对称性关节囊增厚，关节腔积液，关节周围密度增高，有时可在软组织内发现略高密度的类风湿结节。关节间隙狭窄尽管可在整个关节发生，但肱桡关节处特别容易发生。关节面的囊性变和骨侵蚀在发病的后期可见到，桡骨头部和肱骨远端的骨侵蚀和畸形最典型，可由显著的囊性变而发生骨折。更严重者，可出现肱骨、尺骨和桡骨广泛性骨溶解，关节脱位，导致肘部残疾。

【临床表现】

肘关节双侧受累，关节的临床表现可有不同，但由于关节的屈伸受到限制，关节活动不便常可见到。在疾病早期可见到由于肘部滑膜增生和滑膜炎造成的屈曲痉挛，并可在肱骨外上髁后方，桡骨头近端形成肿块，鹰嘴旁沟常被肥厚的滑膜湮没。在桡肱关节处可触到滑膜增厚、充实，表现为滑膜炎。更多的临床表现为桡骨头部至鹰嘴的关节外侧有疼痛、压痛和肿胀，伴随有滑膜囊性变、软组织硬块并压迫周围神经、鹰嘴旁结节和黏液囊炎。X线检查示关节囊增厚、关节间隙狭窄、关节腔积液、骨侵蚀、骨囊性变，甚至关节脱位。

【诊断依据】

依据临床表现和X线检查结果可作出准确的诊断。

【中药调养】

1.中药内服

（1）处方：黄芩15g、黄连15g、黄柏15g、秦艽30g、威灵仙30g、白芍30g、地龙10g、茯苓35g。

用法：煎药机煎煮300ml，分3次温服，每日1次，连续服用1个月为一个疗程。

（2）处方：泽兰15g、丝瓜络12g、五灵脂12g、延胡索12g、雷公藤6g。

用法：每日1剂，水煎服，每次250ml，每日2次，7天为一个疗程，两个疗程间相隔4~5天为宜。

2.中药外敷

（1）处方：生川乌20g、生草乌20g、生半夏20g、生南星20g、雷公藤15g。

用法：取上述药物，加入500ml高粱酒（60度）中浸泡，外擦患处。

（2）处方：生川乌20g、生草乌20g、透骨草60g。

用法：上述药物研末，混和均匀后用35%的酒精调成膏状。使用时将药膏均匀涂抹在药布上，敷于患处，药布大小视病变部位而定，药膏厚度2mm，然后用TDP神灯照射50分钟。每日1次，每7日为一个疗程。

（3）处方：桑枝15g、伸筋草15g、王不留行15g、苏木15g、透骨草12g、续断12g、川芎12g、艾叶12g。

用法：将上述药物加入3000ml清水煎煮至约2000ml后关火，凉至温热，熏洗并外敷于患处，每天2~3次，每次30分钟，2~3天换药1次，10天为一个疗程。

3.药膳食疗

（1）处方：韭菜30g、核桃仁20g、虾仁20g、猪腰150g、青椒20g、生姜5片、葱6g，料酒、盐适量。

用法：将韭菜洗净后切段，虾仁切碎，青椒洗净后切块，猪腰处理干净后切片、开花。起油锅，加入青椒、花椒、生姜、葱炒香，倒入猪腰翻炒2分钟，依次加入料酒、韭菜、核桃仁、虾仁，爆炒3分钟后，加入适量盐后起锅即可食用。

（2）处方：黑豆30g、山药20g、当归15g、桑寄生15g、猪皮200g，盐适量。

用法：将黑豆、山药、当归、桑寄生洗净后用温水浸泡30分钟。猪皮清理干净后放入清水中煮开后捞起切块。然后将上述食材、药材全部放入砂锅中，加入适量清水约1000ml，用大火煮沸5分钟后，改用小火继续炖煮3小时，加入盐调味后即可食用。

【针灸理疗】

一、针灸推拿疗法

针刺加电针疗法

处方：风池、风府、手三里、手五里、曲池、少海、小海、足三里、三阴交、阳陵泉、阴陵泉。

操作：穴位常规消毒，用14号或32号毫针。所有穴位均施行捻转补泻手法，每10分钟行针1次，留针30分钟，每日1次。其中手三里、少海、足三里均用艾条灸，灸至局部微红。

二、现代物理疗法

1.中频电疗法

处方：患侧肘部。

操作：采用高级电脑中频治疗系统，根据患者实际情况选用适宜的电极板，对置或者并置于患部，避开局部有破损的地方。波形为方波、指数波和三角波交替进行，工作幅度为连续运行、间歇加载，载波频率4000~5000Hz，扫频2000Hz，调制频率50~80Hz，剂量以患者耐受为度。每日1次，每次20分钟，10天为一个疗程。

2.直流电药物离子导入法

处方：患侧肘部。

操作：阴极导入草乌液或草乌总碱。阳极接肩后电极，电流强度15~20mA，导入疗法的通电时间每次20~25分钟，每日1次，20~25次为一个疗程。

3.微波疗法

处方：患侧肘部。

操作：选用微波治疗仪，进行局部痛点及痛区照射，微波频率2450±50MHz，脉冲波宽300ms，脉冲频率为0.5Hz/s，脉冲占空比50%，平均功率95W，辐射器直径170mm，平均照射距离17cm，照射时间10分钟。

4.传导热疗法

（1）处方：患侧肘部。

操作：热袋疗法加热，达到治疗温度后敷于患处，每次20~30分钟，每日1~2次，10次为一个疗程。

（2）处方：患侧肘部。

操作：蜡袋加热后，冷却到可耐受温度，敷于患肘，由于石蜡的热容量大，导热系数低，没有热的对流，因此人体能够耐受较高的温度（55℃~60℃），且保持时间长，使组织所受的热作用较强而持久，其热作用到达体内的深度约为0.2~1cm。

三、运动疗法

操作：肘关节无法充分运动时，给予辅助运动或被动运动，由护理人员或家属协助，如肘关节的屈曲，以患者仅感稍微疼痛为限。应充分发挥患者的主观能动性，加强功能锻炼，贯彻动静结合、肌筋并重的原则，尽早指导或协助患者行主动和被动训练，训练前最好先行温热疗法。阻力应逐渐增大，活动次数不宜过多，以不致引起疼痛为度。活动后亦不可有明显的疲劳感。一般每日1次，每次活动10遍。

【护理措施】

1. 生活起居护理

（1）肘关节单侧或双侧受累，临床表现可有不同，但由于关节的屈伸受到限制，活动不便常可见到。急性期应卧床休息、保持功能位置，急性期过后可适当活动。但不必过分强调绝对卧床，可进行适当的活动。慢性期可做些轻体力工作。

（2）根据病情需要进行患肢夹板固定肘关节，以防止发生关节畸形和病理性脱位。居室要阳光充足干燥，空气要新鲜流通，做到起居有常。室内地面应干燥，防止滑倒跌伤。

（3）本病病程较长，病变范围广泛且反复发作，易造成肘关节功能丧失和疼痛、畸形。丧失功能给患者精神上造成极大的痛苦，因此，医护人员和家属应细心做好生活护理，并做好思想工作，为患者创造一个舒适、愉快的休养环境，使之安心养病。患者要避免接触冷水，做好功能锻炼。帮助患者自我护理，坚持治疗，争取最佳疗效。

2. 饮食护理　合理的饮食调配，对疾病起主导或辅助作用。类风湿性关节炎患者服用消炎痛、保泰松、布洛芬等药物时会出现消化道症状，如恶心、呕吐、胃肠道出血等，故应根据患者的需要和消化能力，以及疾病的特点，配制适合于患者的饮食。可增加体外高营养，如静脉补充白蛋白、脂肪乳、多种氨基酸等，使患者得到合理的营养，增强机体抵抗力。老年患者消化器官吸收、代谢和排泄方面功能减退，应进食富含蛋白及维生素的饮食，针对贫血及骨质疏松，可补充铁剂、维生素D和钙剂。

3. 情志护理　类风湿关节炎是常见病，且缠绵难愈，在生活自理上存在一定的困难。一旦确诊，患者会产生情绪低落、忧郁，这种心理状态不利于疾病的治疗和恢复，医护人员应给予患者多方面的支持和帮助，介绍类风湿关节炎的一般知识、治疗方法，以及有可能治愈的希望，鼓励其树立长期与疾病作斗争和战胜疾病的信心，密切配合治疗护理并坚持长期治疗和功能锻炼。

4. 对症处理及护理

（1）晨僵关节：观察患者晨僵的时间及关节肿胀的数目和程度。

（2）受累关节：观察受累关节及关节活动受限的程度，制定适合患者的治疗方案并做好记录。

（3）用药时的不良反应：观察非甾类药物及皮质激素的不良反应，如高血压、浮肿、消化道出血等。

（4）配合功能锻炼保护关节功能：急性期以休息为主，减少肘关节活动及负重，必要时夜间可用夹板固定疼痛关节。急性期过后逐渐加强关节的功能锻炼，以恢复关节功能，防止肌肉萎缩，减少畸形，运动是以能耐受的限度为宜。

5. 健康教育

（1）患者应有充分休息和睡眠时间，注意劳逸结合。注意保暖，避免受寒及受潮，预防并控制感染。加强营养，增强机体抵抗力。

（2）维持正常肘关节功能位置，坚持日常生活尽可能自理，经常进行肘关节功能锻炼，防止肌肉萎缩。可根据肘关节炎的程度及全身状态确定每日运动量及活动范围，在可耐受的情况下，应逐渐增加运动量及活动范围，以防止肌肉萎缩，促进肘关节功能恢复。

（3）树立战胜疾病的信心，保持心理健康。坚持治疗，抗炎药物饭后服用，抗风湿药物如在短期内症状缓解不明显时，不可轻易停药、换药、增减药量，必须在医师指导下调整治疗方案，同时可配合理疗、体疗、针灸等治疗。

膝关节类风湿关节炎

在类风湿性关节炎中膝关节最易受累，单独发病率也很高，并且常常导致残疾。主要病理变化是滑膜炎、关节腔积液造成膝关节疼痛和行动不便，晚期可有关节强直。因此，控制和治疗膝关节的疾病十分重要。

【病因病理】

早期关节囊增厚，关节腔积液，表现为髌上囊、腘窝及髌骨下脂肪间隙密度增高，进而关节间隙狭窄，关节边缘骨侵蚀，关节面下方出现囊性变。随着病变的发展，也可出现关节面硬化及周围骨质增生，晚期可见关节屈曲畸形或内外翻畸形。

【临床表现】

膝关节是最常受累，且致残最多的关节之一。滑膜的肥厚及积液常见，临床症状包括关节僵硬、疼痛，行走及坐椅、起立困难。髌骨下压痛及肿胀提示滑膜炎的存在。在膝关节病变数周后，股四头肌可发生萎缩而迅速影响伸膝功能，后期并发症有屈曲挛缩、外翻、畸形和程度不等的韧带不稳定。膝关节腔内积液可使屈膝时腔内压力增高，此时积液被挤入关节后侧的腓肠肌——半膜肌滑液囊，致使此滑液囊向腘窝腔扩大而形成腘窝囊肿，又称Baker囊肿。此处可触及有弹性的软组织肿块，患者主诉有膝后疼痛和发胀，偶尔囊肿生长迅速或分隔破裂，可引起假性血栓静脉炎。

关节腔内小量积液时可有"膨出征"（右手掌沿膝内侧向上压迫时，积液流向外侧，内滑膜囊出现凹陷。以左手掌沿膝外侧向下按压时，内侧凹陷消失并又露出膨胀），但积液多时，此征消失。正常膝部温度比大腿、小腿温度低，即"凉髌征"。体检时以手触髌骨、大腿及腓肠肌，如温度相等，即"凉髌征"

消失，提示炎症存在。膝关节炎时，患者为求舒适易于取膝屈曲位，时间久后加以四头肌萎缩，形成挛缩畸形。

【诊断依据】

滑膜肥厚、滑膜炎、关节腔积液为早期症状。进而表现为关节间隙狭窄，关节边缘骨侵蚀，关节面下囊性变。积液被挤入关节后侧的腓肠肌——半膜肌滑液囊，使此滑液囊向腘窝腔扩大而形成腘窝囊肿。随着病变的发展，也可出现关节面硬化及周围骨质增生，晚期可见关节屈曲畸形或内外翻畸形。

【中药调养】

1.中药内服

（1）处方：防己15g、五加皮15g、续断15g、忍冬藤15g、通草12g。

用法：每日1剂，水煎服，每次250ml，每日2次，7天为一个疗程。

（2）处方：忍冬藤15g、寻骨风15g、透骨草15g、桑枝15g、皂角10g。

用法：每日1剂，水煎服，每次250ml，每日2次，7天为一个疗程。

2.中药外敷

（1）处方：荆芥30g、防风30g、艾叶30g、大蒜（去皮）30g。

操作：将上述药物放入盆中加水煮沸后，将患部置盆上熏蒸，每次熏蒸1~2小时，熏蒸后要用干毛巾擦干患部，并防止受凉。每日熏蒸1次，5次为一个疗程。

（2）处方：生艾叶30g、防风30g、透骨草30g、威灵仙30g。

操作：将上药布包放入盆中加水煮沸后，放至温，将患处或全身浸泡在药液中，每次30~60分钟，出浴后用温水冲去残药，擦干防止受凉。每日1次，5次为一个疗程，两个疗程间相隔3天。

（3）处方：雷公藤30g、赤芍30g、丹参30g、透骨草30g。

操作：上述药物研粉，将适量药粉用酒和醋各1/2调湿成药泥状，摊在塑料布上厚约0.2cm，外敷于膝关节周围，再用绷带包扎固定，上下端要扎紧，以防药液外溢，每次敷24小时，隔日1次。

3.药膳食疗

（1）处方：补骨脂20g、杜仲20g、牛膝20g、当归15g、糯米80g、大枣10枚，冰糖适量。

用法：将补骨脂、杜仲、牛膝、当归洗净后煎汤取汁，将大枣洗净后去核捣碎，然后将糯米、大枣同时放入药汁中煮粥，粥成后加入适量冰糖调味，空腹温热服下，每天1剂。

（2）处方：三七6g、香菇30g、黄芪15g、鸡肉500g，生姜、蒜、盐适量。

用法：将三七、香菇、黄芪洗净后用温水浸泡10分钟。将鸡肉清理干净后切块。然后将上述食材、药材全部放入砂锅中，加入适量清水约1000ml，用大火煮沸5分钟后，改用小火继续炖煮3小时，待鸡肉熟透后即可食用。

【针灸理疗】

一、针灸推拿疗法

1. 针刺疗法

（1）处方：气海、三阴交、太溪、合谷、曲池、昆仑、阳陵泉。

操作：气海、三阴交、合谷、曲池直刺1.2~1.5寸，太溪直刺0.8~1寸，昆仑直刺0.5~1寸，阳陵泉直刺1.5~2寸，得气后施捻转手法1分钟，留针20~30分钟，每隔10分钟捻转1分钟。每日1次，10次为一个疗程。

（2）处方：天宗、外关、曲池、肾俞、昆仑。

操作：常规消毒后，各穴直刺1~1.5寸，得气后捻转1~2分钟，留针20~30分钟，每隔10分钟捻转1~2分钟。每日1次，10次为一个疗程。

（3）处方：肩贞、肩髎、曲池、尺泽、合谷、中渚、阳池、环跳、委中、阳陵泉、膝阳关、昆仑、丘墟、解溪、太冲、足临泣。

操作：每次选取4~5个穴位，交替使用。常规消毒，针刺得气后，捻转1~2分钟，留针20~30分钟。每日1次，10次为一个疗程。

（4）处方：足三里、关元、命门、肾俞、外关、合谷、阳谷、解溪、太冲、照海、申脉。

操作：先针刺命门、肾俞，得气后，施捻转的平补平泻法，留针10分钟；出针后针刺关元穴，得气后，施提插捻转补法。其它诸穴，根据疾病的虚实，得气后施以相应手法，留针30分钟。每日1次，10次为一个疗程。

（5）处方：曲池、外关、合谷、风市、血海、足三里、悬钟。

操作：常规消毒局部皮肤，针刺得气后，诸穴均施以平补平泻法，留针30分钟。每日1次，10次为一个疗程。

（6）处方：病变局部阿是穴、风市、足三里、三阴交、绝骨、身柱、腰阳关、膝眼、鹤顶、阳陵泉、阴陵泉。

操作：常规消毒局部皮肤，针刺得气后，留针30分钟。每日1次，12次为一个疗程。

2.电针疗法

（1）处方：膝眼、鹤顶、梁丘、血海、阳陵泉、阴陵泉、曲泉、委中、足三里、三阴交、昆仑、照海。

操作：每次选2~4对穴，交替使用，针刺得气后，接电针仪，用疏密波，刺激强度以患者能耐受为度，留针20~30分钟，10次为一个疗程。

（2）处方：关节邻近穴位为主。

操作：一般选用疏密波或变频连续波，强度中等刺激，时间30分钟，隔日1次，10次为一个疗程。

3.三棱针疗法

处方：阿是穴。

操作：每次取2~4个压痛点，常规消毒后，用三棱针点刺出血。

4.皮肤针疗法

处方：背部华佗夹脊穴，病变关节局部。

操作：局部皮肤严格消毒后，用皮肤针中等度叩刺，脊背部自上而下，病变关节局部环状叩刺。每2日1次，10次为一个疗程。

5.火针疗法

（1）处方：肩髃、肩贞、肩髎、臂臑。

操作：用烧红的火针迅速刺入穴位0.2~0.4寸，立即拔出。隔日1次，5次为一个疗程。

（2）处方：内膝眼、犊鼻、鹤顶、阳陵泉、梁丘。

操作：用烧红的火针迅速刺入穴位0.1~0.3寸，立即拔出。隔日1次，5次为一个疗程。

（3）处方：曲池、手三里、手五里。

操作：用烧红的火针迅速刺入穴位0.2~0.3寸，立即拔出。隔日1次，5次为一个疗程。

6.耳针疗法

处方：肾、肝、脾、皮质下、神门、交感。

操作：严格消毒耳部皮肤，快速刺入所选取的穴位，得气后，提插捻转1

分钟，留针20~30分钟。每日或隔日1次，10次为一个疗程。

7.耳压疗法

处方：肝、脾、肾、心、交感、指、股、腰痛点、皮质下。

操作：选取上述耳穴消毒后，用王不留行籽贴压，并施以按压，每次2分钟，每日2~3次。

8.穴位注射疗法

（1）处方：肩髃、合谷、曲池、足三里、阳陵泉、阴陵泉、肾俞。

操作：用雷公藤注射液、风湿灵注射液、川芎注射液均可，选取一种或轮换使用，针刺得气后，回抽无血，注射药液，每穴0.2~0.5ml。隔日1次，7次为一个疗程。

（2）处方：膝部穴位。

操作：采用当归、威灵仙、野木瓜等注射液，注射于膝部穴位，每穴0.5~1ml。注意勿注入关节腔。每隔1~3日注射1次，10次为一个疗程。每次取穴不宜过多。如为多发关节病变，可选取重点部位注射，以后轮换进行。

9.艾灸疗法

处方：阿是穴。

操作：先将艾绒或药用艾绒搓成如麦粒大小的艾炷，用线香点燃其一端，待火力燃至正旺，急按压在患者的痛点上，让其自灭，此时患者感到很强的灼热感。每次取患处4~6个部位，每个部位如此反复灸5壮。隔日1次，10次为一个疗程。

10.刺络拔罐疗法

处方：脊柱两侧或关节局部。

操作：用皮肤针重叩脊柱两侧或关节局部，使叩处出血少许，并加拔火罐。

11.推拿疗法

处方：关节局部。

操作：在膝关节附近部位的经络和穴位处行一指禅、推、滚、按、揉、摩、擦、捏法和被动运动手法及主动运动手法。一指禅推法推揉环跳、居髎、风市、委中、承山、足三里、阳陵泉、昆仑、申脉等穴，每穴2~3分钟，可以疏通经络，调畅气血。在一指禅功法后，运用推、按、揉、摩、捏等手法，在关节周围由上至下、由近心端至远心端依次治疗，每个关节做3~5分钟，尤其是发生畸形的膝关节周围均可触及结节状粘连或挛缩的结缔组织，可以重点施术，以松解粘连，滑利关节，活血止痛。在关节局部手法治疗后，运用滚、揉、推、拿、拔伸、环摇等手法对关节及相应的肌肉进行被动运动治疗，运动的力量由弱至强，幅度由小至大，尤其是已经发生挛缩、畸形、僵直的关节更要动作轻柔、循序渐进，防止骨折和肌肉拉伤，每日进行1~2次。关节被动手法治疗之后，治疗师将关节周围的肌肉用搓、摩的手法活动后，固定近心端，令患者做主动运动，进行肌力增强训练，为增加肌力，治疗师可以适当给予阻力，进行徒手抗阻力训练，每次10~15分钟。以上操作每2天1次，10次为一个疗程。

12.蜂针疗法

处方：根据发病膝关节部位，以局部取阿是穴为主。

操作：选用意大利蜂种，采用围刺刺法，蜂针治疗前先进行试针，采用点刺法，蜂针量一般以1~2只开始，若无过敏，每次增加1~2只，以后所用蜂针量视患者的病情、体质而定，平常每膝5~15只蜂，每周2~3次。

二、现代物理疗法

1.磁疗法

处方：大椎、肾俞、足三里、阳陵泉、涌泉等穴位。

操作：用中号磁片贴于以上穴位处，用胶布固定，每10日更换1次，6次为一个疗程。

2.微波针灸疗法

处方：大椎、肾俞、足三里、委中、阴陵泉、涌泉等穴位。

操作：局部常规消毒，针刺得气后，留针2~3分钟，用微波针灸仪三环状放射接头，中心接针柄，开通仪器，留针10分钟，每日1次，10次为一个疗程。

3.热疗法

处方：膝关节病变部位。

操作：可用热水浴，热敷或温泉浴，将膝关节病变部位进行温热疗法，温度以患者能够耐受为宜。1次热敷时间通常以20分钟为宜，每日1次，15次为一个疗程。

4.TDP照射配合膝关节牵引疗法

处方：膝关节病变部位。

操作：采用滑车-重锤法，由小剂量开始，逐渐增大剂量，5~15kg，每次

30分钟，30天为一个疗程。主要适用于膝关节病情稳定、无明显骨质疏松，而以屈曲挛缩为主的患者。

三、现代康复疗法

1.休息与运动疗法

处方：膝关节。

操作：膝关节进行休息及适当运动。①休息（包括局部休息）：炎性关节宜局部休息，以有利于缓解疼痛、炎症和预防挛缩，休息2周左右不至于产生关节强直。如为多个关节受累，对应用抗炎药物未能控制症状者，宜卧床休息4周，以减轻疼痛，减慢血沉，减轻僵硬感。对采用能量节省练习的患者，即每活动10分钟左右可有短暂的休息，并记录有无关节不适、疲劳等。如在活动中出现关节疼痛或者疲劳时，宜教给患者如何调节其活动以减轻症状。②运动：关节炎时，由于关节活动减少，肌萎缩、全身无力、疼痛、关节肿胀、不稳，改变关节负重反应等容易造成动力学的失衡。进行适宜引动可增加关节活动，增强肌力，增进精力性的动力性的运动耐力，减少关节肿胀，使关节在较好的生物力学条件下进行活动，提高骨密度，改善全身状况和提高生活质量。

2.运动疗法

处方：膝关节。

操作：主动与被动运动膝关节，以及对膝关节行抗阻力运动。膝关节病变处于急性期时，为保持肌力、防止肌肉萎缩，采用等长肌肉收缩，每次收缩时间不可过长，以免憋气而使血压上升。为保持关节活动，采用关节活动度训练，即关节可动范围内的主动与被动活动训练。膝关节病情处于稳定期时，采用等张收缩，保持关节活动，防止肌肉萎缩，增强肌力。炎症消退后为了增强肌力，也可采用抗阻运动，即当膝关节进行伸屈运动时，于其活动的相反方向施加一定的力量，由小到大。运动疗法的时间根据患者的身体情况及膝关节的情况进行调整。

3.关节ROM训练疗法

处方：在受累膝关节可耐受范围内进行主动ROM训练。

操作：训练时尽可能进行全范围，包括各可动轴位的活动。在受累关节无法达到充分活动时可进行被动ROM训练。训练时活动范围和运动量以患者仅感到稍有疼痛为限。训练后，疼痛不应持续3~4小时，否则应减量或暂停活动。每日宜3~4次，每次活动不同的关节。

【护理措施】

1. 生活起居护理

（1）急性期应卧床休息、保持功能位置。急性期过后可适当活动，但不必过分强调绝对卧床，可进行适当的活动。慢性期可做些轻体力工作。患肢夹板固定膝关节，以防止发生关节畸形和病理性脱位。居室要阳光充足干燥，空气要新鲜流通，做到起居有常。室内地面应干燥，防止滑倒跌伤。

（2）本病病程较长，病变范围广泛且反复发作，易造成膝关节功能丧失和疼痛、畸形。丧失功能给患者精神上造成极大的痛苦，所以，应给患者创造一个愉快的休养环境，使之安心养病。与医护密切配合，做好功能锻炼。帮助患者自我护理，坚持治疗，争取最佳疗效。

2. 饮食护理 与常规护理方法相同。给予营养丰富的饮食。由于类风湿关节炎为慢性疾病，消耗体力较大，常有低热、肌肉萎缩和贫血等症状，故应补充高蛋白质、多种维生素及营养丰富的食物。以增加全身抵抗力。有贫血者可加含铁食物。饮食宜清淡易消化，忌辛辣刺激性食物。非甾类抗炎药物对消化道有影响，应饭后服药。

3. 情志护理 类风湿膝关节炎是常见病，且缠绵难愈，一旦确诊患者会产生情绪低落。这种心理状态不利于疾病的治疗和恢复，医护人员要关心体贴患者，使患者身体和精神都能得到改善，并要细致地做好患者的思想工作，耐心向患者介绍疾病性质和治疗方案，指导患者掌握服用药物的方法及注意事项。增强患者与疾病作斗争的意志，密切配合治疗护理并坚持长期治疗和功能锻炼。

4. 对症处理及护理

（1）晨僵关节：观察患者晨僵的时间及膝关节肿胀的数目和程度。晨僵持续时间长短与病情严重程度一致。晨僵多在起床一段时间，活动后逐渐缓解，医护人员应根据病情协助患者生活照顾等。

（2）受累膝关节：观察受累关节及关节活动受限的程度，以利于对患者的护理。急性期患者应卧床休息，减少膝关节活动。病情好转后要协助患者进行膝关节锻炼，恢复肌力。

（3）药物反应：观察非甾类药物及皮质激素的不良反应，如高血压、浮肿、消化道出血等。

（4）配合功能锻炼保护关节功：急性期以休息为主，减少膝关节活动及负重，必要时夜间可用夹板固定疼痛关节。急性期过后逐渐加强关节的功能锻炼，以恢复关节功能，防止肌肉萎缩，减少畸形。运动是以能耐受的限度为宜。

5. 健康教育　类风湿性关节炎是一种慢性的全身性免疫性疾病，病程长，易反复发作，故对出院回家疗养的患者应做好出院指导等卫生宣教工作。

（1）告戒患者对各种感染应积极地预防和治疗。

（2）避免在潮湿、寒冷的环境中作息，预防因复感风寒而加重病情。宜温性饮食，忌生冷。

（3）遵医嘱用药，不随便停药、换药或增减用量。定期门诊复查。进行功能锻炼，以恢复关节功能。

足和踝类风湿关节炎

足和踝部类风湿性关节炎常见，甚至可早于手与腕的病变，但踝关节病变在早期及轻型患者中少见。跖趾关节的滑膜炎最常见，而趾间关节不常受累。跖趾关节的肿胀，半脱位造成足趾两侧压痛，跖骨疼痛，跖骨头半脱位，拇趾外翻，足趾外侧偏移和爪样足变形，以上损伤可引起患者的步态异常。

【病因病理】

足部改变为对称性，主要累及跖趾关节，以第三、四、五跖趾关节，特别是跖骨头远端的侵蚀最为明显，有时可见到骨膜反应或骨侵蚀周围的骨硬化现象。近节趾间关节也可受累，但程度较轻，病情严重者可出现跖趾或跖拇关节脱位畸形，骨间跗关节的受累类似于腕骨，出现关节间隙狭窄及骨质侵蚀，晚期发生关节强直也是本病的特征。

【临床表现】

前脚的病变特别常见，有80%~90%的患者累及，其中10%~20%的患者发病的最初阶段即有此表现。足侧部跖趾关节最常累及，间歇或持续的疼痛、压痛和软组织肿胀，即使在发病的早期也能常见。后足附骨及舟状骨常受累，但多不易被察觉。患者诉疼痛发僵，继发性足肌痉挛时间较久后，常导致外翻畸形和强直性扁平足。足跟痛是强直性脊柱炎的重要症状，提示附着点炎，在类风湿关节炎亦可存在。

【诊断依据】

足部及踝关节间歇或持续的疼痛、压痛和软组织肿胀为发病的早期症状，跖趾关节最常见。腓肠肌滑囊炎或足跟外滑囊炎常与腓肠肌结节并发，前足跖骨头常受侵蚀引起疼痛。足畸形多发生于跖趾关节炎及其内缩肌腱鞘炎后。由于足掌痛患者常以足跟行走，足呈上屈，导致足趾呈爪样，最后跖趾关节脱位，跖骨头侵蚀，足变宽出现外翻畸形。

【中药调养】

1. 中药内服

（1）处方：当归15g、桂枝10g、白芍10g、羌活10g、雷公藤6g、黄酒6g。

用法：每日1剂，水煎服，每次250ml，每日2次，7天为一个疗程。

（2）处方：雷公藤6g、海风藤6g、皂角6g、续断6g、寻骨风6g、乌梢蛇6g、生甘草6g。

用法：每日1剂，水煎服，每次250ml，每日2次，7天为一个疗程。

2. 中药外敷

（1）处方：红花10g、乳香10g、桃仁10g、莪术10g、牛膝10g。

用法：用上述药物煎水，熏洗患侧踝部，并配合踝关节的活动，每日1~2次，每次30分钟。

（2）处方：生麻黄15g、细辛15g、苍术15g、皂角15g、乳香15g、没药15g、寻骨风12g、羌活12g、雷公藤12g。

用法：将上述药物共研为细末，加入晚蚕砂150g，加入适量高度粮食酒，装入布袋中封口，微波炉加热后敷于患侧足踝部，每日3次，每次1小时，每7日为一个疗程。

3. 药膳食疗

（1）处方：黑豆30g、黑芝麻30g、花生仁15g、生地6g、大枣6g、杜仲6g、牛膝6g，白糖适量。

用法：将黑豆洗净后用温水浸泡至豆子膨胀，生地、杜仲、牛膝洗净后煎汤取汁，大枣去核，然后将药汁、黑芝麻、大枣、花生仁同时放入豆浆机中搅拌均匀，过滤出豆浆，加入白糖调味，空腹温热服下，每天1剂。

（2）处方：山萸肉20g、当归15g，板栗30g、鸡爪6只，盐及酱油适量。

用法：将板栗、山萸肉、当归洗净后用温水浸泡30分钟。鸡爪清理干净后放入清水中煮开后捞起备用。然后将上述食材、药材全部放入砂锅中，加入适量清水，用大火煮沸5分钟后，改用小火继续炖煮3小时，加入盐、酱油调味后再煮10分钟左右即可食用。

【针灸理疗】

一、针灸推拿疗法

1.针灸疗法

处方：解溪、昆仑、申脉、照海、丘墟、阿是穴。

操作：患者仰卧位，各穴位常规消毒，毫针刺入各穴位，刺入丘墟时，针尖指向照海，缓慢提插进针，使患者有强烈的酸、麻、胀、痛感为度。在刺入丘墟的针上施温针灸法，换灸3次，每日或隔日1次，治疗10次为一个疗程。

2.刺络拔罐法

处方：丘墟、照海、阿是穴。

操作：取相应穴位进行常规消毒，先用三棱针点刺，或用皮肤针重叩出血，然后加拔火罐。适用于陈旧淤血久留、寒邪袭络等证，两周1次。

3.穴位注射法

处方：丘墟、照海、昆仑。

操作：各穴位常规消毒，选用当归注射液、川芎注射液、红花注射液，或5%~10%葡萄糖注射液、氢化可的松加入0.5%~1%利多卡因适量做穴位注射。隔日1次，10次为一个疗程。

二、现代物理疗法

1.超短波照射法

处方：阿是穴。

操作：采用最大输出功率为200W，波长为7.7m的80型超短波机，将电极放置在局部，取对置法，用微热量，每日1次，每次15~20分钟，10次为一个疗程。

2.穴位磁疗疗法

处方：申脉、昆仑、丘墟、照海。

操作：用钐钴合金磁片，用胶布固定在所选穴位上，每次1小时，每日1次。

【护理措施】

1. 生活起居护理

（1）晨僵关节：观察患者晨僵的时间及足和踝关节肿胀的数目和程度。晨僵持续时间长短与病情严重程度一致。晨僵多在起床一段时间，活动后逐渐缓解。观察受累关节及关节活动受限的程度，以利于对患者治疗和护理。

（2）患肢夹板固定足和踝关节，以防止发生关节畸形和病理性脱位。居室要阳光充足干燥，空气要新鲜流通，做到起居有常。室内地面应干燥，防止滑倒跌伤。

2. 饮食护理

（1）由于类风湿关节炎为慢性疾病，消耗体力较大，常有低热，肌肉萎缩和贫血等症状，故应补充高蛋白质，多种维生素及营养丰富的食物。以增加全身抵抗力。有贫血者可加含铁食物。饮食宜清淡易消化，忌辛辣刺激性食物。老年患者消化器官吸收、代谢和排泄方面功能减退，应进食富含蛋白及维生素的饮食。针对贫血及骨质疏松，可补充铁剂、维生素D和钙剂。也可增加体外高营养，如静脉补充白蛋白、脂肪乳、多种氨基酸等，使患者得到合理的营养，增强机体抵抗力。

（2）服用消炎痛、保泰松、布洛芬等西药治疗时，会出现消化道症状，故应根据患者的需要和消化能力，以及疾病的特点，配制适合患者的饮食，鼓励患者进食。

3. 情志护理

类风湿足和踝关节炎是常见病，且缠绵难愈，一旦确诊患者往往产生很多顾虑，情绪低落。医护人员要关心体贴患者，让其了解类风湿性关节炎的一般知识，治疗方法，以及有可能治愈的希望，指导患者掌握服用药物的方法及注意事项。增强患者与疾病作斗争的意志，克服困难，密切配合治疗护理，并坚持长期治疗和功能锻炼。

4. 对症处理及护理

（1）观察药物反应：观察非甾类药物及皮质激素的不良反应。

（2）配合功能锻炼保护关节功能：急性期减少足和踝关节活动及负重，必要时夜间可用夹板固定疼痛关节。急性期过后逐渐加强足和踝关节的功能锻炼，以恢复足和踝关节的关节功能，防止肌肉萎缩，减少畸形，运动是以能耐受的限度为宜。

5. 健康教育

（1）患者应有充分休息和睡眠时间，注意劳逸结合。注意保暖，避免受寒及受潮，预防并控制感染。

（2）维持正常关节功能位置，坚持日常生活尽可能自理，经常进行足和踝关节功能锻炼，防止肌肉萎缩。可根据关节炎程度及全身状态确定每日运动量及活动范围，在可耐受的情况下，应逐渐增加运动量及活动范围，以防止肌肉萎缩，促进足和踝关节功能恢复。

（3）树立战胜疾病的信心，坚持治疗。抗炎药物饭后服用。抗风湿药物如在短期内症状缓解不明显时，不可轻易停药、换药、增减药量，必须在医师指导下调整治疗方案，同时可配合理疗、体疗、针灸等治疗。

第四节　骨性关节炎

髌骨软化

髌骨软化症是医学上的难题，其病因有内分泌学说、软骨营养障碍学说和软骨溶解学说等。

【病因病理】

股四头肌为稳定髌骨的动力成分，其中股内侧肌更为重要，因其附于髌骨上缘和内缘上2/3，当其收缩时，有向上内牵引髌骨的作用，可视其为髌骨的内收肌，对防止髌骨脱位起重要的作用。髌骨面纵嵴与股骨凹形滑车面相对应，可阻止髌骨左右滑动。

膝关节的活动每时每刻都有髌骨参加，而髌骨下面有7个小关节面，在下肢伸屈过程中，在不同的角度时，都有一个小关节面和股骨关节面相吻合，如髌骨周围的软组织有一处因损伤而发生挛缩或弛缓，都将影响髌骨关节面和股骨关节面的吻合。如果髌骨周围的软组织有一处挛缩或弛缓，髌股关节就出现不吻合，而髌骨下面的各个小关节面边缘均有突起的骨嵴，关节不吻合时，这些骨嵴就和股骨关节面互相摩擦而损伤关节软骨，使之渐渐变得粗糙。髌骨运行轨道全靠周围软组织的互相协调，软组织功能出现障碍，髌骨则偏离原来的运行轨道，与股骨关节面发生磨擦、撞击。关节周围的滑囊也因此受到继发性损伤，致使脂肪垫充血和肥厚，影响髌骨关节面和周围软组织的滑液供应，引起疼痛和运动障碍。

此外，由于髌骨软骨缺乏滑液的供应和微循环障碍而缺乏营养，再加之磨擦撞击的损伤，使髌骨出现损伤和退变。

综上所述，髌骨软化症的主要问题不是髌骨软骨本身的问题，而是其周围软组织的损伤导致力平衡失调而造成的。

【临床表现】

患者膝关节疼痛，上、下楼或半蹲位时可加重疼痛。有时可出现"假交锁"征象，轻微活动髌骨时即发出清脆的响声，即可"解锁"（这是由于髌骨软骨面损伤后，与关节面不吻合而导致的）。有时患者可出现软腿现象。

【诊断依据】

1.患者有明确的外伤史或劳损史。

2.上下楼或处于半蹲位时，疼痛加重。

3.髌骨研磨试验阳性。

4.髌骨下脂肪垫压痛阳性。

5.有"软腿"或"假交锁"征象出现。

6.X线检查示髌骨有脱钙和萎缩现象。利用X线检查还可排除膝关节其他病变。

【中药调养】

1.中药内服

（1）处方：牛膝15g、骨碎补15g、熟地15g、山萸肉15g、鹿角片12g、鸡血藤12g、赤芍12g、川芎12g、蜈蚣2条。

用法：每日1剂，水煎服，每次250ml，每日2次，7天为一个疗程。

（2）处方：当归15g、熟地15g、牛膝15g、杜仲15g、威灵仙15g、鸡血藤12g、骨碎补12g、穿山甲12g、续断12g、川芎12g、狗脊12g。

用法：每日1剂，水煎服，每次250ml，每日2次，7天为一个疗程。

2.中药外敷

（1）处方：红花100g、生草乌100g、归尾100g、桃仁100g、生川乌100g、自然铜100g、马钱子100g、甘草100g，生姜5片。

用法：以上各药用白酒浸泡，浸泡时酒量应盖过药物，泡一周后，将药酒滤出，如酒量不足一斤，可再添白酒。使用方法：铺六层纱布垫，将药酒滴上，以略湿为度，然后敷在髌骨上，外盖塑料布，再捆以绷带。为了观察该药是否对皮肤过敏，第一天只用一小时，第二天两小时，第三天三小时；如无皮肤过敏，第四天开始可于晚间敷上，早晨取下。

（2）处方：生地20g、川芎20g、苏木20g、香附20g、当归20g、桃仁15g、红花15g、穿山甲12g、细辛9g、肉桂9g、川乌9g、乳香15g、没药15g。

用法：将上述药物研为细末，然后加入醋调成糊状。将调好后的药物涂于大小合适的纱布上，敷于患处，外用胶布固定，每晚1次，连用5天。敷药时，可辅助使用红外线灯局部照射，促进药物渗透。

3.药膳食疗

（1）处方：山楂20g、木瓜20g、丝瓜络15g、牛膝15g，猪脊骨400g、生姜6片，盐适量。

用法：将山楂、木瓜、丝瓜络、牛膝洗净后煎汤取汁，猪脊骨清理干净后放入清水中煮开后捞起备用。然后将上述食材、药材全部放入砂锅中，加入适量清水约2000ml，用大火煮沸5分钟后，加入生姜，改用小火继续炖煮3小时，待猪脊骨煮熟后加入盐调味后即可食用。

（2）处方：独活12g、杜仲6g、当归6g，红豆50g、薏米50g、冰糖适量。

用法：将红豆、薏米清洗干净后泡发，独活、杜仲、当归洗净后煎汤取汁，然后将药汁与红豆、薏米一起放入砂锅中煮粥，粥成后加入适量冰糖调味即可食用。

【针灸理疗】

一、针灸推拿疗法

1.针刺疗法

处方：阿是穴、膝眼、足三里。

操作：局部常规消毒，毫针针刺阿是穴、膝眼0.5~1寸左右，行提插捻转泻法，直刺足三里1~1.5寸，行提插捻转补法。留针20分钟，每日1次，10次为一个疗程。

2.推拿疗法

处方：髌骨及痛点。

操作：患者平坐位，腘窝下垫一软垫。术者可单独或交替使用揉法、揉捏法、压法、叩击法、抖动法、弹拨法等手法，放松下肢紧张、僵硬、痉挛的肌肉至松弛为止。定点掌压法：术者全手掌着实在髌骨上，稍加压力向各方向滑动，找准最痛的部位，适当加压，以患者有酸胀感为度，停止不动，待疼痛减轻或消失后，再重复前述全过程2次，徐徐抬手，用毛巾被将膝关节盖好，休息3~5分钟。每次治疗重复前述手法3次，每日1~2次，30日为一个疗程。定点轻压法：术者手势同前，找到最痛部位后，连续压200~400次，以患者有痛感为度。每日1~2次，30日为一个疗程。研磨法：术者用双手拇、食指捏住髌骨，沿顺时针、逆时针方向研磨50~200次。

3.电针疗法

处方：阿是穴、膝眼、足三里。

操作：提插捻转得气后连接G6805-1电针仪，采用低频连续波和疏密波相交替，以患者耐受为度，每次20分钟，每日1次，20次为一个疗程。

4.温和灸法

处方：阿是穴、犊鼻、足三里。

操作：将艾条的一端点燃，对准穴位，约距0.5~1寸左右进行熏灸，使患者局部有温热感而无灼痛，一般每穴灸3~5分钟，以皮肤稍呈红晕为度。每日1次，10次为一个疗程。

5.穴位注射疗法

处方：阿是穴。

操作：局部常规消毒，将当归注射液2ml注入痛点，每5日为1次，5次为一个疗程。

二、现代物理疗法

1.直流电疗法

处方：内膝眼、外膝眼。

操作：直流电采用DL-1型感应电疗机，用维生素B_1、维生素B_{12}注射液的水溶液浸湿卫生纸垫于阴阳极板，阳极置于内膝眼处，阴极置于外膝眼处，电流强度为40~60mA，用疏波和密波隔日交换1次，每日1次，每次20分钟，12天为一个疗程。

2.光疗法

处方：患处。

操作：紫外线照射，弱红斑量，每日1次。

3.超声波疗法

处方：患处。

操作：局部无金属内固定者，用无热量超短波，根据部位的大小，对置或并置，8~10分钟，每日1次。急性期止痛宜用小剂量，0.2~0.5W/cm²，每次3分钟，每日1次，5~6次为一个疗程；慢性期，较大剂量（1.5W/cm²）8分钟/次，隔日1次，10~12次为一个疗程。

4.蜡疗法

处方：患部。

操作：石蜡熔解成液体后倾倒于浅盘中，厚1.5~2.0cm，待冷凝成块时取出，直接敷贴于患处，包裹保温，进行治疗，每次治疗20~30分钟。每日1次，每周5次，20次为一个疗程。

5.磁疗法

处方：患处。

操作：用电脑骨创伤治疗仪在患处进行脉冲磁场治疗，磁场强度一般为1~2档，频率5~8档，每日1次，每次30分钟。

三、现代康复疗法

1.运动疗法

处方：股四头肌力量训练。

操作：可适当参加正常训练，但应加强股四头肌力量的训练。除直腿上抬练习（不负重和负重），伸屈膝练习（不负重和负重）外，还要进行静蹲练习。①静力收缩练习：避免做引起疼痛的关节全范围运动。有时完全伸直膝关节做股四头肌静力收缩运动可引起疼痛，此时可使膝微屈，腘窝下放置小枕垫，再做较慢的静力收缩。较轻的病例可用半屈膝位静蹲练习，取无痛的半蹲角开始静蹲，从2~3分钟开始，逐渐增加静蹲时间，可增加到每次10~15分钟。②直腿上抬练习。③膝伸屈的动力练习。

2.作业疗法

处方：增强肌力、耐力及协调性的练习。

操作：编排一些有目的的活动，增强患者的股四头肌、腘绳肌和腓肠肌肌力、耐力和协调性。进行下肢的各种主动训练、简单的作业治疗，并进行呼吸训练。

3.心理疗法

处方：与患者及其家属进行沟通。

操作：让患者了解髌骨软化症的性质、程度和康复治疗方案，从而增强战胜疾病的信心，并获得患者的密切配合及患者家属的支持和理解。

【护理措施】

1. 生活起居护理 本组疾病多是日常生活、工作、学习中习惯动作积累起来的慢性损伤，因此具有两个特点：①可以预防；②有复发的可能。所以，应向患者介绍发病原因及预防措施，提高患者的自我保护能力。如需长期反复做某些动作，就应注意调节，避免使骨、关节及其附属结构长期处于紧张、压迫或摩擦状态，以去除致伤因素。此外，还应注意纠正不良姿势和某些不良习惯，这样做可大大减少复发的机会。定期检查，发现异常随时来医院就诊，以免耽误病情。

2. 饮食护理 注意定时定量，不过饥过饱，不过冷过热，不暴饮暴食。注意食物的种类：由于伤后患者需要一定的能量和营养物质（如蛋白质、氨基酸、钙磷和微量元素等），因此，食物种类应多样化，不宜强调过多戒口，应多吃清淡食物，应给予富于营养的膳食，如肉类、鱼、骨汤（以松骨质为佳）、蔬菜、水果等。

3. 情志护理 该病发病缓慢，病程长，症状一旦明显，患者会有紧张、焦虑的心理变化。应从以下几方面进行护理：

（1）医护人员应以热情、关心、同情、严肃的态度对待患者。保持仪表文雅，表情自然，引导患者产生积极的心理反应及相关的行为，如高兴、乐观、振奋等，以取得患者的信任，建立安全感，以及良好的护患关系，达到减轻或消除情绪障碍。

（2）尽可能发挥和利用优美的语言起到治病作用，要以热情、恳切、语义明确、语音清晰的语言进行安慰和鼓励患者，加强思想交流，激发患者向疾病作斗争的主观能动性，达到康复的最佳状态。

（3）尊重与关心患者，根据不同患者的心理特点，给予正确的指导，介绍治疗方案，以满足患者的心理需要，尊重患者的权利。

（4）帮助患者减轻依赖心理。给予患者生活上的热心照顾，治疗上精心处置，思想上耐心疏导，鼓励病情许可的患者尽早自理生活，以增强自信心。

4. 对症处理及护理

（1）早期应限制膝关节活动，如护膝、减少行走等，同时服用非甾体消炎镇痛类药物。

（2）原则上以预防为主，改变工作姿势，积极锻炼腰背肌功能、理疗。

（3）对于病灶范围较小、X线检查示无明显死骨者，原则上给予制动、休息、减轻关节负重，3个月后病灶内可被修复组织所覆盖，不会造成关节软骨广泛脱落，1~2年内治愈。如病灶范围大，关节内有游离体，可通过关节镜或手术切开关节腔取出游离体。年龄越小，经治疗后预后越好。解除疼痛，减轻患者痛苦，恢复功能。提高患者对疾病的认识，防治结合，避免复发，防止发生畸形。让患者认识到本组疾病虽然远不至有生命危险，但也足以给患者的生活、工作、学习带来影响，有的如不及时治疗甚至会引起关节畸形，更大程度地影响肢体功能，降低患者的生活自理能力，因此，应该引起足够重视。

5. 健康教育 本组疾病大多与所从事的职业有关，通常为日常生活、工作、学习中反复发生的动作而长期积累的结果，因此发病缓慢，病程长，无明显的损伤史。患者的主要问题是长期局部疼痛和部分功能障碍，但生活、工作、学习一般不受影响，故易被忽视。应告诉患者，在治疗期间要坚持原则，不让做的动作就不能做，不能因为病轻而大意，最后导致治疗失败，招致更多的麻烦和莫大的痛苦，这一点家庭主妇尤应注意。

膝关节外伤性滑膜炎

膝关节损伤、手术刺激等积累性损伤，以及膝关节周围软组织损伤，均可刺激并损伤滑膜，使之充血、渗出，产生大量积液，因此本病又称为膝关节渗出性关节炎。本病过去在临床中有多种治法，但收效甚微。

【病因病理】

在人体全身关节中，膝关节滑膜是滑膜中面积最大的，其可布满整个膝关节囊的内壁。膝部损伤和手术刺激等积累性损伤，刺激滑膜，使之受到连续性的磨擦损伤，使之充血、渗出。滑液大量的渗出是滑膜的一种保护性机制。膝关节滑膜的损伤通常伴有髌下脂肪垫的损伤。髌下脂肪垫位于翼状皱襞与髌滑膜皱襞之间，因此，脂肪垫的损伤，必然累及上述两个皱襞，造成水液代谢通道堵塞，影响滑液的排泄、吸收，使渗出的滑液积聚起来，从而产生了大量的积液。

由于渗出物的增多，关节内压增高，阻碍淋巴回流，形成恶性循环。同时积液日久，纤维素沉淀，可导致纤维性机化的发生，关节滑膜在长期慢性刺激下逐渐增厚，形成粘连，影响关节活动。积液日久还可发生变性而侵蚀滑膜，抽积液时常见到的黑褐色的液体，即为变性的积液。

股四头肌的萎缩，也可影响膝关节的稳定性。

【临床表现】

膝关节呈现膨隆、饱满状，多有胀痛。膝关节不能自由伸屈，致使行走困难，甚至不能行走。

【诊断依据】

1.患者多有外伤或劳损史。

2.膝关节饱满，双膝眼消失或隆出。

3.浮膑试验阳性。

4.膝关节伸屈困难。

5.X线检查示膝关节无骨质增生和骨质破坏征象。利用X线检查可排除膝关节其它病变。

【中药调养】

1.中药内服

（1）处方：独活15g、防风15g、苏木12g、香附12g、当归12g、桃仁12g、穿山甲12g、杜仲12g、牛膝12g、续断9g、五加皮9g。

用法：每日1剂，水煎服，每次250ml，每日2次，7天为一个疗程。

（2）处方：当归15g、川芎15g、红花10g、土鳖虫12g、续断12g、牛膝12g、熟地12g、青皮9g、苏木9g。

用法：每日1剂，水煎服，每次250ml，每日2次，7天为一个疗程。

2.中药外敷

（1）处方：制川乌10g、制草乌10g、乳香10g、没药10g、姜黄10g、莪术10g、苏木10g、伸筋草10g、桂枝10g、透骨草10g、艾叶10g。

用法：将上述药物置于瓷盆内，加水2000ml，浸泡30分钟，加热煮沸15分钟，趁热熏洗，每次用药20分钟，早晚各1次，每日2次，10天为一个疗程。

（2）处方：当归10g、赤芍10g、红花10g、独活10g、川芎10g、鸡血藤10g、乳香10g、没药10g、透骨草10g、合欢皮10g。

用法：将上述药物加冷水浸泡12小时，放入汽化热疗机的高压锅内，开机加热至有蒸汽喷出，然后将温度调至40℃左右。患者露出膝部仰卧于治疗床上，热疗40分钟，每日1次，7天为一个疗程。

3.药膳食疗

（1）处方：玫瑰花10g、小茴香10g、苏木10g、陈皮10g，冰糖适量。

用法：将上述药材清洗干净后共同放入锅中煮茶，茶好后加入冰糖调味，温热服下，每天1剂。

（2）处方：枸杞15g、桑葚15g、大枣15g、莲子15g、粳米100g，冰糖适量。

用法：将枸杞、桑葚、大枣、莲子洗净后与粳米一同放入砂锅中煮粥，待粥成后，加入适量冰糖调味即可食用。

【针灸理疗】

一、针灸推拿疗法

1.针刺疗法

（1）处方：内膝眼、外膝眼、梁丘、阳陵泉、膝阳关、足三里。

操作：局部消毒后，毫针直刺0.5~1.5寸，捻针得气后留针20分钟，每日1次，10次为一个疗程。

（2）处方：阳陵泉、三阴交、曲池、合谷、足三里、阿是穴。

操作：急性期采取毫针泻法，每日1~2次，7日为一个疗程。后期针刺足三里、阳陵泉，并于阿是穴行温针灸，同时配合针刺对侧曲池，并患膝运动15分钟。隔日1次，连续治疗10次为一个疗程。

2.电针疗法

（1）处方：犊鼻、内膝眼、足三里、阴陵泉、阳陵泉、梁丘、血海。

操作：常规消毒后，毫针刺入大约1.2寸，得气后接电针治疗仪，用疏密波，频率以患者耐受为度。电流强度以微麻跳动、舒适为宜，留针20分钟。每日1次，5次为一个疗程。

（2）处方：内膝眼、外膝眼，以及髌骨内、外上缘。

操作：患者仰卧位，伸直患膝，不能完全伸直者患膝下方垫枕头，常规消毒，分别在内膝眼、外膝眼，以及髌骨内、外上缘刺入针灸针，深度入关节腔。内膝眼、外膝眼两根针接负极，髌骨内、外上缘两根针接另一电极。采用连续波，强度以患者耐受为度，每日1次，每次20分钟，10次为一个疗程。

3.艾灸疗法

处方：局部艾灸。

操作：患者俯卧，将膝关节伸出床外裸露，下肢远端垫物以防劳累，点燃艾，让烟雾从下往上灸裸露的膝关节，每次1小时，每日2次，7天为一个疗程，一般1~3个疗程。灸的过程中注意不要灼伤皮肤。

4.穿刺疗法

处方：阿是穴。

操作：在局部麻醉和严格无菌技术操作下，于髌骨外缘进行关节穿刺，穿刺针需到达髌骨的后侧，将关节腔内的积液和积血完全抽取干净，然后注入1%盐酸利多卡因3~5ml和强的松龙15~25mg。在穿刺孔上覆盖消毒纱布，以弹力绷带加压包扎。

5.推拿疗法

处方：患处。

操作：局部按揉、擦法、拿法、搓揉法。按揉内膝眼、外膝眼、梁丘、阳陵泉、膝阳关，每穴约1分钟，在大腿前下部和膝周施用擦法、拿法5分钟，再用推法从髌骨上缘内外向上推，最后医者用两手夹住膝关节周围进行搓揉，以热为度。每日1次，5次为一个疗程。

二、现代物理疗法

1.磁振热疗法

处方：局部磁疗。

操作：选用TM-3200型温热磁场治疗仪，用Ⅰ档热量（40℃）。每日1次，每次20分钟，7次为一个疗程。

2.微波透热疗法

处方：局部微波治疗。

操作：采用MH-Ⅰ型多功能微波治疗机（大连为尔康电子公司出产），频率为915MHz，输出功率20W。患者取仰卧位，局部皮肤暴露，双膝下垫约10~15cm的薄枕，辐射器距离皮肤2cm，垂直照射膝部，以有温热舒适感为宜，体表温度控制在41℃左右，每次30分钟，每日1次，5次为一个疗程。

3.中频电治疗

（1）处方：局部中频治疗。

操作：用北京K8832-T电脑中频治疗仪，用6cm×6cm的电极2块并置于关节两侧，电流开启至耐受量，每日1次，每次20分钟。

（2）处方：局部超声、中频电同步治疗仪治疗。

操作：用沈阳大学生产的CZT-5超声、中频电同步治疗仪，在膝关节表面涂导电的超声治疗耦合剂，声头在膝关节表面移动式治疗，超声声能为$1.25W/cm^2$，中颅电极放于腘窝处，电极与皮肤之间放置$200cm^2$湿布垫，20次为一个疗程。

【护理措施】

1. 生活起居护理 膝关节外伤性滑膜炎大多与所从事的职业有关，通常为日常生活、工作、学习中反复发生的动作长期积累的结果，因此发病缓慢，病程长，无明显的损伤史。患者的主要问题是长期局部疼痛和部分功能障碍，但生活、工作、学习一般不受影响，故易被忽视。应告诫患者生活中注意纠正不良的姿势，在治疗期间要按医生、护理的嘱咐去做，不能因病轻而大意，最后导致治疗失败。应提高患者对疾病的认识，防治结合，避免复发，防止畸形的产生。

2. 饮食护理

（1）供给多品种食物，注意食物调配和烹调技术，饭菜色香味俱全，使患者增进食欲，增加饮食量，以满足机体对营养素的全面需求。

（2）避免食用太凉的食物，以减少对胃肠道的刺激，防止肠蠕动过多及胃肠道炎症引起腹泻。注意增加纤维素含量高的食物，避免发生便秘。

3. 情志护理

（1）语言在护患关系中的作用，学会准确、文明、健康的语言在护患关系中的运用也是护士应掌握的一大技巧。

（2）尊重与关心患者：在护病过程中，根据不同患者的心理特点，事事处处做到尊重与关心患者，是建立医患关系，促进医疗效果的重要条件。

（3）帮助患者减轻依赖心理：对有依赖心理的患者，我们也要主动热情接近他，并给予生活上的热心照顾，治疗上精心处置，思想上耐心疏导，鼓励病情许可的患者尽早自理生活，以增强自信心。

4. 健康教育 本病多是日常生活、工作、学习中习惯动作积累的慢性损伤。

（1）可以预防：应向患者介绍发病原因及预防措施，提高他们自我防范意识和保护能力，如需长期反复做某些动作，就应注意调节，避免使骨、关节及其附属结构长期处于紧张、压迫或摩擦状态，以去除致伤因素。

（2）有复发的可能：应注意纠正不良姿势和某些不良习惯，这样可大大的减少复发的机会。做到定期检查，发现异常随时来医院就诊，以免贻误病情。

膝关节骨性关节炎

过去认为，膝关节的局部损伤、炎症及慢性劳损可引起关节面软骨变性。软骨下骨板反应性损伤，导致膝关节出现一系列症状和体征，称为增生性关节炎。由于上述病理改变的存在，临床上又常把增生性关节炎称为骨性关节炎，或叫退行性关节炎。

西医学把膝关节骨性关节炎分为继发性和原发性两种。所谓继发性是指该病继发于关节的先天或后天畸形及关节损伤；而原发性则多见于老人，发病原因多为遗传和体质虚弱等。

针刀医学认为，膝关节骨性关节炎根本原因在于膝关节周围的软组织的积累性损伤后，导致膝关节动态平衡失调，使附着于胫股关节和髌股关节的韧带、肌肉、肌腱及局部脂肪垫、筋膜之间产生粘连、瘢痕和挛缩，从而破坏了膝关节内部的力学平衡，使正常负重力线发生变化，关节软骨面有效负重面积减少，单位面积内的骨小梁压力增高，引起骨质增生和微小骨折，进而引起骨质塌陷。当这种力平衡失调超过人体自我修复时，即可引发临床表现。

【病因病理】

西医学认为，裸露的软骨下骨板反复受到应力冲击后，可产生反应性骨质增生。针刀医学认为，膝关节骨性关节炎主要为继发性，是由于膝关节周围的软组织损伤后，引起膝关节力平衡失调，导致疾病的发生。有研究证实，膝关节的骨性关节炎是受外在因素的影响而形成的：一是膝关节周围的软组织损伤引起粘连、牵拉，破坏膝关节的力平衡，使关节内产生高应力点；二是由于某种疾病，如类风湿关节炎，破坏关节周围的软组织，从而使关节内力平衡失调而出现骨刺。

为了说明膝关节骨性关节炎是由于力平衡失调引起的，首先分析一下膝关节正常的力学表现过程。膝关节是由股骨和胫骨形成的。胫骨关节在矢状面上的活动幅度最大，它在矢状面从完全伸直到完全屈曲的幅度为0°~140°。从膝关节完全伸直到90°屈曲，胫骨关节在横断面上的活动增加，完全伸直时它在横断面上基本上完全没有活动，而屈曲90°时，外旋幅度为0°~45°，内旋幅度为0°~30°左右。膝关节屈曲90°以后，横截面的活动幅度减少，这主要是由于软组织的制约作用引起的。在冠状面上也有类似的情况。膝关节完全伸直时，几乎不可能有外展或内收活动，其屈曲到30°时，冠状面活动增加，这时被动外展和被动内收的最大值均仅几度。屈曲超过30°后，同样是由于软组织的制约作用，冠状面上的活动减少。

通过对膝关节内部力学状态的分析，在伸直状态，由于软组织的作用，膝关节无论是旋转还是内收和外展，都是很稳定的，而在屈曲时，从0°~90°，它的活动的幅度就越来越大，所以膝关节在走路时一屈一伸，而屈的幅度完全在30°以内。在伸直时，关节承受压力，而在屈曲时，关节不承受压力。软组织损伤后，失去了对膝关节的控制能力，膝关节就失去稳定，关节面压力的分布就得不到平衡。这就是膝关节骨性关节炎形成的根本原因。

【临床表现】

主要症状是关节疼痛，行走不便，关节伸屈受限，下蹲及上、下楼困难，或突然活动时有刺痛，并常伴有腿软的现象。膝关节伸直到一定程度时引起疼痛，并且在膝关节的伸屈过程中往往发出捻发音，并可出现关节积液。另外，严重者甚至有肌肉萎缩。

【诊断依据】

1.患者有明确的膝关节劳损病史。

2.患者关节疼痛，行走不便，关节伸屈受限，下蹲及上、下楼困难，或突然活动时有刺痛，并常伴有腿软的现象。

3.膝关节伸直到一定程度时引起疼痛，并且在膝关节的伸屈过程中往往发出捻发音，并可出现关节积液。

4.严重者甚至有肌肉萎缩。

5.X线检查　从X线片上可以将骨关节炎分为4期。①第1期：只有关节边缘骨质增生，关节间隙并不狭窄，说明关节软骨的厚度没有改变。②第2期：除有关节边缘骨质增生外，还有关节间隙变窄，说明由于磨损，关节软骨正在逐渐变薄。③第3期：除有上述变化外，还有软骨下囊性变，说明软骨下骨板亦因疾病的进展而累及。软骨下囊性变可有程度上差别。④第4期：关节已经毁坏，出现屈曲挛缩，呈X形腿或O形腿，并有不同程度的骨缺损。划分疾病的早、中、晚期，可参照X线片上的表现。可以认为第1期属于早期病变，第2期与第3期的早期尚处于病变的中期，而第3期的后期与第4期处于病变的晚期。

6.临床分期 膝关节骨性关节炎在临床上也可分为4期：①关节炎的发生前期：关节在活动后稍有不适，活动增加后伴有关节的疼痛及肿胀，X线及CT不能发现明显软骨损害迹象。②关节炎改变的早期：活动增多时有明显的疼痛，休息后减轻。X线检查，改变较少；CT检查可见软骨轻度损害；同位素检查，被损关节可见凝聚现象。③骨性关节炎的进展期：骨软骨进一步损害，造成关节畸形，功能部分丧失，X线检查可见关节间隙变窄，关节周围骨的囊性变，有时有游离体出现。④骨关节炎的晚期：骨的增生、软骨的剥脱，以及导致功能完全丧失，关节畸形明显，X线检查示关节间隙变窄，增生严重，关节变得粗大，甚至造成骨的塌陷。

【中药调养】

1.中药内服

（1）处方：杜仲15g、牛膝15g、肉苁蓉15g、补骨脂15g、桑寄生12g、鸡血藤12g、续断12g、血蝎9g、威灵仙9g。

用法：每日1剂，水煎服，每次250ml，每日2次，7天为一个疗程。

（2）处方：熟地15g、狗脊15g、牛膝15g、黄精15g、白芍12g、五加皮12g、木瓜12g、秦皮12g、姜黄9g、甘草6g。

用法：每日1剂，水煎服，每次250ml，每日2次，7天为一个疗程。

2.中药外敷

（1）处方：生川乌30g、生草乌30g、海桐皮30g、苍术30g、防己30g、川椒30g、千斤拔30g、桂枝30g、穿破石20g、宽筋藤20g、威灵仙50g、葛根40g、大血藤40g、红花15g。

用法：中药熏蒸治疗仪由佛山市南海区中医院生产（型号：WH-12DG）。开机加热至有蒸汽喷出，然后将温度调至40℃左右即可治疗。患者露出膝部仰卧于床上，热疗40分钟，每日1次，7天为一个疗程。

（2）处方：生乳香100g、生没药100g、川芎100g、益母草100g、木瓜100g、血竭100g、威灵仙100g、苏木100g、红花50g、细辛50g。

用法：将上述药分提取成稠膏，再加入粘附剂和透皮剂等辅料，然后涂铺切片即成，载药量为0.2kg/m²。将药贴直接贴于患膝压痛处，每日换药1次，10次为一个疗程。

3.药膳食疗

（1）处方：三七15g、丹参15g、鸡血藤30g，大枣10枚、粳米200g，冰糖适量。

用法：将三七、丹参、鸡血藤分别洗净后加入适量水煎汤取汁。然后将药汁、粳米、大枣共同放入电饭煲中煮粥，加入冰糖调匀，空腹温热服下，每天1剂。

（2）处方：山楂6g、三七6g、黄芪6g、当归6g，雄乌鸡肉600g、生姜5片、葱段6g，盐适量。

用法：将新鲜乌鸡清洗干净，切成小块，放入清水中煮开，捞起晾干。将山楂、黄芪、三七、当归洗净后用温水泡5分钟。然后将山楂、黄芪、三七、当归及雄乌鸡肉共同放入锅中煮开，加入生姜，继续煲至鸡肉熟透，加入葱段、盐适量后即可食用。

【针灸理疗】

一、针灸推拿疗法

1.针刺疗法

（1）处方：膝眼（双）、犊鼻、血海、阴陵泉、阳陵泉、足三里、承山、丰隆、梁丘、膝阳关、曲泉等。

操作：每次取5~8个腧穴，且交替取穴。风湿热痹者，加三阴交、内关；风湿寒痹者，加太冲、外关；关节疼痛走窜者，加膈俞、血海；疼痛明显者，加肾俞、委中；关节重着者，加阴陵泉、足三里；关节红肿热痛明显者，加大椎、膈俞、肝俞。针刺得气后，虚证用补法，实证用泻法。留针30分钟，留针期间每隔5分钟行针1次，运针以出现酸、麻、胀、重之得气感为佳。每天针刺1次，10次为一个疗程。

（2）处方：膝眼、血海、梁丘、阳陵泉、阴陵泉、足三里、太溪。

操作：患者仰卧位，常规消毒穴位皮肤，用0.30mm×40mm的30号毫针快速进针，直刺1~1.5寸，得气后用平补平泻法，留针30分钟，中间第15分钟行针1次，每日治疗1次，10次为一个疗程。

（3）处方：膝眼、梁丘、膝阳关、阳陵泉、足三里、阿是穴。

操作：局部皮肤常规消毒，针刺得气后，施行提插捻转强刺激，留针15~20分钟。每日或隔日1次，10次为一个疗程。

2.温针灸疗法

（1）处方：内膝眼、外膝眼、鹤顶、梁丘、血海、悬钟。

操作：患者端坐，膝关节屈曲30°~90°，用28号1.5寸毫针，内膝眼斜向外45°进针，外膝眼斜向内45°进针。视患者体形刺至1~1.2寸深，其余各项按针刺常规操作。内膝眼、外膝眼及鹤顶加温针灸，每次每穴3壮，每天针刺1次，10次为一个疗程。

（2）处方：阳陵泉、阴陵泉、梁丘、阿是穴。

操作：局部皮肤常规消毒后，用30号2寸毫针，阳陵泉直刺1.2寸，阴陵泉直对阳陵泉刺入1.5寸，梁丘直刺1.2寸，阿是穴直刺1~1.2寸，施以平补平泻手法，得气后在针柄上插艾条段温灸，留针20~30分钟，隔日1次，10次为一个疗程。

3.穴位注射疗法

处方：膝眼、阳陵泉、足三里、梁丘、阿是穴。

操作：将患肢上述诸穴严格消毒，采用当归或威灵仙注射液，进行穴位注射，针刺得气回抽无血后，推注药液，每穴0.5~1ml，隔日1次，10次为一个疗程。

4.耳针疗法

处方：交感、膝、神门、阿是穴。

操作：在耳郭上找准以上诸穴，严格消毒耳郭，快速捻入进针，得气后，行捻转强刺激，留针10~15分钟，每日或隔日1次，10次为一个疗程。

5.耳压丸法

处方：神门、膝、踝、交感、阿是穴。

操作：在耳郭上选准上述诸穴，用莱菔子或王不留行籽按压穴位，每穴按压2~5分钟，然后用胶布固定于穴区上。每周贴压2次，10次为一个疗程。

6.灸法

处方：足三里、膝眼、阴陵泉、阿是穴。

操作：在患肢找准上述诸穴，将燃着的艾条对准穴位，距离为2~5cm，进行回旋灸或雀啄灸，以患者能忍受、局部皮肤潮红为度。每次15~20分钟，每日1次，10次为一个疗程。

7.推拿疗法

处方：局部㨰法、揉法，点按局部穴位。

操作：患者取仰卧位，在膝部周围施以㨰法、揉法放松膝部肌肉。点按内膝眼、外膝眼、足三里、阳陵泉、梁丘、阿是穴，每穴1分钟。将患者髋、膝关节屈曲，角度由小到大，医者一手扶膝部，一手握踝上，左、右、上、下摇

晃膝关节10次，然后将膝关节充分屈曲，再将其伸直。最后在膝关节周围施以
擦法、揉法、散法、捋顺法等手法10分钟。

二、现代物理疗法

1.磁振热治疗

处方：患处局部。

操作：选用TM-3200型温热磁场治疗仪，对膝关节肿胀并有关节积液者，用Ⅰ档热量（40℃），余用Ⅱ档热量（45℃），每日1次，每次20分钟。

2.中频电治疗

处方：患处局部。

操作：采用北京K8322-T电脑中频治疗仪，用6cm×6cm的电极两块并置于关节两侧，电流大小依据患者耐受为度，每日1次，每次20分钟，10次为一个疗程。

3.厘米波治疗

处方：患处局部。

操作：厘米波治疗，频率选择10000Hz，波长5cm，连续波，每次剂量40~60W，时间20分钟，探头距离治疗距离5cm，每日1次，10次为一个疗程。

三、现代康复疗法

1.运动疗法

（1）处方：肌力训练、关节活动度训练。

操作：①肌力训练：急性期关节疼痛、肿胀明显者，选用等长肌力训练，如仰卧位直腿抬高和股四头肌等长收缩训练；慢性期以增强肌力、增加关节稳定性为目的，选等张肌力训练，如砂袋训练（端坐位，砂袋放于小腿远端前面，伸直膝关节）或骑自行车训练，每日2次，每次20遍。②关节活动度训练：俯卧位，屈患膝，在踝前部用一弹性强的宽带子套住，带子另一头置于同侧肩部，嘱患者用手握住牵拉进行训练，同时膝关节放松，做患膝的被动屈曲运动。注意依据运动时疼痛耐受情况调节牵拉力大小，勿用力过度。7天为一个疗程，中间休息2天。

（2）处方：股四头肌等长收缩运动、坐位伸膝训练、踝背负重训练。

操作：①股四头肌等长收缩运动：仰卧位直腿抬高，速度缓慢，持续最大限度5秒，两下肢交替，分3组进行，每组8~10次。②坐位伸膝训练：踝背负

重从500g开始，每次伸膝5秒，再放松5秒，分3组进行，每组8~10次。以后每次训练可以增加踝背的负重和训练的次数，以有疲劳感酸胀，经休息后可缓解为限。每日依据患者完成的情况，调整训练量。③仰卧位训练膝关节：可采用空踩自行车方式训练，同时小腿负重训练膝关节。

（3）处方：关节松动术（被动长轴牵引、主动肌力训练、抗阻训练）。

操作：患者卧位，医者分别对股胫关节、髌股关节和近端胫腓关节行长轴牵引，后前向、前后向、侧方及上下滑动，伸膝摆动等松动手法，每个动作持续约20秒，重复5~8遍，根据患者疼痛和僵硬的程度，以及身体状况选用1~4级手法，每日1次。主动运动：肌力训练，急性期或疼痛较重时，用直腿抬高法对股四头肌进行等长训练，双膝自然下垂，患肢反复主动进行伸膝运动，患肢自然伸直，进行足跖屈和背屈运动；肌力改善或疼痛缓解后进行抗阻训练，应用下肢股四头肌训练仪进行等长及多点等张练习，以每次主动伸膝能完成10遍动作的重量为佳。以上肌力训练每个动作反复10~15遍，每日2~3次。

（4）处方：关节松动训练，屈膝屈髋训练，股四头肌等张肌力训练。

操作：患者仰卧，患膝自然伸直，如果不能伸直，则在膝下垫一个软枕，应用关节松动技术在髌骨周围进行10~15分钟的关节运动，如果髌骨周围触及条索组织（多在股四头肌外侧头部），应以拇指沿垂直条索方向推开，力量由小到大，以患者耐受为度。若膝关节不能伸直，宜在膝关节后侧广泛应用关节松动技术和按摩手法。用Ⅲ级力推移髌骨，使之沿股骨长轴位置上下滑动。治疗初始，患者疼痛感明显，可以采用Ⅱ~Ⅲ级力量，使髌骨滑动，该手法治疗约3~5分钟。屈膝屈髋（以不引起患者过度疼痛为度），助手固定大腿，牵拉并旋转小腿5~8次（旋转角度为左右各5°），每次牵拉、旋转约20~30秒，以患者自觉酸胀为度，每次间隔30秒。随后使患侧髋膝关节尽力屈曲，然后再尽力伸直，反复5~7遍。最后，在每天增加1°~5°的情况下使用CPM机治疗，每次20分钟。

2.器械康复疗法

（1）处方：减重步行训练。

操作：采用江苏钱璟康复器材有限公司生产的G-JZB-02减重步态训练器和G-HP-03型活动平板的组合进行训练。治疗师扶持患者站立于活动平板上，将减重仪移向患者，降低悬吊架高度，将左右对称的固定带绑在患者腰臀部，两端向上用力均一，松紧以患者感到舒适为度。治疗开始时，根据患者具体体重用减重装置减去身体部分重量使患者在活动平板上呈直立体位，可以较轻松迈步（一般减去体重的20%~40%）；患者减重后在平板上依据其可承受的速度开始由慢到快进行步行训练，电动平板速度为每秒0.7~2.4米，每次训练时间为30分钟，每日1次。训练时一定要治疗师指导患者以降低步频，加大步幅，纠正异常步态。

（2）处方：等速离心肌力训练。

操作：运用Cybex-6000型等速肌力测试及训练系统训练。采用持续被动运动，运动速度为每秒60°、每秒90°与每秒120°，每次分为三组，每组持续练习10~15分钟，每次持续训练30~45分钟，隔日1次，4次为一个疗程。

【护理措施】

1. 生活起居护理 膝关节骨性关节炎病程长，受累关节疼痛明显，活动受限，生活自理能力有不同程度的下降，并有间歇性疼痛发作，可给患者带来身心上的痛苦。应指导患者注意休息，适当参加轻家务劳动，尽量保持膝关节的运动功能。疼痛严重者应卧床休息。保持室内地面干燥，空气新鲜。

2. 饮食护理

（1）给予高蛋白、高维生素、富含钙和铁易消化的食物，饮食应多样化，保持均衡并富于营养。注意增加纤维素含量高的食物，避免发生便秘。

（2）控制热量摄入，身体肥胖者应注意减肥。禁止饮用刺激性强的食品，如酒茶、咖啡、辛辣调味品等，以去除诱发因素。

3. 情志护理 膝关节骨性关节炎的患者，常因不明原因的腰痛及腰部僵硬感而引起思想顾虑。因活动受限，生活自理能力有不同程度的下降，易导致心理不平衡，可出现较明显的心理反应。因此，应关心和理解患者，及时给予安慰、鼓励，使患者获得心理支持，树立起战胜疾病的信心，配合治疗和护理。

4. 健康教育

（1）应向患者进行卫生保健宣传，使他们认识到这是一种退行性病变。保持关节活动可以促进血液循环，改善关节软组织的营养和关节功能，减轻症状。

（2）鼓励和指导患者进行锻炼，患者在平时可做些力所能及的家务事，以患者不感到疲劳为度。忌做较剧烈的运动。

（3）关节疼痛发作时可适当休息，但如健康许可仍要坚持锻炼。

第五节　关节强直

指关节强直

指间关节强直是指间关节病变或损伤所造成的严重结果，保守疗法及关节松解术疗效不好。

【病因病理】

指间关节周围慢性软组织损伤，如挤压伤、钝挫伤、劳损等，使指间关节周围的肌肉、韧带、关节囊长期处于挛缩状态，指间关节周围的软组织损伤后引起局部应力集中，人体在自我调节、自我修复过程中，所形成的粘连、瘢痕，引起力平衡失调，关节功能障碍。

【临床表现】

关节强直所致的运动障碍使指间关节伸屈功能障碍，关节发生畸形改变。若发生骨性强直，则指间关节的运动功能完全丧失。

【诊断依据】

1.指间关节呈屈曲畸形或伸直畸形，被动活动部分或全部丧失。

2.X线检查示指间关节的关节间隙狭窄，甚至模糊不清，骨性强直可见关节之间有骨小梁通过。

【中药调养】

1.中药内服

（1）处方：当归15g、土鳖虫15g、骨碎补15g、牛膝15g、鸡血藤9g、通草9g、桂枝9g、伸筋草9g、红花6g、川芎6g、陈皮6g。

用法：每日1剂，水煎服，每次250ml，每日2次，7天为一个疗程。

（2）处方：黄芪20g、当归12g、党参12g、熟地9g、牛膝9g、杜仲9g、续断6g、木瓜6g、桂枝6g、骨碎补6g、土鳖虫6g、红花6g。

用法：每日1剂，水煎服，每次250ml，每日2次，7天为一个疗程。

2.中药外敷

（1）处方：苏木、红花、大黄、艾叶、黄柏、伸筋草、牛膝、苍术、薏苡仁、白芷、远志、泽兰等量，以及适量扶他林。

用法：将上述药物粉碎，与扶他林调成糊状，然后对指间关节进行外敷，每日1次，7天为一个疗程。

（2）处方：木瓜30g、牛膝30g、姜黄30g、透骨草30g、伸筋草30g、红花20g、苍术20g、独活20g、防风20g、续断20g、川椒15g、乳香15g、没药15g、玄胡15g、白芷15g、细辛15g。

用法：将上述药物放入纱袋中，加水30分钟，将药袋捞出凉至50℃后隔毛巾将其敷于指间关节处30分钟（变冷时去毛巾直接敷，药液加热熏洗）。每日2次，3天为一个疗程。

3.药膳食疗

（1）处方：胡萝卜100g、紫苏10g、鳝鱼400g、青椒、盐、料酒、食用油、生姜、大蒜等调味料适量。

用法：胡萝卜洗净后去皮切薄片，紫苏洗净后沥干，鳝鱼清理干净后切段氽水备用。在铁锅中加入适量食用油后加热，然后放入生姜、大蒜、青椒炒香，倒入黄鳝煸炒，加适量料酒，放紫苏、胡萝卜翻炒1分钟后，加入适量清水，武火煮沸，放入精盐、味精等调味品，搅匀即可食用。

（2）处方：制川乌9g、制草乌9g、乌稍蛇9g、防风12g、川芎12g、红花9g、鸡血藤12g、伸筋草12g、杜仲12g、牛膝12g、当归尾15g、木瓜15g、白芍12g、黄芪15g、生甘草6g、白酒2000ml。

用法：将上述中药洗净沥干后加入白酒，密封保存半月后即可饮用，每次10ml，每日3次，30天为一个疗程。

【针灸理疗】

一、针灸推拿疗法

1.针刺疗法

（1）处方：外关、合谷、阳溪、曲池、劳宫。

操作：穴位常规消毒后，毫针刺入。中等强度刺激，平补平泻，留针30分钟（留针期间也可用TDP局部照射），每天或隔日1次，10日为一个疗程。

（2）处方：阳池、曲池、阿是穴。

操作：穴位局部常规消毒后，毫针刺入，阿是穴是如条索状区域，沿条索状区域针刺2~3针，得气后留针30分钟。每日或隔日1次，6次为一个疗程。

2.皮肤针法

处方：患腕局部。

操作：皮肤常规消毒后，用梅花针在患腕局部作环腕叩刺，使局部皮肤发红并有少量出血点。

3.穴位注射法

处方：压痛点。

操作：常规消毒后，用地塞米松6mg和0.5%利多卡因2ml混和，刺入所选穴位，待有酸、胀等针感，回抽不见血，即注入药液。隔日1次，10次为一个疗程。

二、现代物理疗法

1.超短波疗法

处方：患部。

操作：应用超短波治疗仪，电源220V、50Hz，功率200W，波长7.37m，电极20cm×15cm，间隙3~4cm；并安放在患侧，连续振动与间歇振动交替进行，温度控制在50℃~60℃，以患者能耐受为度。每日1次，每次30分钟，10天为一个疗程。

2.超声波疗法

处方：患部。

操作：患者坐位或者侧卧位，暴露腕部，用DM-200L型超声波治疗仪治疗。超声输出设定为脉冲模式，时间为10分钟，根据患者热感及是否有酸、麻、胀的感觉调节档位。剂量0.8~1.5W/cm^2，每次8~12分钟，每日1次。5次为一个疗程。

3.红外线照射法

处方：患部。

操作：局部消毒，针刺后用神鸟CQ-B型TDP灯照射30分钟，灯距30~40cm，配合针刺疗法使用，每日或隔日1次，10日为一个疗程。

【护理措施】

1. **生活起居护理** 日常生活中要注意保护受损关节，减轻日常活动时的关节疼痛和损伤，延缓或阻止病情进一步发展。指关节发炎时，会变得不稳定，因而更容易损伤，用力的时候，指关节就更易出现变形，因此在日常生活中，患者应尽量避免使用患指拧提重物，保护好患指关节。患指关节应避免长时间保持一个动作或处于变形位置，要每日适当进行活动，促进局部的血液循环。由于指关节强直而生活不能自理的患者，家人应给予细致的生活照顾。患指要保暖，避免受到风、寒、湿的侵袭，以免加重病情。

2. **饮食护理** 本病若由类风湿关节炎或强直性脊柱炎引起，应多食高蛋白和含有多种维生素的食物；有贫血症状者可以多食含铁的食物。饮食宜清淡，容易消化，禁食辛辣肥甘厚腻之品。由外伤引起的指关节纤维强直，可多食含钙丰富的食物。

3. **情志护理** 为了矫正畸形，患者一般乐于接受手术治疗。但因对手术不了解，担心效果不佳和害怕手术而产生紧张、恐惧心理，因此医者应主动热情地与他们交谈，做好生活、饮食方面的护理，并根据其文化程度和接受能力进行针对性的健康教育。

4. **对症处理及护理** 患者常伴有关节疼痛，医者应多和患者进行交流，转移患者注意力，从而减轻患者痛苦；若影响休息和睡眠，则应给予镇痛药如消炎痛，并定时观察患者的病情变化。

5. **健康教育** 指导患者在以后的生活中保护好指关节。若由风湿类疾病引起，应积极进行治疗，同时进行身体的功能锻炼。患者应主动屈伸指关节，每日不少于100次，必要时可以进行对抗性牵拉，松解局部软组织的粘连。

桡腕关节强直

桡腕关节强直是桡腕关节病变或损伤所造成的严重后果，保守疗法及关节松解术疗效欠佳。针刀医学关于慢性软组织损伤的理论和疾病病理构架的理论认为，桡腕关节强直是桡腕关节周围的软组织损伤后引起局部应力集中，人体在自我调节、自我修复过程中所形成的粘连、瘢痕，引起力平衡失调，引起关节功能障碍。

【病因病理】

桡腕关节周围慢性软组织损伤，如挤压伤、钝挫伤、劳损等，使桡腕关节周围的肌肉、韧带、关节囊长期处于挛缩收缩状态，人体在自我调节、自我修复过程中，所形成的粘连、瘢痕，引起力平衡失调，引起关节功能障碍。

【临床表现】

关节强直所致的运动障碍使桡腕关节伸屈、收展、环转功能障碍，若发生骨性强直，则桡腕关节的运动功能完全丧失。

【诊断依据】

1.桡腕关节呈强直畸形，被动活动部分丧失或全部丧失。

2.X线检查示桡腕关节的关节腔狭窄，甚至模糊不清，骨性强直可见关节之间有骨小梁通过。

【中药调养】

1.中药内服

（1）处方：桃仁12g、红花12g、生地12g、当归12g、赤芍12g、木瓜9g、通草9g、伸筋草9g、鸡血藤9g、透骨草9g、寻骨风9g、土鳖虫6g。

用法：每日1剂，水煎服，每次250ml，每日2次，7天为一个疗程。

（2）处方：杜仲15g、菟丝子15g、补骨脂15g、牛膝15g、续断12g、木瓜12g、伸筋草12g、路路通12g、川芎9g、血竭9g、穿山甲6g、狗脊6g。

用法：每日1剂，水煎服，每次250ml，每日2次，7天为一个疗程。

2.中药外敷

（1）处方：苍术15g、黄柏15g、赤芍15g、归尾12g、川芎12g、桃仁12g、红花12g、川牛膝12g、木瓜9g、桂枝9g、杜仲9g。

用法：将上述药物置于瓷盆内，加水2000ml，浸泡30分钟，加热煮沸15分钟，趁热熏洗，每次用药20分钟，早晚各1次，10天为一个疗程。

（2）处方：薏苡仁15g、生地15g、赤芍15g、当归15g、郁金12g、桃仁12g、红花12g、豨莶草12g、地龙12g、穿山甲6g、伸筋草6g。

用法：上述药物研末，混和均匀后用35%酒精调成膏状，然后将其均匀涂抹在纱布上，敷于患者患处，药布大小视病变部位而定，药膏厚度2mm，然后用TDP灯照射50分钟。每日1次，7日为一个疗程。

3.药膳食疗

（1）处方：生姜6片、红糖适量。

用法：将生姜洗净后放入锅中，加入适量清水煮沸后，加入红糖，继续煮沸10分钟后关火，凉至温热即可代茶饮用。

（2）处方：防风15g、羌活15g、生姜6片、薏米20g，冰糖适量。

用法：将上述药材洗净后放入锅中加入1000ml清水共同煎煮，煮好后弃渣取汁饮，每日1次，6日为一个疗程。

【针灸理疗】

一、针灸推拿疗法

1.针刺疗法

（1）处方：外关、合谷、阳溪、曲池、列缺、阳池。

操作：穴位常规消毒后，毫针刺入。中等强度刺激，平补平泻，留针30分钟（留针期间也可用TDP局部照射），每天或隔日1次，10日为一个疗程。

（2）处方：阳池、曲池、阿是穴。

操作：穴位局部常规消毒后，毫针刺入，阿是穴是如条索状区域，沿条索状区域针刺2~3针，得气后留针30分钟。每日或隔日1次，6次为一个疗程。

2.耳针法

处方：腕、肾上腺、神门、皮质下。

操作：常规消毒后，用25号0.5寸毫针，对准上述穴位快速刺入，以不穿透对侧皮肤为度。用强刺激，每穴留针30分钟。每日1次，10次为一个疗程。

3.灸法

处方：压痛点局部。

操作：点燃艾条，悬于患处上方约3cm高度，行温和灸，一般灸20~30分钟至皮肤红晕潮湿为度。

二、现代物理疗法

1.超短波疗法

处方：患部。

操作：应用超短波治疗仪，电源220V、频率50Hz、功率200W、波长7.37m、电极20cm×15cm、间隙3~4cm；并安放在患侧，连续振动与间歇振动交替进行，温度控制在50℃~60℃，以患者能耐受为度。每日1次，每次30分钟，10天为一个疗程。

2.超声波疗法

处方：患部。

操作：患者坐位或者侧卧位，暴露腕部，用DM-200L型超声波治疗仪治疗。超声输出设定为脉冲模式，时间为10分钟，根据患者热感及是否有酸、麻、胀的感觉调节档位，剂量0.8~1.5W/cm²，每次8~12分钟，每日1次，5次为一个疗程。

3.中频电疗法

处方：患部。

操作：采用高级电脑中频治疗系统，根据患者实际情况选用适宜电极板，对置或者并置于患部，避开局部有破损的地方。波形为方波、指数波和三角波交替进行，工作幅度为连续运行、间歇加载，载波频率4000~5000Hz，调制频率为50~80Hz，剂量以患者耐受为度。每日1次，每次20分钟，10天为一个疗程。

【护理措施】

1. **生活起居护理**　腕关节强直属于中医学"痹症"的范畴，多由感受风寒湿邪，或受到外伤，导致局部筋脉挛急而成。平时应注意保护病变腕关节，避免受到寒冷刺激和外伤。根据腕关节强直的程度，每日适量进行屈伸运动，但不能从事重体力活动，以免发生骨折。若为双侧腕关节强直，严重影响患者的日常生活活动时，家属或医者应积极协助患者完成日常生活起居。指导患者注意保暖，按时休息，保护好腕关节。

2. **饮食护理**　患者的饮食宜清淡、营养丰富，多食一些宜消化且富含维生素的食物，同时应该多食含钙丰富的食物，如牛奶、鸡蛋等。对于由类风湿关节炎或强直性关节炎引起的腕关节强直，可以根据患者病情，参考相关章节，选择合理的饮食。

3. **情志护理**　关节强直的患者，由于疾病可能会影响到日常正常生活，害怕会造成终身残废，往往表现出失望、悲观等情志抑郁现象，因此，医者应该及时和患者进行沟通，鼓励其多和病友交流，让其对病情的康复充满信心，消除顾虑，能够积极配合医者完成各项治疗。

4. **健康教育**　指导患者在生活中注意腕关节的护理，保护好腕关节。不要使用患侧腕关节过久，或使其长期保持某个姿势，以免造成关节的损伤。在日常生活中，应该积极进行功能锻炼，嘱患者每日主动活动腕关节，可以做掌屈和背屈各50次，并逐渐加大角度，促进粘连组织的松解，切忌用暴力过度屈伸，以免造成骨折和关节损伤。

踝关节强直

踝关节继发于外伤后产生关节纤维性或骨性融合，使关节固定于功能位或非功能位，称之为踝关节强直。

【病因病理】

在致病因素的反复作用下出现滑膜的水肿充血与渗出增加，进而导致关节面软骨的坏死，甚至软骨下骨也遭受破坏，与此同时，发生关节囊的粘连与挛缩，最终形成纤维性，甚至骨性强直。

【临床表现】

非功能位强直的患者可出现走路跛行或持仗协行，同时可伴有足内翻畸形，若双侧的关节均受累，则出现行走困难。

患者受累的踝关节活动度严重受限，甚至完全消失，同时可伴见其原发病的临床症状。

【诊断依据】

1.踝关节强直于功能位或非功能位，主动活动及被动活动基本丧失。

2.既往有关节结核、类风湿、痛风等病史，或有踝部外伤史。

3.X线检查示关节间隙狭窄或模糊不清，并有骨小梁通过。

【中药调养】

1.中药内服

（1）处方：杜仲15g、桑寄生15g、山萸肉15g、木瓜12g、山药12g、白芍12g、通草9g、甘草9g。

用法：每日1剂，水煎服，每次250ml，每日2次，7天为一个疗程。

（2）处方：熟地15g、鸡血藤15g、肉苁蓉15g、黄芪12g、当归12g、赤芍12g、川芎12g、红花12g、续断9g、伸筋草9g、生姜6g、木香6g。

用法：每日1剂，水煎服，每次250ml，每日2次，7天为一个疗程。

2.中药外敷

（1）处方：透骨草30g、羌活30g、独活30g、制川乌15g、制草乌15g、当归20g、川芎15g、丹参20g、伸筋草20g。

用法：水煎后外洗。每日2次，10天为一个疗程，共两个疗程。

（2）处方：皂角50g、桑白皮30g、杏仁15g、透骨草15g、苏木15g、续断15g、乳香10g、没药10g、桃仁10g、红花10g、鸡血藤10g。

用法：取上述药物装入布袋内，扎口煎汤，熏洗并外敷于患处，每天1~2

次，每次30分钟，每2天换药1次，连续治疗2周。

3.药膳食疗

（1）处方：木瓜9g、黄芪9g、杜仲9g、牛膝9g、枸杞6g，牛肉400g、生姜5片、葱段6g，盐适量。

用法：将新鲜牛肉清洗干净，切成小块，放入清水中煮开，捞起晾干。将木瓜、黄芪、杜仲、牛膝、枸杞洗净后用温水泡5分钟。然后将上述食材共同放入锅中煮开，加入生姜，继续煲至牛肉熟透，加入葱段、盐适量后即可食用。

（2）处方：巴戟天9g、牛膝9g、当归6g、大枣6枚，鸡腿1只、生姜5片、葱段6g，盐、料酒等适量。

用法：将新鲜鸡腿清洗干净，放入清水中煮开，捞起晾干。将巴戟天、牛膝、当归、大枣洗净后用温水泡5分钟。然后将上述食材共同放入锅中煮开，加入生姜、料酒，继续煲至鸡腿熟透，加入葱段、盐适量后即可食用。

【针灸理疗】

一、针灸推拿疗法

1.针刺疗法

处方：解溪、昆仑、申脉、照海、丘墟、阿是穴。

操作：患者仰卧位，各穴位常规消毒，毫针刺入各腧穴，刺入丘墟时，针尖指向照海，缓慢提插进针，使患者有强烈的酸、麻、胀、痛感为度。在刺入丘墟的针上施温针灸法，换灸3次，每日或隔日1次，治疗10次为一个疗程。

2.皮肤针

处方：丘墟、照海、太溪、申脉、大钟。

操作：皮肤常规消毒后，右手握皮肤针针柄后段，食指压针柄中段，使用手腕之力在所取腧穴处反复进行叩刺，中等强度刺激，使皮肤微微潮红，有细小出血点为宜，隔日1次，7次为一个疗程。

3.推拿疗法

处方：商丘、解溪、丘墟、昆仑、阿是穴。

操作：医者先拿捏小腿后侧按痛处，理顺经络，点按商丘、解溪、丘墟、昆仑等穴，然后将踝关节跖屈、背伸、内翻、外翻数次，再在局部进行揉按。

4.电针疗法

处方：中渚、阳池。

操作：取患侧中渚穴与阳池穴，予常规消毒后快速进针直达皮下，待患者产生酸胀感后接G6805电针治疗仪，疏密波，中等强度刺激，留针20分钟，每日1次，5次为一个疗程。

5.灸法

处方：阿是穴。

操作：将艾条点燃，在足踝部位压痛最明显处，回旋灸治10~15分钟。并在合谷、内关、大陵等穴针刺，边行针边令患者活动患部，以患者能耐受为度，每次15分钟，隔日1次，8次为一个疗程。

二、现代物理疗法

1.超短波疗法

处方：踝关节骨折处。

操作：用局部对置或并置法，选用连续式0.5~0.8W/cm^2，脉冲式0.8~1.2W/cm^2，移动法5~8分钟，每日或隔日1次，10~15次为一个疗程。

2.磁疗法

处方：阿是穴。

操作：将磁头置于足踝部压痛最明显的部位，每次20分钟，每日1~2次，6次为一个疗程。

三、现代康复疗法

操作：双手平托起患肢，屈曲膝关节，持续数秒后伸直，重复20~30次，每日2次。主动锻炼，做下肢伸直肌肉收缩动作，持续数秒后放松，重复练习20~30次，每日2~3次。然后按摩足趾并做足趾的背伸趾运动，依次按摩踝部至膝关节。同时指导患者进行患肢股四头肌等长收缩，并进行髋关节、膝关节及足趾的伸屈活动，起到防止踝关节僵硬，促进血液循环，滑利关节的作用。

【护理措施】

1. 生活起居护理 保持病房空气新鲜，温度适中，阳光充足。患处要免受风寒侵袭，冬天要特别注意保暖。不可从事过重的劳动，保证充足的睡眠。

2. **饮食护理**　给予高蛋白、高维生素、富含钙和铁的食物，饮食应多样化，保持营养的均衡。

3. **情志护理**　参照腕关节强直。

4. **健康教育**　向患者说明功能锻炼的重要性，指导患者及时进行锻炼。每日屈伸踝关节各50次，环转关节50次，并逐渐加大力度。嘱患者出院后继续加强功能锻炼，半年内避免重体力劳动。饮食起居保持规律性，如有不适，随时就诊。

第九章　无菌性骨坏死

第一节　无菌性股骨头坏死

无菌性股骨头坏死可由髋关节损伤、关节手术、类风湿、饮酒过量、长期激素治疗等多种原因引起。坏死如未能及时修复，可发展为股骨头塌陷，严重影响髋关节的功能。

本病用常规保守疗法多疗效欠佳，手术治疗创伤大，在临床上多在发生股骨头塌陷后才被采用，此时已难以完全恢复原有功能，所以无菌性股骨头坏死的治疗至今仍是一个难题。

【病因病理】

无菌性股骨头坏死可由多种原因引起，除损伤后缺血性股骨头坏死发病机制较明确外，其他原因引起者多发病机制不明。

缺血性股骨头坏死的演变过程可分为坏死期、修复期和股骨头塌陷期三个阶段。

1. **坏死期**　股骨头缺血后，大部分骨细胞于缺血后2小时失去合成能力。除软骨外，于12~24小时内，股骨头内所有细胞均死亡。

2. **修复期**　修复过程大约于2周左右开始，与坏死过程交错进行。最早出现的修复反应是骨小梁之间的原始间叶细胞和毛细血管增生，并逐渐扩展，约8~12周后，可遍及坏死股骨头的大部分。在坏死骨小梁表面的间叶细胞逐渐分化为成骨细胞，并合成新骨。未分化的间叶细胞和破骨细胞穿入死骨区，进行吸收清除，并由新生骨代替，最后完全变为活骨，称为爬行替代过程，再经漫长的晚期塑造，变为成熟的骨小梁。

3. **股骨头塌陷**　在整个修复过程中皆可发生塌陷。一般认为，在爬行替代过程中，新生血管已长入，但尚未骨化，形成一个软化带，在遭受外力时即可塌陷，临床上发现坏死塌陷均在坏死骨与正常骨交界处。由此可见，塌陷是以修复为前提的，有实验研究证明，修复能力越强，塌陷率越高，进展越快。

【临床表现】

早期无明显症状和体征，X线表现为骨密度改变，修复过程中死骨被吸收则密度降低，有大量新骨形成则密度增高。这些组织学变化必须达到一定程度才能在X线片上显示出来。

病情继续发展可出现股骨头塌陷，有关节疼痛，活动功能障碍。X线片上出现股骨头变形，如股骨头变扁或关节面粗糙等，并有硬化透明带，即在死骨边缘骨密度增高，与死骨区低密度透明带形成鲜明对比。

【诊断依据】

早期诊断较难，多需结合病史、临床表现和X线检查进行综合分析。股骨头塌陷诊断的主要依据是X线检查。

【中药调养】

1.中药内服

（1）处方：骨碎补20g、鹿角胶20g、血竭15g、杜仲15g、牛膝15g、石菖蒲12g。

用法：每日1剂，水煎服，每次250ml，每日2次，7天为一个疗程。

（2）处方：石菖蒲15g、土鳖虫15g、黄芪15g、当归15g、川芎15g、白芍12g、白芷12g、穿山甲9g、何首乌9g、熟地9g。

用法：每日1剂，水煎服，每次250ml，每日2次，7天为一个疗程。

2.中药外敷

（1）处方：黄芪15g、伸筋草15g、秦艽12g、当归15g、川芎15g、炮附子15g、白芍12g、苏木10g、泽兰15g、独活15g、生地15g、制没药12g、菟丝子12g、巴戟天12g、三七12g、透骨草12g、赤芍12g、制川乌12g。

用法：将上述药物共研为细末，然后加入生姜捣碎调成糊状。将调好后的药物涂于大小合适的纱布上，敷于患处，外用胶布固定，每日1次，每次4~6个小时，连用7天为一个疗程。敷药时，可辅助使用红外线灯局部照射，促进药物渗透。

（2）处方：土鳖虫15g、血竭15g、三七15g、乳香12g、没药12g、牛膝12g、木瓜12g、丹参12g、木香12g、郁金12g、赤芍9g、川芎9g、当归9g、甘草6克。

用法：取上方1剂，装入布袋内，扎口煎汤，熏洗并外敷于患处，每天1~2次，每次30分钟，每2天换药1次，连续治疗2周。

3.药膳食疗

（1）处方：当归15g、牛膝6g、桑寄生6g、牛尾1条、生姜5片、葱段6g，盐适量。

用法：将新鲜牛尾清洗干净，剁成小段，放入清水中煮开，捞起晾干。将当归、牛膝、桑寄生洗净后用温水浸泡5分钟。然后将上述食材共同放入锅中煮开，加入生姜，继续煲至牛尾熟透，加入葱段、盐适量后即可食用。

（2）处方：香菇15g，枸杞6g，黄豆30g、甲鱼1只、生姜5片、葱段6g，盐适量。

用法：将甲鱼处理完成后清洗干净，氽水备用，香菇洗净后对半切开，黄豆洗净后温水浸泡1小时。然后将香菇、黄豆、枸杞、甲鱼、生姜一同放入瓦罐中加入适量水煲煮至甲鱼熟透，加入葱段、盐适量后即可食用。

【针灸理疗】

一、针灸推拿方法

1.针刺疗法

处方：中脘、下脘、气海、关元、外陵（双）、大横（双）。

操作：75%的酒精常规消毒后进针，中脘、外陵（双）、大横（双）直刺1~1.5寸，下脘、气海、关元直刺1.0~2.0寸，留针3~5分钟，然后再捻转使局部产生针感，采用只捻转不提插，或轻捻转、慢提插的手法，再隔5分钟行针1次加强针感，使之向四周或远处扩散。每次留针30分钟，10次为一个疗程，治疗频率为前5次每日1次，后5次隔日1次。

2.推拿疗法

处方：患侧髋关节。

操作：以常规手法为主，但以脊柱、髋关节及双下肢为重点，尤以髋关节为重中之重。对髋关节采用旋转、外展、屈曲、后扳等治疗手法，围绕髋关节各功能位作恢复性调整治疗，对下肢采用抻、拉、抖、压等较为重手法。每次30分钟，每日1次，15次为一个疗程，间歇3~5天，治疗6个疗程。

二、现代物理疗法

1.分米波疗法

处方：患侧股骨头部。

操作：采用TMH-A型双频热疗机，频率设为915±25MHz、波长33cm，方形辐射器探头为40mm×80mm，功率为8~10W，垂直辐射患侧髋关节，距离

2cm，时间为15分钟，每日1次，10天为一个疗程，每个疗程间隔5天，连续治疗六个疗程。

2.高压氧疗法

处方：患处。

操作：用压力为0.2Mpa的高压氧，升压25分钟，稳压戴面罩吸氧，时间为90分钟，中间休息分钟，每日1次，10天为一个疗程，根据病情每个疗程之间休息5~7天，一般进行2~3个疗程的治疗。

3.音频疗法

处方：患侧股骨头部。

操作：使用YL-3型音频治疗机，输出正弦脉冲电流在1~8kHz，电极对置或并置于髋关节，维持在耐受剂量20~30分钟，每日1次，15次为一个疗程，间歇3~5天，治疗6个疗程。

三、现代康复疗法

1.心理疗法

操作：医者应主动与患者及家属交流，详细说明注意事项，强调患者早期进行功能锻炼的必要性和重要性，帮助患者树立康复的信心，鼓励其克服训练的枯燥感、恐惧心理和悲观情绪，使其乐观积极地配合康复护理。

2.运动疗法

操作：定时按摩肌肉，多进行深呼吸，活动上肢，扩胸伸展，以恢复上肢肌力。患者应由被动屈伸髋、膝、踝关节开始逐步过渡到小关节的主动训练，并维持患肢关节的活动范围，即进行患肢关节的伸屈、内收和外展，以及肌肉的等长收缩训练。一段时间后患者可增加仰卧直腿抬高运动和仰卧屈髋屈膝运动，以后逐渐增加屈度，接着可开始进行由坐位到立位的训练，行髋关节伸展练习和重心移动练习。

3.牵引疗法

操作：本法只适用于髋关节呈屈曲位的患者。患者平卧于牵引床上（不能平卧者，可用衣被垫在后背），上端牵引带缚住患者胸部，下端牵引带缚住双股而上下相牵。牵引剂量因人而异，但均从小剂量开始逐渐增加。牵引时间10~60分钟不等，依患者的耐受程度而定。每日1次，15次为一个疗程。每个疗程间隔3~5天，治疗六个疗程。

【护理措施】

1. 生活起居护理 患者要避免在潮湿寒冷的条件下工作、生活。潮湿可使皮肤的呼吸代谢失调。寒则凝滞，导致血管收缩。这些都会使局部组织血液循环障碍，导致坏死加重，因此，要注意保持周围环境干燥，多活动，注意保暖。由于坏死骨的抗压应力降低，所以活动时要用拐，这样可防止坏死的股骨头塌陷，还能矫正倾斜的骨盆，预防纠正髋关节畸形。用拐时，拐柄撑在腋下，手握横柄，单拐要支在健侧腋下，与患肢同时伸出。双拐行动时应以四点步态法，即左拐→右腿→右拐→左腿的顺序，上楼：健肢→患肢→双拐；下楼：双拐→患肢→健肢。坚持进行功能锻炼，但不宜高强度、大幅度的运动。尤其坏死治愈后，切忌用力过猛，防止出现损伤，导致循环障碍，再次出现缺血坏死。

2. 饮食护理 无菌性股骨头坏死患者的坏死骨质中钙含量明显降低，因此要增加含钙食物的摄取。合理的饮食结构和营养供给对无菌性股骨头坏死的愈合具有辅助作用。宜食用乳制品、牛奶、酸奶等含量钙较多的食物，同时加入维生素A、维生素D以促进钙的吸收。此外，鱼、虾（虾皮）亦含优质钙，动物骨头汤填精益髓也是上好的滋补佳品。

3. 情志护理 本病由于迁延时间长，髋关节疼痛等往往会使患者的情绪受到影响，表现为焦虑、恐慌、易怒等。医者要热情地与患者沟通，耐心交代注意事项，认真讲解本病的预后及转归，鼓励患者要有耐心，乐观地配合治疗。有些患者对持拐活动认识不足，觉得不好意思，感到"难为情"。医护人员要使其认识到扶拐减轻股骨头承重的重要性，否则会出现坏死骨塌陷的危险。

4. 健康教育 无菌性股骨头坏死若不能及时修复可发展为股骨头塌陷，甚至出现髋关节功能障碍。医护人员要进行宣教使患者及家属了解到本病的危害，并对其治愈过程有正确的认识，主动配合治疗。充分调动患者的积极性，指导其以恢复患肢生理功能为中心，循序渐进长期进行功能锻炼。

第二节　无菌性足舟骨坏死

不明原因的足舟骨慢性坏死多发生于儿童，属临床难治病。

【病因病理】

确切病因不明，有人认为是舟骨遭受压力或发育障碍所致，但都无确切证据。针刀医学认为是关节周围软组织慢性损伤或微循环障碍，使足舟骨长期营养不良，发生慢性坏死。

【临床表现】

本病发病缓慢，多见于儿童。临床表现为足部疼痛，间歇性跛行；舟骨有压痛。

【诊断依据】

根据症状、体征和X线检查进行诊断。X线检查示舟骨扁小，轮廓不规则，密度增加，关节面清晰，邻骨正常。

【中药调养】

1.中药内服

（1）处方：生黄芪30g、当归30g、川芎15g、续断15g、骨碎补15g、水蛭12g、土鳖虫12g、牛膝12g、熟地12g、狗脊9g、白芷9g、甘草10g。

用法：每日1剂，水煎服，每次250ml，每日2次，7天为一个疗程。

（2）处方：土鳖虫15g、地龙15g、水蛭15g、当归12g、黄芪12g、鸡血藤12g、伸筋草12g、透骨草12g、杜仲9g、枸杞9g、仙灵脾9g、甘草6g。

用法：每日1剂，水煎服，每次250ml，每日2次，7天为一个疗程。

2.中药外敷

（1）处方：桃仁40g、莪术40g、水蛭40g、牛膝40g、鸡血藤40g、大黄40g。

用法：上述药物研成细末装袋，每袋约40g，每次1袋，涂敷患部，每3日换药1次，10次为一个疗程。一般使用2~5疗程。有皮肤过敏史的患者、孕妇、小儿应慎用或禁用。

（2）处方：鸡血藤30g、桑枝30g、牛膝15g、熟地15g、当归15g、川芎15g、丝瓜络15g、三七9g、血竭9g、乳香9g、没药9g、续断9g、透骨草9g、伸筋草9g、穿山甲6g、三棱6g、地龙6g、水蛭6g。

用法：将上述药物加入3000ml清水煎煮至约2000ml后关火，凉至温热，熏洗并外敷于患处，每天2~3次，每次30分钟，每2~3天换药1次，10天为一个疗程。

3.药膳食疗

（1）处方：海参4只、黄芪12g、大枣6枚、杜仲6g、鸡腿1只、生姜5片、葱段6g，盐适量。

用法：将海参泡发后处理干净，切成小块，汆水后捞起晾干；将新鲜鸡腿清洗干净，切块，放入清水中煮开，捞起晾干。将杜仲、黄芪、大枣洗净后用温水泡5分钟，然后将上述食材共同放入锅中煮开，加入生姜，继续煲至鸡腿熟透，加入葱段、盐适量后即可食用。

（2）处方：山药150g、核桃仁50g、虾仁150g、枸杞15g、青椒1个，盐、料酒、食用油、生姜、大蒜等调味料适量。

用法：山药洗净后去皮切片，青椒洗净后切块，虾仁处理干净后沥干。在铁锅中加入适量食用油后加热，然后放入生姜、大蒜、青椒炒香，然后依次放入山药、核桃仁、虾仁、枸杞爆炒5分钟，加入盐、料酒调味即可食用。

【针灸理疗】

一、针灸推拿疗法

1.毫针法

处方：筑宾、跗阳、太溪、昆仑、照海、申脉、然谷、金门、束骨。

操作：根据证候虚实行补泻手法。近端穴尽量使气至病所。筑宾、昆仑、跗阳、太溪加电针，疏密波，每次20分钟，每日1次。

2.耳针法

处方：神门、交感、肾、额、皮质下。

操作：针刺，留针20分钟，每日1次，或耳穴埋针，每周1次。

3.水针法

处方：患处局部。

操作：应用复方丹参液4ml或10%葡萄糖5~10ml做局部和远端穴位注射，每日1次。禁止用类固醇药物做关节腔注射。

4.头针法

处方：焦氏头针下肢感觉区加足运感区，或标准针顶颞后斜线上1/5加顶旁Ⅰ线。

操作：手捻法，或电针，疏密波，每次30分钟，每日1次。

5.艾灸法

处方：患部或邻近穴位。

操作：患部用艾炷直接无瘢痕灸，一般灸3~5壮，以局部皮肤充血起红晕而无水泡为度，每日或隔日1次；或用艾条点燃一端，对准患部或邻近穴位，间隔一定距离，进行熏烤，每次灸10~20分钟，每日或隔日1次。

6.拔罐法

处方：局部、商丘、太溪、照海、丘墟、申脉。

操作：一般拔罐3~4个即可，每次5~10分钟，每日1次。

二、现代物理疗法

红外线疗法

处方：患处局部。

操作：患者取舒适体位，暴露患部，将红外线灯对准直接照射。距离40~60cm，可根据红外线灯功率大小与治疗部位进行调节。红外线照射剂量应根据患者感觉、皮肤出现的红斑反应和操作者手试验等综合情况来判断，一般以有舒适的温热感和皮肤出现桃红色的均匀红斑为适度。如果出现大理石花纹样红斑，则表示过量。红外线照射剂量的大小，主要是通过改变红外线灯与皮肤之间的距离来调节的。治疗时间一般为20~30分钟，每日1次，10~20次为一个疗程。

三、现代康复疗法

高压氧治疗

处方：患者全身。

操作：治疗压力取0.25MPa，每日1次，每次吸氧60~80分钟，一般需治疗6~10个疗程，每三个疗程结束应休息1~2周，然后再开始下一阶段的治疗。

【护理措施】

1. **生活起居护理**　日常生活中应多加休息，避免足部过度劳累，做到生活有规律。减少踝关节的极度屈曲、跳跃及登踏活动，避免足舟骨受压形成慢性损伤。注意下肢的保暖，避免涉水、浸雨。平时加强踝关节和各趾关节的活动，促进局部血液循环。

2. **饮食护理**　平时养成低脂肪饮食的习惯，多食含钙高的食物，并加强维生素A、维生素D的摄取。日常食物中搭配蛋类、杂粮和豆制品。食疗可选用当归10g、续断10g、骨碎补15g、新鲜猪排或牛排骨250g，一起炖煮1小时，汤肉共进。

3. **情志护理**　有些患者对病情不了解，会有焦虑、抑郁的情绪，医护人员要向患者适当介绍治疗方案、病情程度及预后，使之心中有数，并要表现出对治愈有充足的信心。热情诚恳地对待患者，与之建立良好的关系，助其摆脱思想包袱。耐心倾听患者的疾苦，鼓励其树立战胜疾病的信念，积极配合医师进行治疗。

4. 健康教育 使患者对无菌性坏死有正确的认识，提高防病意识，增强治疗的信心。掌握康复的方法，平时减少患肢过度劳累，注意保持正确的姿势，在医护人员的指导下进行功能锻炼，加强补充营养，注意保暖，防止诱因。药物、理疗等配合运用，促进血液循环及坏死骨的吸收。长期站立工作者要定时小范围活动及休息，防止慢性损伤。

第三节　无菌性腕舟骨坏死

无菌性腕舟骨坏死多为由损伤引起的缺血性骨坏死，表现为腕部疼痛，握力减小，局部可有压痛、肿胀。临床尚有一些原因不明的腕舟骨慢性坏死，或许由腕关节的软组织损伤和局部微循环障碍引起。

【病因病理】

腕舟骨近端1/3几乎无血管进入，易发生血运障碍，引起骨坏死。如舟骨腰部骨折或近端骨折，多数可发生近侧端缺血性骨坏死。

【临床表现】

腕部有明显疼痛，夜间较为明显，握力减小，局部可有压痛、肿胀，无法进行正常的功能活动。

【诊断依据】

（1）腕部疼痛，握力减小，局部可有压痛、肿胀。

（2）X线检查示：舟骨骨密度增加，囊性变，关节面粗糙，腕关节呈创伤性关节炎征象。

【中药调养】

1. 中药内服

（1）处方：当归15g、赤芍15g、川芎15g、牛膝12g、杜仲12g、山药12g、仙灵脾9g、附子6g、肉桂6g、补骨脂6g、独活6g、木香6g。

用法：每日1剂，水煎服，每次250ml，每日2次，7天为一个疗程。

（2）处方：鸡血藤30g、党参30g、枸杞15g、黄芪15g、骨碎补12g、肉苁蓉12g、牛膝12g、熟地12g、虎杖9g、透骨草9g、伸筋草9g。

用法：每日1剂，水煎服，每次250ml，每日2次，7天为一个疗程。

2.中药外敷

（1）处方：乳香15g、没药15g、海风藤20g、鸡血藤20g、郁金15g、艾叶10g、川芎10g、川乌20g、草乌20g、肉桂15g、桂枝15g、吴茱萸15g、补骨脂15g、桃仁15g、红花15g。

用法：上药研末，混和均匀后用35%酒精调成膏状。然后将调好的药膏均匀涂抹在药布上，敷于患者患处，药膏厚度2mm，然后用TDP灯照射50分钟。每日1次，7次为一个疗程。每个疗程间休息2~3日。

（2）处方：黄芪30g、当归30g、白芍15g、白芷15g、木瓜15g、独活15g、牛膝15g、杜仲15g、龙骨12g、牡蛎12g、续断12g、三七12g、骨碎补12g、伸筋草12g、龟板12g、鳖甲12g、乌蛇9g、细辛9g。

用法：取上述药物装入布袋内，扎口煎汤，熏洗并外敷于患处，每天1~2次，每次30分钟，每2天换药1次，连续治疗2周。

3.药膳食疗

（1）处方：枸杞15g、黄芪9g、川芎6g、牛膝6g，猪尾1条、生姜5片、葱段6g，盐适量。

用法：将新鲜猪尾清洗干净，剁成小段，放入清水中煮开，捞起晾干。将枸杞、黄芪、川芎、牛膝洗净后用温水泡5分钟。然后将上述食材共同放入锅中煮开，加入生姜，继续煲至猪尾熟透，加入葱段、盐适量后即可食用。

（2）处方：杜仲15g、五味子9g、当归6g、黄芪6g，羊腰400g、生姜5片、葱末6g，盐、料酒等适量。

用法：将新鲜羊腰处理干净后，切成腰花，料酒拌匀备用。将杜仲、五味子、当归、黄芪洗净后加入适量清水煮50分钟，至汤液粘稠，去渣取汁。然后将上述汤液与羊腰同时放入锅中搅拌均匀后，加入适量清水、生姜煮熟后，加入葱末、盐适量后即可食用。

【针灸理疗】

一、针灸推拿疗法

1.针刺疗法

（1）处方：外关、合谷、阳溪、腕骨。

操作：穴位常规消毒后，毫针刺入。中等强度刺激，平补平泻，留针30分钟（留针期间也可用TDP局部照射），每天或隔日1次，10日为一个疗程。

（2）处方：阳池、阿是穴。

操作：穴位局部常规消毒后毫针刺入，阿是穴是如条索状区域，沿条索状区域针刺2~3针，得气后留针30分钟。每日或隔日1次，6次为一个疗程。

2.皮肤针法

处方：患腕局部。

操作：皮肤常规消毒后，用梅花针在患腕局部作环腕叩刺，使局部皮肤发红并有少量出血点。

3.火针法

处方：阿是穴。

操作：局部常规消毒后，用26号毫针在火焰上烧红，对准穴位刺入，做基本的毫针补泻手法。留针20~30分钟，每天或隔日1次，10日为一个疗程。

二、现代物理疗法

1.旋磁疗法

处方：患部。

操作：旋磁机的类型颇多，式样多种，有"便携式""支架式"等。选择适宜的旋磁机，将机头紧密平行接触于治疗部位，但不要压得太紧，然后慢慢移动。先打开电源开关，然后调节输出电压旋钮至所需电压位，治疗完毕，按相反方向转动，机停转要及时切断电源，修好后再用，一般使用1小时后休息10分钟再用。一般每个穴位或部位治疗5~10分钟，每人每次治疗20~30分钟为宜。注意：使用旋磁机时，一般以不超过60℃为宜，发现火花应立即切断电源并检修。

2.磁疗法

处方：患部。

操作：高频磁疗机和脉冲电磁疗机，其交变磁感应强度为0.05~0.3特斯拉（500~3000高斯）。将磁头（形状多样）导线插入孔内，磁头紧贴治疗部位，然后接通电源，调好磁感应强度，选择适宜电压。患者若感过热可加纱布隔垫，每次治疗15~30分钟。

3.超短波疗法

处方：患部。

操作：应用超短波治疗仪，电源220V、频率50Hz，功率200W，波长7.37m，电极20cm×15cm，间隙3~4cm；并安放在患侧，连续振动与间歇振动交替进行，温度控制在50℃~60℃，以患者能耐受为度。每日1次，每次30分钟，10天为一个疗程。

【护理措施】

1. 生活起居护理 日常活动时应避免腕关节过度劳累，减少向桡侧极度屈曲的活动，不可使手掌部遭受外力冲击，防止形成慢性损伤，影响血供。注意手部保暖。避免风寒对腕关节的侵袭。少用冷水洗手，冬天要戴手套。注意进行腕关节旋转屈功锻炼以及指关节屈伸活动。如将五指用力张开，再用力抓紧握拳。年青患者在体育活动时要戴腕部护具。

2. 情志护理 护理人员要关心、体贴患者，详细了解患者的思想动态，开导、安慰患者，并给其讲述与本病有关的知识，消除其惧怕心理，主动配合医师治疗。

3. 健康教育 向患者介绍本病的发生、发展及愈合的全过程，使者对疾病有一个正确的认识。日常生活中减少腕关节的过度劳累，避免外伤和挤压，尤其是体力劳动者要防止慢性损伤，避免寒凉刺激。合理应用按摩、药物等综合治疗以减少疼痛，提高自理能力，促进恢复。

第十章　儿科疾病

第一节　小儿先天性斜颈

　　小儿先天性肌性斜颈又称小儿肌性斜颈、原发性斜颈，是由于一侧胸锁乳突肌较短或收缩所致颈脖歪斜的疾病。临床以患侧颈部有一肌性肿块，头向患侧歪斜、前倾，颜面旋向健侧，下颌指向健侧肩部为特征，久之可使面部变形。根据其临床表现，可归属于中医学"颈筋硬结""斜颈"等范畴。

【病因病理】

　　其确切病因尚未不清楚，目前有下列说法：①与损伤有关。分娩时一侧胸锁乳突肌因受产道或产钳挤压受伤出血，血肿机化形成挛缩。②分娩时胎儿头位不正，阻碍一侧胸锁乳突肌血运供给，引起该肌缺血性改变所致。③由于胎儿在子宫内头部向一侧偏斜所致，而与生产过程无关。

　　中医学认为引起小儿斜颈的病因比较单纯，有内、外二因。禀赋不足，颈肌气血瘀滞是产生斜颈的内在因素；孕妇少动及胎儿出生时局部受损是发生斜颈的外在因素。

　　（1）孕妇少动：坐卧少动、性情怠惰是导致小儿斜颈的常见原因之一，由于坐卧少动致胎头偏斜，不能及时调整，局部气血瘀阻。

　　（2）娩出受损：小儿出生时因过于肥大、臀位、横位等原因，娩出困难，或用产钳、电吸助产，致使颈部局部受损，经脉阻滞，经气失畅，凝集而成肿块。

　　中医学认为，本病的主要病理因素是气血瘀滞、经筋挛缩。无论是坐卧少动，还是产时受损，都可致颈肌局部气血瘀滞，经脉瘀阻，络脉不宣，筋肉失于濡养，拘挛收缩，或离经之血瘀积于皮下、肌腠之间，瘀血久聚，凝滞不化，以致胸锁乳突肌肿胀变性。针刀医学认为肌性斜颈的病理主要是患侧胸锁乳突肌发生纤维性挛缩，起初可见纤维细胞增生和肌纤维变化，最终全部为结缔组织所代替。

【临床表现】

　　患儿头向患侧歪斜、前倾，下颌转向健侧，不能自行端正头部。颈部一侧胸锁乳突肌出现椭圆或梭形肿块，质硬，轻者可为较软的肿块或仅见条索样变。将颈部向健侧旋转时，肿块突出明显。以后肿块逐渐挛缩紧张，更为硬韧，头颈歪斜日趋明显，屈向健侧的活动受限。较大的患儿，其颜面发育两侧不对称，患侧面部扁短，健侧面部长圆，双眼不在同一平面。晚期颈段脊柱向健侧侧弯，上胸段脊柱则发生代偿性向患侧侧弯。患儿一般生后1周即有症状，肿块2~4周内迅速增大。

【诊断依据】

1.有难产史，特别是臀位牵引史。

2.患儿出生1周后可见胸锁乳突肌有2~4cm的梭形或椭圆形肿块，无压痛，可随肌肉移动，局部颜色正常。

3.患儿头部向患侧倾斜，面部则转向健侧。

4.X线检查无明显异常。

5.患儿一般活动正常，手足活动也正常。

6.先天性肌性斜颈应与其他原因所致的斜颈相鉴别：应注意排除骨关节疾患或损伤所致的斜颈；通过X线检查排除先天性颈椎畸形、颈椎半脱位、高肩胛症、颈椎外伤、结核、类风湿关节炎等；亦应排除肌炎、淋巴腺炎、眼病引起的斜颈，某些神经性疾患和痉挛性斜颈，以及姿势异常等引起的斜颈。

【中药调养】

1.中药内服

处方：熟地黄15g、山萸肉12g、山药12g、茯苓6g、泽泻6g、丹皮6g。

用法：每日1剂，水煎服，每次50ml，每日2次，7天为一个疗程。

2.中药外敷

（1）处方：大黄3g、蒲公英3g、木瓜6g、郁金6g、乳香6g、没药6g。

用法：将上述药物研成细末，用时以适量凡士林调匀敷于颈部。每日1次，1周为一个疗程。

（2）处方：生栀子10g、生大黄10g、生半夏6g。

用法：将上述药物各取等量研成细末混匀，密封保存，使用时用米醋调成糊状外敷于颈部。每日1次或隔日1次，共敷7次为一个疗程。

3.药膳食疗

（1）处方：牛奶500ml、花生仁20粒、枸杞10粒、大枣3枚、冰糖适量。

用法：将花生、枸杞、大枣清洗干净，将牛奶置于锅中加热，放入花生仁、枸杞、大枣煮开后改用文火，直至花生仁熟透加入冰糖调味即可食用。

（2）处方：太子参5g、山药10g、粳米50g、冰糖适量。

用法：将太子参泡软，洗净，切成薄片，山药去皮切成小块。将粳米、太子参、山药放入锅中加入适量水，开火煮开后改用文火煮至糊状，加入冰糖调均即可食用。

【针灸理疗】

一、针灸推拿疗法

1.针刺疗法

处方：风池、天柱、肩中俞、天宗、列缺、阳陵泉。

操作：常规消毒，快速进针，采用平补平泻的手法，不留针，隔日1次，5次为一个疗程。

2.灸法

处方：风池、患处局部。

操作：患者取侧卧位，医者持点燃的艾条，对准患侧风池穴，回旋式温和灸5分钟，然后沿患侧胸锁乳突肌雀啄灸5分钟，使局部皮肤潮红为度。隔日1次，5次为一个疗程。

3.推拿疗法

处方：患侧颈部。

操作：先拿捏颈部挛缩的肌肉5分钟，再弹拨胸锁乳突肌数次，拿捏数次，按揉手法结束。每次15分钟，隔日1次，5次为一个疗程。

二、现代物理疗法

1.音频电疗法

处方：患部。

操作：用音频电疗机，频率2000Hz，长条形电极置于患侧，电流量4~5mA，每次治疗15分钟。每日1次，10次为一个疗程。

2.超声波疗法

处方：患部。

操作：用超声治疗仪，频率为$800 \pm 8KHz$，输出声强为$0.5 \pm 0.075W/cm^2$，将超声探头上均匀涂抹超声耦合剂，贴放在病灶部位，适当加压，缓慢回旋或往返运动，速度1~2cm/s，每次25分钟，每日1次。

3.电磁波疗法

处方：患部。

操作：采用单头落地式治疗机，辐射板直径78mm，电磁波谱范围2~50um。调整辐射头照射区域的角度，对准患侧的胸锁乳突肌，距离30cm，每次照射15分钟，每日1次。

【护理措施】

1. 生活起居护理 用头颈胸石膏固定，会使患儿不能平卧，对睡觉造成困难，此时可以将上身垫高，使其能舒服入睡。卧床时使健侧靠近墙壁，同时在患侧前上方吊气球或玩具，吸引患儿头部向患侧扭转。家长在日常生活中也要有意识的把患儿要用或要玩的东西放在其患侧，使其活动，牵引胸锁乳突肌，促进恢复。

2. 饮食护理 由于已习惯颈部畸形，矫正固定后近期的体位改变会使患儿感到不适应，可能会出现恶心、呕吐，影响营养的摄取。要多哄劝患儿，做颜色搭配漂亮的饭菜，鼓励多进食。多食水果及蔬菜，可将番茄、鲜葡萄、白萝卜等洗净榨汁服用。

3. 情志护理 患儿对检查、治疗和护理都会存在恐惧心理，而且对打针吃药更是害怕，所以进针或吃药时给其讲故事、玩玩具或用患儿感到新奇的东西吸引他，分散其注意力。夸奖其坚强勇敢，树立战胜病痛的信心。

4.健康教育 本病越早发现，畸形越轻，效果越好，随年龄的增长病情将会加重。患儿的家属要了解疾病的危害，坚定治疗的信念。一定坚持配合理疗、手法治疗及中药治疗，以纠正患侧痉挛后导致的血供障碍。拆除固定后，家属要经常叮嘱患儿克服以前总向患侧偏头的习惯。

第二节　小儿膝内翻或膝外翻

小儿膝内翻（即"O"形腿）是由于婴儿时期缺乏维生素D，以致骨质缺钙、变软、骨骺发育障碍而引起的肢体畸形。近年来，由于营养条件的改善，以及采取各种预防措施，典型的病例已不多见。

小儿膝外翻（即"X"形腿），是膝关节以下向外翻转，股骨下面关节向外倾斜，患儿双膝靠拢后，两侧内踝之间有一距离。其发病机制和病因与"O"形腿相同，所应用的矫形器也和"O"形腿相同，固定方法稍有差异。对适应证的选择也和"O"形腿相同。

【病因病理】

本病常因缺乏维生素D和日光照射，或肠道疾病、食物中钙、磷缺乏所致。上述因素均可引起血清中钙、磷不足，钙磷乘积下降，造成骨骼钙化障碍，骨质普遍软化，受压或负重后产生骨骼畸形。常见为膝内翻（即"O"形腿）和膝外翻（即"X"形腿）。

在临床上亦有不少并无缺钙因素的"O"形腿婴幼儿病例，其病因与胎位、出生后哺育不当有关，因幼儿骨骼正在迅速发育期，如卧床、站立时没有注意下肢体位，即可造成"O"形腿。

【临床表现】

1岁以内小儿可有生理性弯曲，故仅1岁以上的小儿才出现明显下肢畸形。膝内翻：双下肢伸直或站立时，两膝之间形成空隙，严重者近似"O"形，又叫"O"形腿。膝外翻：与膝内翻相反，双下肢伸直时，两足内踝分离而不能并拢，严重者近似"X"形，又叫"X"形腿。

【诊断依据】

膝内翻根据典型的"O"形腿畸型的临床症状和体征，结合血生化改变及X线改变可做出正确诊断。膝外翻根据典型的"X"形腿畸形的临床症状和体征，结合辅助检查，可做出正确诊断。

辅助检查：①血清钙稍降低，血磷明显降低，钙磷乘积亦低（常＜30），碱性磷酸酶增高。②X线检查：干骺端临时钙化带模糊或消失，呈毛刷样，并有杯口状改变，骨骺软骨明显增宽，骨骺与干骺端的距离加大，骨质普遍稀疏，密度减低，可有骨干弯曲。

【中药调养】

1.中药内服

（1）处方：杜仲10g、菟丝子10g、补骨脂10g、熟地黄10g、怀牛膝10g、续断6g。

用法：每日1剂，水煎服，每次50ml，每日2次，7天为一个疗程。

（2）处方：党参15g、黄芪15g、当归10g、补骨脂10g、杜仲10g、怀牛膝10g。

用法：每日1剂，水煎服，每次50ml，每日2次，7天为一个疗程。

2.中药外敷

处方：生川乌30g、生半夏30g、独活30g、淫羊藿30g、冰片20g、白芷60g、牛膝20g、泽兰叶30g、苏木30g、杜仲30g、伸筋草30g、透骨草30g、陈艾60g。

操作：将药置入锅内，加水5000ml，煮沸10分钟后加入白酒及食醋各50g，熏洗患膝，每日熏洗2次，每次1小时。

3.药膳食疗

（1）处方：核桃仁30g、韭菜、新鲜嫩玉米、盐、香油适量。

用法：将韭菜洗干净、切段备用。锅中加入香油将核桃仁炸至金黄，加入玉米及韭菜翻炒，加入食盐调味即可食用。

（2）处方：韭菜适量、粳米100g、盐、香油适量。

用法：将韭菜洗干净、切段备用。先煮粳米为粥，待煮沸后，加入韭菜，改文火，粳米煮烂后加入食盐即可。

【针灸理疗】

一、针灸推拿疗法

1.针刺疗法

处方：内膝眼、血海、阴陵泉、鹤顶、委中、阿是穴。

操作：患者仰卧位，内膝眼向内后方斜刺，其它穴位直刺，得气后留针30分钟。其间间断行针以加强针感，每日1次，10次为一个疗程。

2.推拿疗法

处方：内膝眼、血海、阴陵泉、鹤顶、委中、阿是穴。

操作：沿经络循行由近端至远端施行按法、揉法、推法、拿法、捏法等手法，并对穴位施行点穴手法，由轻到重，由浅至深，然后注重于患肢压痛点及条索状硬结处进行松解粘连的手法，解除病变部位的组织粘连，以皮肤红热为度。

3.电针疗法

处方：血海、阴陵泉、内膝眼、曲泉。

操作：针刺得气后接电针仪，断续波，留针30分钟，每日1次，5日为一个疗程。

4.温针灸疗法

处方：冲门（双）、阴陵泉、阴谷、阴包、阳陵泉、风市、太溪（双）。

操作：以上诸穴针刺得气后，均选取3~4个穴位，在针柄加长约1.5cm的艾条，进行温针灸，每次治疗30分钟，每日1次，7日为一个疗程。

二、现代物理疗法

1.光疗法

处方：内膝眼、血海、阴陵泉、鹤顶、委中。

操作：紫外线照射，弱红斑量，每日1次。

2.超声波疗法

处方：内膝眼、血海、阴陵泉、鹤顶、委中。

操作：局部无金属内固定者，用无热量超短波，根据部位的大小，对置或并置，每次8~10分钟，每日1次。

3.温热疗法

处方：患处。

操作：石蜡熔解成液体后倾倒于浅盘中，厚1.5~2.0cm，待冷凝成块时取出，直接敷贴于患肢，包裹保温，进行治疗，每次治疗20~30分钟，每日1次，10次为一个疗程。

4.低频电脉冲疗法

（1）处方：内膝眼、血海、阴陵泉、鹤顶、委中、阿是穴。

操作：使用低频电子脉冲治疗仪进行治疗，每次每组穴位治疗30分钟，中、小剂量，每日1次。

（2）处方：鹤顶、血海、阴陵泉、阳陵泉、曲泉。

操作：使用低频电子脉冲治疗仪进行治疗，每次每组穴位治疗30分钟，中、小剂量，每日1次。

三、现代康复疗法

1.运动疗法

处方：股四头肌训练、膝关节训练。

操作：鼓励患者活动双下肢，并进行患侧足趾屈伸活动。①股四头肌静力性收缩训练：足尖朝上绷紧，行腿部肌肉练习，每天不少于60次，以促进血液循环，防止肌肉粘连。②膝关节的屈伸训练：从小范围主动伸屈开始，可在膝下垫枕，逐渐增高，以扩展主动伸膝范围。活动要以患肢不疲劳无疼痛为限度，在床上活动一周左右，然后在家长搀扶下，下床站立5~10分钟，每日3~5次，逐步延长时间。

2.作业疗法

处方：增强肌力、耐力及协调性的练习。

操作：编排一些有目的的活动，增强患者的股四头肌和髋内收肌肌力、耐力和协调性。进行下肢的各种主动训练、简单的作业治疗，并进行呼吸训练。必要时可采用下肢的固定性、矫形性、功能性及承重性矫形器。

3.心理疗法

处方：与患者及其家属进行沟通。

操作：用通俗易懂的语言让患者了解膝内翻的性质、程度和康复治疗方案，以消除患者及家属的顾虑，增强对疾病治疗的信心，并获得患者的密切配合及患者家属的支持和理解。

【护理措施】

1. 生活起居护理 因有矫正支架固定，患儿只能仰卧，不可侧卧。吃饭时一定要让其上身坐起，不可躺着进食防治食物呛到气管，年龄小的患儿要抱起喂食。护理人员抱患儿时应一手前臂托患儿臀部下侧，并将支架握住，勿使其下坠，另一手抱患儿臀部。固定期间要注意防寒保暖，保持臀部会阴部的皮肤清洁干燥。坚持到户外去，多接受阳光紫外线照射。保证充足的睡眠。

2. 饮食护理 小儿膝内翻主要是由于缺乏维生素D引起佝偻病或骨软化病所导致的膝部畸形，故在日常饮食中要多食用富含维生素D的食物，如维生素D强化奶、鱼肉、鱼子等，还要多吃虾皮、动物肝脏、豆制品、芹菜、油菜、小白菜等含钙量高的食物。蛋白质的补充也要足量，因为蛋白质分解的氨基酸可使钙形成可溶性的钙盐促进钙的吸收。避免使用草酸、液体石蜡、氢氧化铝凝胶等妨碍维生素D及钙质吸收的药物。禁食菠菜。

3. 情志护理 儿童与成年人的心理区别较大，往往不能理解疾病造成的痛苦，所以没有坚定的治愈疾病的信心。若采用手术治疗，治疗后由于下肢要固定在矫形支架上，患儿会感到束缚感甚至有些疼痛，此时讲故事、给其看画报等会分散他们的注意力。另一方面，儿童有很强的模仿性，树立典型，鼓励向英雄学习，表扬其勇敢，多数患儿都可以效仿。与患儿交朋友，取得其信任，有利于治疗的顺利进行，尽快恢复健康。

4. 健康教育 向患儿家长介绍本病的相关知识，加深对疾病的了解，使其认识到本病的治疗和功能锻炼是长期和艰巨的，做好充分的思想准备并树立战胜疾病的信心，积极坚持配合治疗，坚持按摩和功能锻炼，定期复查。平时保证营养摄取合理充足，加强户外运动。

第十一章　妇科疾病

第一节　功能失调性子宫出血

功能失调性子宫出血（简称功血）是指由于神经内分泌功能失调而引起的子宫出血，经临床检查排除了全身性出血疾病及生殖器官明显的器质性病变。功血是妇科常见病。根据卵巢功能障碍的不同，临床可分为无排卵性功血和排卵性功血。

【病因病理】

精神过度紧张、恐惧、环境和气候的骤变、劳累、营养不良或代谢紊乱等因素通过大脑皮层的神经介质干扰下丘脑-垂体-卵巢的互相调节和制约的机制，使其失去正常有规律的周期性变化。卵巢功能失调，性激素分泌量失常，影响靶器官子宫内膜，导致月经紊乱和出血异常。

功血大多由雌激素水平下降或雌、孕激素比例的失调而引起。在雌激素持续性作用下的子宫内膜，若雌激素水平突然明显下降，则可引起撤退性子宫出血。若内源性或药物性雌激素不足以维持子宫内膜增厚的速度，亦能出现少量突破性出血。雌、孕激素比例失调，常因雌激素不足而有突破性出血。

无排卵功血患者在雌激素的长期作用下，子宫内膜可出现增生过长、腺瘤型增生等。由于缺乏间歇性孕激素对抗作用，子宫内膜增厚，血管供应增多，腺体亦增多，间质支架缺乏，组织变脆，内膜中的螺旋小动脉也不发生节段性收缩和放松，从而使内膜不产生大片坏死脱落，而是往往脱落不规律或不完全，创面血管末端不收缩，使流血时间延长，流血量较多且不易自止。此外，多次组织的破损活化了血内纤维蛋白溶酶，引起更多纤维蛋白裂解，血凝块不易发生，进一步加重出血。

【临床表现】

无排卵型功血多发于青春期及更年期妇女。无规律的子宫出血是本病的主要症状，其临床特点是月经周期紊乱、经期长短不一、出血量时多时少，甚至大量出血休克。半数患者先有短期停经，然后发生出血，出血量往往较多，持续长达月余不能自止，有时一开始即表现为不规则出血，也有开始时周期尚准，但经量多、经期长。出血量多者可伴有贫血。

排卵型功血多发于生育年龄妇女，尤多见于产后或流产后，表现为月经规律，但周期缩短，月经频发，经期流血时间延长，可达10日以上。月经量也较多，少数患者可出现贫血。

【诊断依据】

根据详细的病史，以及全身检查和妇科检查，结合临床表现一般不难诊断。

【中药调养】

1.中药内服

（1）处方：人参15g、黄芪15g、远志15g、大枣5g、熟地黄10g、甘草6g。

用法：每日1剂，水煎服，每次250ml，每日2次，7天为一个疗程。

（2）处方：黄芪30g、旱墨莲15g、当归15g、党参15g、炒荆芥10g、升麻6g、甘草6g。

用法：每日1剂，水煎服，每次250ml，每日2次，7天为一个疗程。

2.中药外敷

（1）处方：党参30g、当归30g、杜仲30、续断30g、生地黄30、白芍15g、白术15g、地榆15g。

用法：将上述药物研成细末，使用前用醋调匀，贴双侧腰眼穴，每日1次，每次贴8小时，1个月为一个疗程，共贴3个月。

（2）处方：黄芪40g、菟丝子10g、杜仲30g、肉苁蓉30g、熟地黄30g、当归20g、党参20g、山楂15g、香附15g。

用法：将上述药物研成细末装好，使用时取10g药末用酒调成糊状，放入肚脐中，外用纱布覆盖，胶布固定，每日换药1次，10次为一个疗程。

3.药膳食疗

（1）处方：黑芝麻10g、黄豆50g、白糖适量。

用法：将黑芝麻于锅中炒熟，黄豆提前用水泡发沥干。然后将黑芝麻、黄豆、冰糖一同放入豆浆机中加水打成豆浆，过滤后加入适量白糖调味即可。

（2）处方：山药60g、鸡肉500g、黄芪10g、盐适量。

用法：将山药、鸡肉、黄芪一起放入锅中，加入适量清水煮沸后改文火，待鸡肉煮熟后加入适量盐调味即可。

【针灸理疗】

一、针灸推拿疗法

1.毫针法

（1）处方：中极、关元、脾俞、足三里、命门、肾俞、三阴交、血海。

操作：穴位常规消毒，针刺上述穴位。腹部穴得气后，针感向会阴部放射者为佳。下肢穴位，针感向上传者佳。留针20~30分钟，每日1次，于行经前3~4日进行针刺治疗，连针3个月经周期。

（2）处方：中极、地机、足临泣、三阴交、公孙、隐白。

操作：上述穴位用毫针直刺0.5寸，直到患者有酸、麻、胀感向四周放射，或向上肢传导为佳，每10分钟捻转补泻1次，均用平补平泻法，每日1次，每次30分钟。

2.针罐法

处方：次髎、关元、脾俞、三阴交、足三里、肾俞、十七椎、地机、漏谷。

操作：用直径0.35mm的毫针迅速刺入，留针15分钟，每5分钟行针1次，平补平泻。起针后在次髎、关元穴用闪火法拔罐，留罐5分钟。一般在月经来潮前5天施术，隔日1次，3次为一个疗程。

二、现代物理疗法

1.穴位激光照射疗法

处方：子宫、中极、气海、关元、肾俞、血海、足三里、次髎。

操作：用氦氖激光治疗仪，输出功率为3~5mW，子宫穴照射10分钟，其它穴每穴照5分钟。

2.超短波疗法

处方：八髎穴。

操作：应用超短波治疗仪，电源220V、频率50Hz、功率200W、波长7.37m、电极20cm×15cm、间隙1~2cm；采用连续振动与间歇振动交替进行，温度控制在50℃~60℃，以患者能耐受为度。每日1次，每次30分钟，15次为一个疗程。

【护理措施】

1. 生活起居护理 养成良好的作息时间，加强营养，提高身体素质。出血量多者宜卧床休息，减少重体力劳动，避免增加疲劳的因素。保证居住环境安静、舒适，空气清新，温度不宜过高。注意外阴部卫生。患者要勤换纸垫、内裤，用纸要消毒。下蹲或坐位时不要忽然站起，以免发生体位性低血压。活动后若有头晕，一定要扶物支撑或蹲下，以防摔伤。阴道出血期间，禁止盆浴，禁止性生活。

2. **饮食护理**　鼓励少食多餐，多食高热量、高蛋白、高维生素及富含铁、钙等矿物质的食物，尤其应增加铁的摄取，如奶制品、蛋黄、猪肝、菠菜、豆类食物等，以纠正贫血，还要搭配芹菜、生菜等粗纤维食物和新鲜水果，以保持大便通畅。出血日久必然导致气血虚弱、脾胃功能受损。因此要吃易消化饮食，给予益气补血的山药、大枣等配合治疗。要避免辛燥和生冷的食物。因人而异制定饮食计划，合理补充营养，改善体质。忌烟及烈性酒。

3. **情志护理**　某些月经紊乱、异常出血是由情志因素造成的，医护人员要热情主动地与患者沟通，耐心解答患者的提问以减轻患者的紧张心理。及时了解病情变化并向患者介绍治疗方案，使之增强康复的信心。有些患者情绪低落或烦躁，精神抑郁甚至难以入睡，要鼓励其家人给予更多的关爱和体贴，营造温馨和谐的家庭气氛，帮助患者摆脱焦虑，树立战胜疾病的信心，尽快恢复健康。对肝气郁结的患者要进行开导，化解其心里的矛盾，使之气机调畅，更好地配合治疗。

4. **健康教育**　向患者宣传卫生知识，对病情有正确的认识，注意情志的调节，生活要有规律。若配合用激素类药物治疗，应熟悉药物的用法用量，随时注意观察有无不良反应，不可自行改变用量或撤药，以免出现大出血。

第二节　痛　经

凡在经期前后或行经期出现下腹疼痛或其他不适，影响工作及生活者，称为痛经。痛经分为原发性及继发性两种。前者是生殖器官无器质性病变者，后者是指由于生殖器官器质性病变所致者。本节主要介绍原发性痛经。

【病因病理】

神经精神因素、卵巢内分泌因素以及子宫因素等均可引起痛经。血管加压素、子宫神经与神经递质等也可引起痛经。

子宫肌肉强烈收缩，子宫血流量减少，使宫腔内压力增高而引起疼痛。子宫血流量减少，缺血缺氧也会引发剧烈的疼痛。此外，痛经还与前列腺素（PG）含量的升高有关。原发性痛经的子宫肌肉过强收缩与PGF_{2a}大量释放有关。原发痛经妇女的经血和子宫内膜中PG含量比正常人明显增多，严重痛经患者子宫内膜中PG含量比正常人高10多倍。PGF_{2a}活性明显增加，引起子宫过强收缩，导致痛经，尤其在经期初的36小时内。月经来潮时，子宫内膜的PG经子宫肌与阴道壁血管、淋巴管被吸收进入血液，引起胃肠泌尿道和血管平滑肌的收缩，而产生一系列全身症状，如恶心呕吐、腹泻、晕厥等。PG活性丧失后，症状消失。

【临床表现】

1.下腹疼痛　是痛经的主要症状，疼痛常于经前数小时开始，逐渐或迅速加剧，呈阵发性绞痛，痉挛性、瘀血性或进行性加重，持续时间长短不一，多于2~3天后缓解，严重者疼痛可放射到外阴、肛门、腰骶部，并伴有恶心、呕吐、腹痛、腹泻、头痛、烦躁、四肢厥冷、面色苍白等全身症状。

2.腰骶骨疼痛　患者常有腰骶部酸、胀痛，常常由于下腹痛明显而遮盖了腰部的症状。

【诊断依据】

根据经期腹痛的症状及盆腔检查诊断一般不难。检查时应注意盆腔内有无器质性病变并做相应的辅助检查。

【中药调养】

1.中药内服

（1）处方：山楂肉15g、桂皮6g、红花6g、红糖30g。

用法：将上述药物加适量水煎服，于月经来潮前2日开始服用，每日1次，连续服用3日。

（2）处方：益母草15g、杜仲9g、菟丝子9g、熟地黄9g、白芍9g、郁金6g、红花6g。

用法：将上述药材加适量水煎服，每次250ml，每日2次，7天为一个疗程。

2.中药外敷

（1）处方：山西陈醋60g、香附30g、海盐500g。

用法：先将香附研成细末备用。准备一个15cm×15cm大小的布袋。将海盐放入锅中炒热，加入香附末继续炒20秒后，将老陈醋均匀的撒入锅中，再炒60秒，起过装入布袋中，扎紧口袋，置于肚脐或关元处热敷。下次使用时，可先用微波炉加热40秒左右。

（2）处方：当归10g、益母草10g、香附30g、红花10g。

用法：将上述药物洗净，加入适量水煎煮10分钟，置于浴盆中，待温度凉至合适时候足浴。每晚临睡前使用效果佳。每剂药可使用3天，连用9天为一个周期。一般于月经来潮前一周开始使用，连续使用三个月经周期。

3.药膳食疗

（1）处方：当归10g、黄芪10g、党参10g，大枣6枚，两年生老母鸡1只、盐、姜、料酒等佐料适量。

用法：将清洗干净的老母鸡放入砂锅中煮沸，加入当归、黄芪、党参、大枣，改用文火煮至鸡肉熟烂，加入调料即可食用。

（2）处方：艾叶15g、鸡蛋2枚。

用法：将艾叶清洗干净后加水煮至出色，再将鸡蛋放入艾水中煮7分钟左右，待蛋壳变色，即可食用。

【针灸理疗】

一、针灸推拿疗法

1.毫针法

（1）处方：中极、气海、关元、足三里、三阴交。

操作：穴位常规消毒，针刺上述穴位。腹部腧穴得气后，针感向会阴部放射者为佳。下肢穴位，针感向上传者为佳。留针20~30分钟，每日1次，每于行经前3~4日进行针刺治疗，连针三个月经周期。

（2）处方：中极、地机、足临泣、三阴交、公孙、水泉。

操作：上述穴位用毫针直刺0.5寸，直到患者有酸、麻、胀感向四周放射，或向上肢传导为佳，每10分钟捻转补泻1次，均用平补平泻法，每日1次，每次30分钟。

2.电针法

处方：关元、大赫、中极、归来、合谷、三阴交。

操作：躯干部腧穴用脉冲电流，合谷、三阴交通感应电流。经期每日治疗1次，经止后隔日1次，上穴轮流使用，每次取3~5穴，针刺得气后通电20分钟。

3.针罐法

处方：次髎、关元、三阴交、足三里、十七椎、地机。

操作：用直径0.38mm毫针迅速刺入，留针15分钟，每5分钟行针1次，平补平泻。起针后在次髎、关元穴用闪火法拔罐，留罐5分钟。一般在月经来潮前5天施术，隔日1次，3次为一个疗程。

4.温针法

处方：气海、关元、双侧子宫穴。

操作：嘱患者排空小便，腹部常规消毒后，术者用1.5~3寸的毫针针刺上穴，深度因患者胖瘦而定。待出现酸胀感后，取4段一寸长的艾条，用牙签扎孔后，套在针柄上，针孔处垫四块纸板，以防烫伤。从下端点燃艾条，至灰烬完全熄灭后起针，每次持续大约半小时。月经前1~2日或行经疼痛时针刺均可，针刺后疼痛不减者，次日再针，直至完全止痛。

5.皮肤针法

（1）处方：行间、隐白、公孙、太冲、三阴交、关元。

操作：常规消毒，用梅花针在穴位上以腕力弹刺，每分钟叩70~90次，于月经前3天开始治疗，每日1次，3个月为一个疗程。

（2）处方：任脉、肾经、胃经、脾经（下腹部）；督脉、华佗夹脊、膀胱经（腰骶部）。

操作：先用酒精消毒叩刺部位，腹部从脐孔至耻骨联合，腰骶部从腰椎至骶椎，先上后下，先中央后两旁。疼痛剧烈时可重叩强刺激，发作前、疼痛较轻或体弱的患者，施以中等强度刺激，边叩刺边询问腹痛情况，并注意察形观色以防晕针。每次叩刺10~15分钟，以痛止腹部舒适为度。

二、现代物理疗法

1.热敷法

处方：小腹。

操作：痛经时自觉以热水袋在腹部上热敷可以减轻疼痛，还可使用痛经贴温暖子宫，促进腹部血液循环，有效缓解或减轻女性经期的腹痛，腰骶酸痛。

2.磁电疗法

处方：中极穴。

操作：采用广西桂林磁疗仪器厂生产的810型经络磁电治疗仪进行治疗。该机脉冲电输出电压高档为0~600伏，低档为0~100伏，脉冲频率为每秒50周。将1分铝币大小的金属极片分别置于中极穴，金属片下置浸湿的7层纱布衬垫；将高低档选择开关。"1"拨向右侧，"2"拨向左侧；打开电源总开关，再按开关"1"或"2"即可见治疗氖灯亮，调输出调节器至患者感觉舒适或压重感.以能忍受为度。每次20~30分钟，每日1~2次，10~15次为一个疗程。

【护理措施】

1. 生活起居护理 对月经有正确的认识，注意经期防寒保暖，忌生、冷、寒、凉刺激；多休息，不进行大运动量活动，减少疲劳，加强营养；应尽量控制剧烈的情绪波动，避免强烈的精神刺激，保持心情愉快；防止房劳过度，经期绝对禁止性生活。疼痛时患者应尽量卧床休息，勿按压腹部，减少体位改变以及咳嗽、用力大便等增加腹压的因素。

2. 饮食护理 患者在月经来潮前3~5日内宜以清淡易消化饮食为主，经前和经期忌食生冷寒凉之品，以免寒凝血瘀而致痛经加重；月经量多者不宜食用香辣刺激性食物（如辣椒、生姜、大蒜等），以免热迫血行，出血更甚。经期可适当吃些有酸味的食物（如醋、酸菜等），酸者缓也，可起到缓解疼痛的作用。如经血量不多，少量饮用葡萄酒能通经活络，扩张血管，使平滑肌松弛，缓解疼痛。平时饮食应多样化，经常食用具有理气活血作用的蔬菜水果，如荠菜、香菜、胡萝卜、橘子、佛手等；身体虚弱、气血不足者，宜常吃益气补血、滋养肝肾的肉蛋类食物及豆制品。多吃富含维生素的食物，如菠菜、芹菜、香蕉、梨等；主食不宜全用细粮。

3. 情志护理 经期经血下注，阴血不足，肝气偏旺，容易情志不安宁，或抑郁，或烦躁，心理欠稳定，气血不和，容易加重经期的不适感，可使痛经加重，所以应保持心情舒畅，勿使七情过度，消除紧张、烦闷、恐惧的心理，真正做到"心脾平和，经候如常"。

4. 健康教育 加强月经生理和经期卫生知识的宣教工作。对月经有正确的认识，注意经期饮食起居卫生。注意精神调养，解除思想顾虑，消除焦虑、紧张和恐惧心理。经期少进生冷或刺激性饮食，忌涉水游泳，尤其是防止受寒，注意保暖。坚持周期性治疗及平时的调养。

第三节 闭 经

闭经可分为原发性和继发性两类。前者是指女性年过18岁，月经尚未来潮者；后者是指女性在建立了正常月经周期后，停经6个月以上者。

【病因病理】

下丘脑–垂体–卵巢轴的任何一个环节发生故障都可以导致闭经。

1. 子宫性闭经 患者的卵巢功能和垂体促性腺激素分泌功能正常，但子宫内膜不能对卵巢激素产生正常的反应。

2.卵巢性闭经 如果卵巢缺如或发育不良，卵巢损坏或早衰致体内无性激素产生时，子宫内膜即不能生长，也不能发生周期性变化和剥脱，月经不能来潮。

3.脑垂体性闭经 脑垂体前叶功能失调可影响促性腺激素的分泌，继而影响卵巢功能而引起闭经。

4.丘脑下部性闭经 丘脑下部的功能失调可影响垂体，进而影响卵巢引起闭经。引起丘脑下部功能失调的原因有：神经精神因素、消耗性疾病或营养不良、药物抑制综合征、闭经泌乳综合征，以及其他内分泌腺功能的异常。

【临床表现】

1.子宫性闭经

（1）先天性无子宫或子宫发育不良：多为原发性闭经。外生殖器和第二性征发育良好，无阴道或仅有很浅的隐窝。如已婚，常诉性交困难。妇科检查可扪及偏小的子宫，或只有残迹。

（2）子宫内膜粘连：常引起继发性闭经，伴有周期性下腹或腰背痛，外生殖器和第二性征正常。

2.卵巢性闭经

（1）先天性卵巢发育不良：多为原发性闭经。身材矮小，蹼颈、桶胸，肘外翻，后发际低，第二性征不发育，生殖器呈幼稚型，常并发主动脉狭窄与泌尿系统异常。先天性卵巢发育不良的另一种表现是身材高大，骨骺闭合延迟，阴毛少，乳房小，骨盆狭窄，原发性闭经。

（2）无反应性卵巢综合征：多为原发性闭经。第二性征发育不良、腋毛、阴毛稀少或缺如，外阴及乳房发育较差，其临床表现酷似单纯性卵巢发育不全。

（3）卵巢功能早衰：多发生于20~30岁的妇女，患者可有正常生育史，然后突然出现闭经；也可先有月经过少而后长期闭经。少数病例在月经初潮后有1~2次月经即出现闭经。由于雌激素水平低落，出现阴道干枯，性交困难，面部潮热，出汗烦躁等更年期综合征的症状和体征。

3.垂体性闭经 垂体前叶功能减退症最早出现和最常见的症状是产后无乳，然后出现产后闭经，性欲减退，第二性征逐渐消退，生殖器萎缩。如果促甲状腺素及促肾上腺素的分泌也受到影响，患者除闭经外，还可出现乏力、怕冷、毛发脱落、反应迟钝、心动过缓、血压降低等症状。

4. 丘脑下部性闭经 嗜睡或失眠、多食、肥胖或顽固性厌食、消瘦、发热或体温过低、多汗或不出汗、手足发绀、括约肌功能障碍、喜怒无常。如为肥胖性生殖无能营养不良症，除闭经外，还有生殖器官及第二性征发育不全，脂肪分布集中于躯干、大腿及肩臂，膝肘以下并不肥胖。如同时出现尿崩症、肢端肥大或溢乳症等，提示病变在下丘脑。

5. 其他内分泌腺功能异常 肾上腺皮质功能和甲状腺功能异常。

【诊断依据】

根据病史、体格检查、药物实验及相关的实验室检查可明确诊断。

【中药调养】

1. 中药内服

（1）处方：沙参15g、山药15g、当归15g、生地黄10g、杜仲10g、牛膝10g、川芎6g、川楝子6g。

用法：每日1剂，水煎服，每次250ml，每日2次，7天为一个疗程。

（2）处方：黄芪20g、当归20g、丹参20g、桃仁10g、红花10g、熟地黄10g、牛膝10g、桑寄生10g。

用法：每日1剂，水煎服，每次250ml，每日2次，7天为一个疗程。

（3）处方：当归15g、红花10g、桃仁10g、香附10g、川芎10g、牛膝10g、益母草10g。

用法：每日1剂，水煎服，每次250ml，每日2次，7天为一个疗程。

2. 中药外敷

（1）处方：益母草90g、香附90g、红花30g。

用法：取上述药物装入布袋内，扎口煎汤。待汤液煎浓后，将布袋捞起控干。用两条毛巾分别于汤液中浸湿敷于肚脐及小腹处，直至小腹内有温热感为度。每日1~2次，一般1~2日月经即通。

（2）处方：当归15g、怀牛膝15g、红花15g、菟丝子10g、熟地黄10g、川芎10g、香附10g。

用法：将上述药物焙干，研成细末装瓶备用。用时取适量药末，用白酒调成糊状，贴敷于肚脐上，外敷以纱布，用胶带固定，每日换药1次，连续敷3~5日。

3. 药膳食疗

（1）处方：党参15g、当归15g、黄芪6g、大枣6枚、枸杞6g，排骨400g、盐等调味料适量。

用法：将排骨用清水清洗干净后放入清水中加热煮开，捞出后放入砂锅中，同时加入党参、当归、黄芪、大枣、枸杞共同炖煮3小时，然后加入盐等调味，即可食用。

（2）处方：川芎15g、玫瑰花6g、益母草6g、香附6g。

用法：将上述药物去除杂质清洗干净，放入锅中，加入800ml水大火煮开后，转文火煮5分钟即可饮用。

【针灸理疗】

一、针灸推拿疗法

1.毫针法

（1）处方：中极、气海、关元、足三里、三阴交、归来、肾俞。

操作：穴位常规消毒后针刺。腹部腧穴得气后，针感向会阴部放射者为佳。下肢穴位，针感向上传者佳。留针20~30分钟，每日1次，于行经前3~4日进行针刺治疗，连针三个月经周期。

（2）处方：中极、地机、足临泣、三阴交、公孙、水泉、阴陵泉、脾俞。

操作：上述穴位用毫针直刺0.5寸，直到患者有酸、麻、胀感向四周放射，或向上肢传导为佳，每10分钟捻转补泻1次，均用平补平泻法，每日1次，每次30分钟。

2.电针法

处方：关元、中极、归来、合谷、三阴交、足三里。

操作：躯干部穴用脉冲电流，合谷、三阴交通感应电流。经期每日治疗1次，经止后隔日1次，上穴轮流使用，每次取3~5穴，针刺得气后通电20分钟。

3.温针法

处方：气海、关元、双侧子宫穴、归来、中极、次髎。

操作：嘱患者排空小便，腹部常规消毒后，术者用1.5~3寸的毫针针刺上穴，深度因患者胖瘦而定。待出现酸胀感后，取4段一寸长的艾条，用牙签扎孔后，套在针柄上，针孔处垫四块纸板，以防烫伤。从下端点燃艾条，至灰烬完全熄灭后起针，每次持续大约半小时。月经前1~2日或行经疼痛时针刺均可，针刺后疼痛不减者，次日再针，直至完全止痛。

二、现代物理疗法

1.超短波疗法

处方：八髎穴。

操作：超短波刺激八髎穴，每日1次，每次20分钟。电流输出频率40.8MHz，波长7.37m，最大输出功率250W，选用15cm×20cm电容电极，微热量至温热量治疗，每日1次，每次20分钟。

2.中频电疗法

处方：八髎穴。

操作：用中频电刺激八髎穴，每日1次，每次20分钟。用4cm×6cm导电硅胶电极板患处并置或对置，电流输出强度耐受量，每日1次，每次20分钟。

3.激光疗法

处方：下腹部、患处。

操作：激光照射下腹部，每日1次，每次20分钟。用激光仪局部照射，光照处先涂龙胆紫液，激光器距皮肤5cm，每次照射20分钟，每日1次，10天为一个疗程，两个疗程之间相隔3天。

【护理措施】

1. **生活起居护理** 居室环境宜安静、干燥，温度适宜，避免过度劳累，保持充分睡眠。

2. **饮食护理** 加强营养，多吃富含高蛋白和维生素的食物，如鸡蛋、瘦肉，忌食生冷。

3. **情志护理** 闭经与患者情绪关系很大。恐惧、忧郁、恼怒等不良情绪均可导致闭经，因此，要使患者保持心态平静、豁达，积极配合医生进行治疗。

4. **健康教育** 嘱咐患者加强卫生教育，月经期间不要涉水、淋雨、贪凉饮冷，注意休息，切勿劳累过度。哺乳期间不宜过长，减少或避免人工流产，刮宫时不宜过度反复搔刮，以免影响子宫内膜再生，积极防治产后出血。

第四节　慢性盆腔炎

慢性盆腔炎指内生殖器（包括子宫、输卵管和卵巢）及其周围结缔组织、盆腔腹膜的炎症，可局限于某部位，也可涉及整个内生殖器，常因急性期未经彻底治疗而转为慢性。

【病因病理】

一般为混合感染，溶血性链球菌、厌氧链球菌、葡萄球菌、大肠杆菌、变形杆菌、沙眼衣原体等致病菌通过血液、淋巴或直接扩散引起盆腔器官及结缔组织产生粘连、增厚，瘢痕增生，有时炎性渗出液未被吸收而形成囊性包块。

【临床表现】

一般由急性期未经彻底治疗转化而来，大多数人全身症状不明显，常表现为下腹坠胀、疼痛，以及腰骶部疼痛，在劳累、性生活后以及经期加剧，常伴有月经不调、白带增多、子宫活动受限。在子宫及输卵管一侧或双侧可能触及囊状物，并有轻度压痛，盆腔结缔组织炎时，一侧或双侧有结节状增厚、压痛，或可扪到包块。

【诊断依据】

根据临床表现、体征及辅助检查的情况可以确诊。需要与子宫内膜异位症和盆腔瘀血症、盆腔结核等相鉴别。

【中药调养】

1.中药内服

（1）处方：金银花15g、连翘15g、蒲公英10g、紫花地丁10g、升麻6g、桔梗6g、大青叶6g、茯苓6g、茵陈6g、车前草6g。

用法：每日1剂，水煎服，每次250ml，每日2次，7天为一个疗程。

（2）处方：熟地黄15g、山药15g、怀牛膝10g、菟丝子10g、枸杞6g、党参6g、丹参6g、黄芪6g、白术6g、炙甘草9g。

用法：每日1剂，水煎服，每次250ml，每日2次，7天为一个疗程。

2.中药外敷

（1）处方：白芷15g、当归15g、赤芍15g、郁金15g、红花10g、艾叶10g、川芎10g、透骨草6g、乳香6g、没药6g、花椒6g、莪术6g。

用法：上述药物清洗干净后烘干，研成细末装入布袋中封口。使用时先用清水透湿后，隔水蒸20分钟，趁热敷于下腹部疼痛一侧，每次约15分钟，每日2次。每日用完后可将药包晾干，次日再用。每一剂药物可使用1周，连续敷药10日为一个疗程。

（2）处方：乳香30g、没药30g、川椒30g、大茴香30g、穿山甲15g、艾叶15g。

用法：上述药物清洗干净后烘干，研成细末。使用时取少量药末以清水、姜汁少许调为糊状，做成药饼，敷于肚脐，以及关元、归来等腧穴上，用纱布胶带固定。每次敷药约8小时后取下，若患者皮肤难以忍受可提前取下。每日敷药1次，连续敷药10日为一个疗程。

3.药膳食疗

（1）处方：皂角刺15g、大枣10枚、粳米30g，红糖适量。

用法：将皂角刺、大枣及粳米分别洗净，先煎皂角刺去渣取汁，再放入大枣、粳米及适量水煮粥，加入红糖调匀，空腹温热服下。

（2）处方：丹参15g、红花6g、陈皮6g、生地6g，红糖适量。

用法：将丹参、红花、陈皮、生地分别洗净，然后将丹参、生地先放入锅中加水煮开5分钟后，再放入红花、陈皮继续煮5分钟，然后加入红糖调匀，转文火煮3分钟即可，空腹温热服下。

【针灸理疗】

一、针灸推拿疗法

1.艾灸法

处方：气海、中极、归来（主穴）；大肠俞、次髎。

操作：以主穴为主，疗效欠佳时加配穴，每次取2~3穴。操作可用传统法隔姜灸，亦可用经穴灸疗仪灸照。传统法：取纯艾做成直径1.5厘米，高1.8厘米的艾炷，置于0.4厘米厚之鲜姜片上点燃，每穴灸3壮，每壮约需6~7分钟。灸照法：用经穴灸疗仪，灸头固定在穴位上，穴上置0.2厘米厚之鲜姜片，每次灸照20分钟，温度以患者感到舒适为度。每日1次，10次为一个疗程，两个疗程间相隔3~5天，需治疗三个疗程。

2.穴位注射法

处方：维胞、中极、归来、关元（主穴）；足三里、三阴交。

操作：药液可选用胎盘组织液、当归注射液、维生素B_1注射液50mg/ml加5ml生理盐水。每次任取一种药液注射，亦可用不同药液在不同穴位注射。选主穴2个，配穴1个，每穴注入0.5毫升药液。穴位可轮流使用。注射时进针不可过深，以得气为度，缓缓推入药液。每日或隔日1次，10次为一个疗程。

3.拔罐法

处方：关元、肾俞、三阴交、第十七椎下（主穴）；气海、腰眼、大椎、八髎（配穴）。

操作：主穴为主，疗效欠佳时加取或改取配穴。每次选用2~3穴，先按摩穴位，待周围络脉显露后，即用三棱针点刺，按病情轻重而决定点刺数量及深浅，再以投火法或抽吸法拔罐5~10分钟，出血量少则3~5ml，多可达数十毫升。并可先取罐具以闪火法吸拔，留罐15~20分钟，再以三棱针（亦可用皮肤针）迅速点刺数十下，散刺轻刺，以微出血为准。接着艾条薰灸15分钟。每日或隔日1次，穴位交替轮用，10次为一个疗程。

4.穴位敷贴

处方：①下腹痛：归来、水道；②腰痛：命门、肾俞、气海俞、腰阳关；③腰骶痛：关元俞、膀胱俞、上髎、次髎；④炎性包块：阿是穴。

操作：使用时将所选穴区洗净拭干，把膏药加温烘烊后贴穴，除阿是穴用大膏药，余均用小膏药。夏季每12小时换药1次，冬季每2日换药1次，月经期停用，12次为一个疗程。（敷药制备：炮姜30g、草红花24g、肉桂15g、白芥子18g、胆南星18g、麻黄21g、生半夏21g、生附子21g、红娘子3g、红芽大戟3g。用香油5斤将上药炸枯去渣，按每斤油加入樟丹240g，1.5斤油加麝香4g、藤黄面30g，摊成大膏药每张重6g，小膏药每张重3g，备用。）

5.温针灸法

处方：关元、归来、足三里。

操作：先让患者排空小便，以1.5~2寸毫针刺入穴区，得气后，采用中等刺激1~2分钟，然后在针柄上套一长约2~3cm的艾段，点燃。为防烫伤，可在穴区放一纸垫，待艾段燃尽针冷后出针。每日一次，10次为一个疗程，两个疗程间相隔3天。治疗三个疗程。

二、现代物理疗法

1.穴位激光照射

处方：子宫（主穴）；中极、气海、关元、肾俞、血海（第1组配穴）；足三里、关元俞、三阴交、八髎（第2组配穴）；子宫、内分泌、盆腔、卵巢（第3组配穴）。

操作：主穴每次必取。如为附件炎、输卵管不通等症，加取第1组配穴，每次照射共4穴；如为盆腔内肿块，加取第2组配穴。疗效欠佳时，酌加第3组配穴。用氦氖激光治疗仪，波长6328埃。主穴加第1组配穴，输出功率为3~5mW，子宫穴照射10分钟，配穴每穴照5分钟；主穴加第2组配穴，输出功率为25mW，每次共照射20分钟。耳穴用导光纤维直接接触皮肤，输出功率为7mW，光斑直径4mm，面积为12.56mm^2。每次选2~3穴，每穴照射5分钟。每日1次，15次为一个疗程。

2.强脉冲光治疗

处方：病患局部。

操作：使用强脉冲光治疗，照射患处。每次击发可选择1~3个脉冲，波长连续560~1200nm。两次治疗间相隔4周，共治疗4次。

3.点阵激光

处方：病患局部。

操作：用15~50nm的点阵激光治疗，每1~2周治疗1次，5次为一个疗程。

【护理措施】

1. 生活起居护理 居住的环境应干燥、通风、安静、清洁，保持适当的温度、湿度，保持室内空气新鲜，注意避免直接吹风。生活要有规律，避免劳累。

2. 饮食护理 由于慢性盆腔炎的病程较长，患者应注意加强营养，多食用高蛋白、高维生素、易消化吸收的食物，忌辛辣、肥腻、生冷及刺激性饮食。湿热型患者，多吃清淡富有营养食品，寒凝型患者可多食蔬菜、羊肉、大枣、糯米等品。可每日用蒜泥20g，新鲜益母草500g，炒熟服用。

3. 情志护理 加强对患者的心理疏导；慢性盆腔炎患者由于患病时间长，且反复发作，对治疗失去信心，担心该病不易根治。又由于被疾病长期折磨，易产生急躁情绪。因此，在治疗过程中，一定要向患者多做解释，帮助患者做好思想准备，增强战胜疾病的信心，保持心情舒畅，主动配合治疗。有个别患者轻视此病，导致病情加重，后患无穷，对这类患者要言明利害，劝其及早防治。应特别注意新患者的接待，细心地介绍病房环境及注意事项，多与患者谈心，讲解该病的一般知识及护理常规，通过其自我调节，解除患者的消极心理，使之情绪稳定，放下包袱，愉快地接受治疗和护理，树立战胜疾病的信心。

4. 疼痛的护理 慢性盆腔炎的主要症状是腹痛，它的疼痛较急性盆腔炎轻，患者一般能够耐受。通过与患者谈心，分散其注意力，以缓解疼痛，或用热食盐袋热敷下腹部也可使疼痛减轻。

5. 健康教育 疾病康复后，应及时向患者发放健康教育处方，嘱咐患者注意会阴部清洁干燥，勤洗勤换，经期、产后、流产后应用无菌会阴垫，以预防感染。提倡淋浴，积极治疗外阴炎、阴道炎和宫颈炎，防止逆行感染，做好避孕。节制房事，炎症发作期与月经期均禁止性交和盆浴，尽量避免冒雨涉水，感受寒邪，尤其经期应注意腹部保暖，保持大便通畅。

第十二章　五官科疾病

第一节　颈性失明

颈性失明是一段时间内视力极度下降甚至全盲，眼科检查无特殊病理性改变的慢性眼部疾病。针刀医学认为它是由于颈部软组织慢性损伤或劳损后，导致颈项部及眼眶周围的弓弦力学系统力平衡失调，影响颈部交感神经、椎动脉并进一步导致眼眶周围软组织微循环障碍，最终导致视力减退或全盲。

【病因病理】

中医学认为目为五脏之精华，为肝之窍。《黄帝内经》所载"五脏六腑之精气，皆上注于目而为之睛，睛之窠为眼，骨之精为瞳子，筋之精为黑眼，血之精为其络，气之精为白眼，肌肉之精为约束，筋骨血气之精而与脉并为系，上入于脑，后出于项。"详述了目与气血、肌、筋、骨之间的关系，并提出气血入脑出项的生理过程。《诸病源候论》所载："夫目者，五脏六腑阴阳精气，皆上注于目。若为血气充实，则视瞻分明；血气虚竭，则风邪所侵，令目暗不明"进一步提出气血在视觉活动中的重要性，所载"姿乐伤魂，魂通于目，损于肝，则目暗"指出了人体的情志活动对于视觉的影响。历代医家经过不断的升华和提炼，又提出了"五轮学说"进一步阐述了目与脏腑之间的密切关系。在临床中由于久病虚损、出血过多，或脾胃虚弱，化生气血的功能减退，肝血不能荣筋养目，致使视力减退或全盲。

西医学将失明或视力下降根据起病的形式和病程的长短分为三种类型：①一过性视力丧失，是指视力丧失在24小时以内自行恢复正常。它常见于视盘水肿，一过性缺血发作；椎基底动脉供血不足；体位性低血压；精神刺激性黑矇；视网膜中央动脉痉挛；癔症；过度疲劳以及偏头疼。另外视网膜中央静脉阻塞、缺血性视神经病变、青光眼、血压突然变化、中枢神经系统病变等也可导致一过性视力丧失。②突然视力下降：视网膜动脉或静脉阻塞、缺血性视神经病变、玻璃体积血、视网膜脱离、视神经炎（通常伴有眼球运动疼）等常见于突然视力下降并伴有眼疼。急性闭角型青光眼、葡萄膜炎、角膜炎症及水肿等病证出现视力下降不伴有眼疼。③逐渐视力下降：逐渐视力下降不伴有眼疼常见于白内障、屈光不正、开角型青光眼、慢性视网膜疾病等。视力下降但眼底检查未见异常则见于球后视神经炎、视锥细胞变性、Stargardt病、中毒性或肿瘤所致的视神经病变、视杆细胞性全色盲、弱视、癔症等。

针刀医学认为，人体的椎动脉穿行于上六位颈椎的横突孔内，供应枕叶视中枢和脑干。颈上交感神经节发出的节后纤维分布于眼部和颈动脉，调节眼循环和瞳孔扩大肌、眼睑肌。外伤、劳损等各种原因导致颈项部弓弦力学系统的弦，如颈后部的项韧带、棘间韧带等慢性劳损，在弓弦结合部或弦的行经路线形成瘢痕、粘连、挛缩，进一步影响颈项部后侧如椎枕肌（头上斜肌、头下斜肌、头后大直肌和头后小直肌）的力平衡失调，椎枕肌等后侧弓弦力学系统的力平衡失调，进一步会影响弓及颈椎椎体和附属结构，如寰枢关节会出现轻度的移位，影响椎动脉从而出现轻度的狭窄和痉挛，影响眼部周围器官、组织的血液供应，导致视力减退甚至于全盲。

【临床表现】

1.眼部无任何器质性改变，表现为单纯性视力极度下降甚至全盲。

2.体格检查示颈部后群肌肉、软组织紧张；触诊第一颈椎横突双侧位置不对称。

【诊断依据】

根据临床表现，以及影像学诊断读片法见颈椎X线平片寰、枢椎有移位，并排除其他致盲疾病，即可诊断为颈性失明。

【中药调养】

1.中药内服

（1）处方：黄芪15g、茯苓15g、枸杞15g、生地15g、熟地15g、党参10g、白芍10g、远志10g、牛膝10g、甘草6g。

用法：每日1剂，水煎服，每次250ml，每日2次，7天为一个疗程。

（2）处方：山药30g、山萸肉30g、当归15g、白芍15g、白术15g、地龙6g、熟地10g、菟丝子10g、菊花6g、川芎6g。

用法：每日1剂，水煎服，每次250ml，每日2次，7天为一个疗程。

（3）处方：黄精12g、珍珠母12g、菊花10g、陈皮10g、生地6g、熟地6g、枸杞6g。

用法：每日1剂，水煎服，每次250ml，每日2次，7天为一个疗程。

2.中药外敷

处方：鲜生姜2g、黄连2g、冰片1g、菊花1g、枸杞1g、明矾3g。

用法：将上述药物共研为糊状（可加适量清水），密封保湿备用。患者仰卧位，眼睑闭合，在双眼上盖两层纱布，将药糊摊开置于纱布之上，然后用湿毛巾覆盖以防药糊变干太快。每日敷药1次，每次30分钟。

3.药膳食疗

（1）处方：人参6g、枸杞6g、菊花6g、远志3g、冰糖适量。

用法：将上述药物洗干净后共同放入锅中煮水代茶饮，直至病愈。

（2）处方：党参15g、龙眼肉15g、枸杞10g、大枣6枚、粳米100g、冰糖适量。

用法：将党参清洗干净后煎水取汁，放入龙眼肉、大枣、枸杞、粳米煮粥食用。

【针灸理疗】

一、针灸推拿疗法

1.针刺疗法

处方：睛明、球后、太阳、风池、颈夹脊、太冲、光明。

操作：眼周浅刺，隔日1次，10次为一个疗程。

2.推拿疗法

处方：项部。

操作：在项部施以揉、擦、叩等手法。患者取坐位，头稍低。术者立于其后，先以扶、揉、擦、叩法松解颈部痉挛的肌肉，使皮肤潮红，有热感。弹拨条索状物4~5次，最后术者以右肘夹住患者下颌，左手置于患者枕后，拇指按压偏歪的棘突上，同时用力拔伸牵引1分钟后，于旋转颈部至侧旋的尽头处，用力轻巧地一扳，此时可闻及清脆"咔嚓"声，左拇指下感到有物移动，偏歪的棘突已复位。轻揉颈肩部使肌肉放松，结束手法。

二、现代物理疗法

1.直流电疗法

处方：正光穴（眶上缘内1/4与外3/4交界处）、风池、大椎、内关、心俞、肝俞、胆俞、肾俞、中脘、期门、颈夹脊。

操作：将晶体管医疗仪通电置于穴位上，电源为直流9V干电池，电流小于5mA，以患者能耐为度。隔日1次，10次为一个疗程。

2.激光疗法

处方：睛明、承泣、光明、太阳。

操作：运用小功率He-Ne激光照射，波长6328埃，激光管功率15mW，治疗功率0.4~0.7mW，光斑直径1.1mm，每穴照射2分钟，每日1次，6次为一个疗程。

3.磁场疗法

处方：患眼处。

操作：①静磁法：应用200~600高斯钡铁氧体磁片，以橡皮膏贴在太阳穴处，如无皮肤过敏反应可持续贴敷1个月。②旋磁法：采用79-2型磁疗机，表面磁场强度400高斯，转数2000转/分钟，磁头紧贴闭合的失明眼睑上照射，每次15分钟，每日1次。

三、现代康复疗法

坐式牵引手法旋转复位法

患者取坐位，用四头带旋吊法牵引12小时，开始牵引重量由4kg起，0.5小时后重6kg~7kg（视患者病情和耐受力而定）。坐式牵引后用手法治疗，医者位于患者后面，先将颈部软组织沿颈中心及两侧反复运用捏、提、擦、拿等法约4分钟左右，待颈部肌肉松弛后，根据X线检查所示患椎位置，再试行手法旋转复位患椎。每3天治疗1次。

【护理措施】

1. 生活起居护理　患者病房应通风通光，温度、湿度适宜。由于患者视力障碍，自我保护能力显著下降，应妥善摆放日常生活用品，密切护理患者的生活起居，勤巡视病房，防止患者发生外伤。

2. 饮食护理　患者突发失明，需要由护理人员喂食，要尽量耐心。注意营养合理搭配，对于厌食和拒绝进食的患者，一定要做好思想工作，保证患者正常的营养需求。

3. 情志护理　患者往往对突发失明缺乏精神准备，可引起强烈心理反应，很快产生恐惧、紧张不安的心理，对双眼能否复明、对预后的不可知产生焦虑，多表现为神态不安、精神不振、饮食不香、睡眠较差。应与患者多交流，取得患者的信赖，耐心安慰患者，尽量满足患者在生活方面的需求。鼓励患者以积极的心态面对疾病，配合医生的治疗。对于情绪波动较大，精神状态较差的患者，要密切注意监护，防止发生意外。

4. 对症处理及护理　对于患者出现颈项疼痛、头痛不适，或由此引起的失眠不安，可适量服用止痛片和安定片。

5. 健康教育　嘱咐患者在视力恢复后，注意用眼卫生，少看电视和书报。

第二节　上睑下垂

上睑下垂系指上睑部分或全部不能提起所造成的下垂状态，即在向前方注视时上睑缘遮盖角膜上部超过角膜的1/5。轻者不遮盖瞳孔，只影响外观；重者部分或全部遮盖瞳孔，则妨碍视功能。

【病因病理】

有先天性和后天性两类，在后天性因素中有提上睑肌受损、动眼神经和交感神经麻痹、眼外肌麻痹等。这些因素造成了上睑位置向下，使睑缘位于瞳孔缘以下，严重时可完全遮挡瞳孔。

【临床表现】

先天性上睑下垂患者出生时就不能将睑裂睁开到正常程度；后天性上睑下垂多有相关的病史或伴有其他症状，例如动眼神经麻痹可能伴有其他外眼肌麻痹，提上睑肌损伤有外伤史，交感神经损害有Horner综合征，重症肌无力所致上睑下垂具有晨轻夜重的特点，且在注射新斯的明后明显减轻。

【诊断依据】

上睑下垂可不同程度的影响视力。为了克服上睑下垂，患者常紧缩额肌，借以提高上睑位置，结果导致额皮横皱，眉毛高竖，对侧睑裂加宽的特征性外观，若有双睑下垂，则患者常仰首视物，形成特殊的昂然姿态。

眼科检查：眼睑位置异常的检查不需特殊设备，从外观多能作出诊断，本病的诊断多容易确定，但在诊断时应尽量明确病因，以便治疗，病因不同则治疗不同。

【中药调养】

1. 中药内服

（1）处方：党参15g、黄芪15g、升麻10g、陈皮10g、白术10g、当归10g、大枣6枚、灸甘草6g。

　　用法：每日1剂，水煎服，每次250ml，每日2次，7天为一个疗程。

　　（2）处方：人参6g、黄芪30g、升麻15g、白芷10g、川芎10g、当归10g、赤芍10g、防风10g、山萸肉6g、桂枝6g、大枣6枚、生姜6g、灸甘草6g。

　　用法：每日1剂，水煎服，每次250ml，每日2次，7天为一个疗程。

2.中药外敷

　　处方：鲜生姜2g、人参3g、升麻3g、黄芪3g、明矾3g。

　　用法：将上述药物共研为糊状（可加适量清水），密封保湿备用。患者仰卧位，眼睑闭合，在双眼上盖两层纱布，将药糊摊开置于纱布之上，然后用湿毛巾覆盖以防药糊变干太快。每日敷药1次，每次30分钟。

3.药膳食疗

　　（1）处方：黄芪10g、当归10g、党参10g、熟地10g，排骨400g、生姜片3片、盐等调味料适量。

　　用法：将排骨清洗干净后放入锅中加水煮开，关火捞起排骨放入砂锅中，同时加入黄芪、当归、党参、熟地共同炖煮3小时，然后加入食盐等调味后即可食用。

　　（2）处方：人参10g、乳鸽1只、生姜2片、大枣3枚、枸杞6g，盐及料酒适量。

　　用法：将上述食材清洗干净后共同放入砂锅中炖煮3小时，加入食盐、料酒等调味后即可食用。

【针灸理疗】

一、针灸推拿疗法

1.针刺疗法

　　（1）处方：阳白、鱼腰、太冲、涌泉、昆仑、太溪、丰隆、足三里、关元、印堂、风池。

　　操作：眼周浅刺，阳白透鱼腰，平补平泻；太冲透涌泉，补法；昆仑透太溪，补法；足三里、关元，补法；丰隆、印堂、风池，泻法；隔日治疗1次，10次为一个疗程。

　　（2）处方：阳白、鱼腰、三阴交、足三里、关元、陷谷、血海。

　　操作：眼周浅刺，阳白透鱼腰，平补平泻；三阴交、足三里、关元、陷谷、血海，补法；隔日治疗1次，10次为一个疗程。

2.推拿疗法

处方：项部。

操作：在项部施以揉、搓、叩等手法。患者取坐位，头稍低。术者立于其后，先以扶、揉、搓、叩法松解颈部痉挛的肌肉，使皮肤潮红，有热感。弹拨条索状物4~5次，最后术者以右肘夹住患者下颌，左手置于患者枕后，拇指按压偏歪的棘突上，同时用力拔伸牵引1分钟后，于旋转颈部至侧旋的尽头处，用力轻巧地一扳，此时可闻及清脆"咔嚓"声，左拇指下感到有物移动，偏歪的棘突已复位。轻揉颈肩部使肌肉放松，结束手法。

二、现代物理疗法

1.磁电疗法

处方：双侧阳白。

操作：采用经络磁电治疗仪进行治疗。将极片分别置于双侧阳白穴，金属片下置浸湿的7层纱布衬垫，调输出调节器至患者感觉舒适或压重感，以能忍受为度。每次20分钟，每日1次，10次为一个疗程。

2.（耳）超声穴位疗法

处方：印堂、阳白。

操作：用超声波，$0.5W\sim0.7W/cm^2$，脉冲输出，每穴2分钟，每日1次，10次为一个疗程。

【护理措施】

1. **生活起居护理** 生活作息要有规律，避免熬夜，用眼过度。注意休息，加强对眼的保护。居室环境宜清静，通风通光。温度适宜，避免冷风和强光的刺激。

2. **饮食护理** 可多食用益气生血之品，如人参、黄芪、大枣、阿胶等。也可服用中药补中益气汤。

3. **情志护理** 详细询问病史，患者发病前大部分有精神刺激史或长期彻夜难眠、心烦、情绪压抑史，要认真听取患者陈述病史，并诱导其倾诉内心忧虑，以真诚的态度取得其信任，使患者树立战胜疾病的信心，并使用药物调节全身机能，调动积极情绪，使患者乐于接受治疗。

4. **对症处理及护理** 上睑下垂最严重的后果是造成角膜的损害，因此要用抗生素眼药水或眼膏滴或涂眼，保护结膜和角膜是最重要的护理措施。可以在神阙穴隔盐灸，约2~3壮，使肠蠕动加强，矢气频放。每日1次，10次为一个疗程。可以增加上眼睑肌张力。

5. 健康教育　嘱咐患者经常按摩眼睑上、下，并调动自我意识，促进血液循环，解除瘀滞，使提上睑肌功能迅速恢复。由于造成眼睑下垂的病因较多，其中神经麻痹、炎性者易治，先天性者难治。重症肌无力要配合西药进行全身治疗，癔病性要配合精神治疗。避免强光下读书看报，外出戴眼镜进行保护。

第三节　过敏性鼻炎

过敏性鼻炎是以鼻痒、打喷嚏、流清涕等为主要症状的疾病。患者往往为过敏体质，在疾病发作时尚可伴结膜、上腭及外耳道等处的发痒。大部分患者起病于儿童期，发病有明显的季节性，其发病期大都与周围环境特异性过敏原的消长有密切关系。在多数温带地区，以春、秋两季最易发病。中医学将其称为"鼻鼽"。《黄帝内经》记载："所谓客孙脉，则头痛、鼻鼽、腹肿者，阳明并于上，上者则其孙络太阴也，故头痛、鼻鼽、腹肿也"。刘河间《医学六书·素问玄机原病式》记载："鼽者，鼻出清涕也；嚏者，鼻中因痒而气喷作于声也"。《中医耳鼻咽喉口腔科学》将其定义为：鼻鼽是指因禀赋特异，脏腑虚损，兼感外邪，或感受花粉，粉尘及不洁之气所致，以突然和反复发作的鼻痒、喷嚏频频、清涕如水、鼻塞等症为主要表现的鼻病。

【病因病理】

古代医家认为鼻鼽与寒邪入侵密切相关，无论是外感寒邪，还是肺脏寒冷，脑冷，肝寒。津液泣涕得热则干燥，得冷则流溢，所以很多医家认为寒邪是导致鼻鼽的重要原因。明·戴思恭《秘传证治要诀》记载："鼻流涕不止，有冷热不同，清涕者，脑冷肺寒所致"。清·张璐《张氏医通》记载："鼻鼽，鼻出清涕也，风寒伤皮毛，则腠理郁闭，宜疏风清肺"。《圣济总录》记载："五脏化液，遇热则干燥，遇寒则流衍，鼻流清涕，至于不止，以肺脏感寒，寒气上达，故其液不能收制如此"。综上所述，"鼻鼽"为病，总以"寒邪"为致病的主要因素。根据寒邪入侵的途径又可分为外感阴寒邪气和内伤久病，阳气耗伤，阴寒内盛等所致。寒邪入侵后，首先犯肺，致使肺气不利，宣肃失常出现鼻塞、喷嚏；不能温化水液以致流大量水样性清涕；寒主收引，受寒则脉道收缩而拘急，故鼻、外耳道及上腭部痒甚。

西医学除强调精神因素为本病重要诱因外，主要致病因素可归纳为以下几个方面：

（1）变应性体质　常与其他变应性疾病，如支气管哮喘、荨麻疹等同时或交替发作，多有家族史，可能与遗传有关。

（2）变应原接触　①吸入物：如尘埃、花粉、真菌、动物皮毛、化学粉末等。②食入物：许多食物均可以引起过敏，如面粉、牛奶、鸡蛋等；药物如水杨酸、磺胺类和抗生素。③细菌及其毒素。④注射物：如血清、青霉素、链霉素等。⑤接触物：如油漆、皮毛、氨水等致敏原。

（3）其他因素　如冷热变化，温度不调，阳光或紫外线的刺激等，还可能有内分泌失调，或体液酸碱平衡失调等内在因素，如肾上腺素缺少，甲状腺素、卵巢素及垂体素失调或体液偏于碱性等。本病迄今发病机制未明，目前的重要学说有神经反射学说、组织胺学说、乙酰胆碱学说。抗原-抗体反应、神经精神因素、组织胺类物质、遗传因素、内分泌因素等在变态反应发生原理中可能占有重要地位。常年性变态反应性鼻炎，早期鼻黏膜水肿呈灰色，病变属可逆性，此时病理检查，可见上皮下层显著水肿，组织内有嗜伊红细胞浸润，鼻分泌物中亦含有嗜伊红细胞。如过敏反应衍变为炎性反应，组织改变即较显著，上皮变形，基膜增厚和水肿，有血管周围浸润和纤维变性，腺体肥大、膨胀、阻塞，可发生囊肿样变性。慢性炎症的病变更显著，有上皮增生，甚至乳头样形成。有继发感染者，病变黏膜呈颗粒状，分泌物转为脓性，多形核细胞增多，黏膜下有细胞浸润及纤维组织增生。季节性变态反应性鼻炎病理主要为鼻黏膜水肿，有嗜伊红细胞浸润，分泌物呈水样，可有息肉形成。

【临床表现】

发病时鼻痒、连续打喷嚏、流大量水样性清涕，有时尚伴有眼结膜、上腭部甚至外耳道部的奇痒等为本病的临床特征。由于鼻黏膜的肿胀，患者常有鼻塞和嗅觉减退现象。症状通常早、晚加重，日间及运动后好转。患者通常全身症状不明显，但如果并发鼻窦炎后可有发热，面颊部胀痛，乏力和纳滞等表现。

患者得病后常常伴有鼻黏膜的高敏状态，发病季节内任何强烈的气味、污染的空气，乃至气候温度的变化都会导致症状的反复。本病的后期，患者可因对多种抗原与刺激因素过敏而呈一种终年易鼻塞、流涕的状态。

患者在发作期常呈一种张口呼吸的面容（儿童尤其明显），因鼻痒而经常搓揉可见鼻梁部皮肤的横纹，鼻翼部分肥大。伴过敏性眼结膜炎者尚可见结膜的轻度充血与水肿。窥鼻镜检查可见鼻黏膜苍白水肿，分泌物甚多，大都呈水样，镜下检查可见有大量嗜酸粒细胞。

实验室检查方面，患者对相应的抗原皮肤试验常呈阳性速发型反应（反应常在10~15分钟内发生）。在体外用放射性过敏原吸附试验（RAST）或酶联免疫吸附测定（ELISA），也能从患者血清内检出特异性IgE的存在。本症患者中仅30%~40%有总IgE的升高，血象内嗜酸性粒细胞仅稍增高或不增高。

【诊断依据】

1.根据症状、体征和实验室检查，可作出诊断。本病需与常年变应性鼻炎、嗜酸粒细胞增多性非变应性鼻炎、血管运动性鼻炎相鉴别。

2.常年变应性鼻炎有个人史及家族史，由Ⅰ型变态反应所引起，鼻痒和喷嚏的症状较重，鼻分泌物量较多，鼻涕少数倒流，鼻黏膜无充血，有水肿，鼻分泌物有少量的嗜酸性粒细胞。嗜酸性粒细胞增多性非变应性鼻炎的确切病因尚不清楚，鼻痒和喷嚏的症状较重，鼻分泌物量多，鼻黏膜无充血并呈轻度苍白色，鼻黏膜有水肿，无个人史及家族史。血管运动性鼻炎是由血管反应性增强所引起，鼻痒和喷嚏的症状不重，鼻分泌物量少，有较多鼻涕倒流，鼻黏膜充血但颜色不苍白，有或无水肿，鼻分泌物无嗜酸粒细胞，无个人史及家族史。

3.主要并发症有变应性鼻炎、支气管哮喘和分泌性中耳炎等。

【中药调养】

1.中药内服

（1）处方：细辛2g、干姜3g、川椒3g、姜半夏6g、防风9g、桔梗9g、前胡9g、白术6g、灸甘草6g。

用法：每日1剂，水煎服，每次250ml，每日2次，7天为一个疗程。

（2）处方：防风6g、桂枝6g、五味子10g、黄芪10g、细辛3g、川芎6g、白芷6g、紫苏6g、甘草6g。

用法：每日1剂，水煎服，每次250ml，每日2次，7天为一个疗程。

2.中药外敷

（1）处方：穿心莲15g、虎杖15g、麻黄6g、辛夷6g、苍耳子6g。

用法：将上述药物研成细末装瓶备用。使用时取少量药末用凡士林调成药膏，用棉签涂于鼻腔内。每日1次，每次30分钟，治疗完成后可用清水清洗鼻孔。

（2）处方：鱼腥草30g、麻黄6g、辛夷6g、苍耳子6g。

用法：将上述药物煎汁，加入少许葱白汁，滴鼻，每日3~5次。

3.药膳食疗

（1）处方：丝瓜根、枸杞根、瘦肉各适量。

用法：将丝瓜根、枸杞根洗净，晾干后研成细粉，然后与瘦肉搅拌均匀团成肉丸子，煮熟后食用。

（2）处方：辛夷15g、百合20g、桔梗10g、粳米40g，红糖适量。

用法：将辛夷与桔梗研成细粉备用。百合与粳米共同煮粥，煮好后加入2汤匙研好的药粉，并加入适量的红糖调味，即可食用。

【针灸理疗】

一、针灸推拿疗法

1.毫针法

处方：迎香、印堂、合谷、太渊、肺俞。

操作：针刺迎香穴时，针尖向内上方，使针感到达鼻腔中；针刺印堂穴时，针尖向下斜刺约1寸，并可向两鼻翼方向斜刺，使针到达鼻腔。采用平补平泻法，留针30分钟，隔日1次，10次为一个疗程。

2.电针法

处方：迎香、风池、列缺、上星、百会。

操作：取迎香透鼻通、风池、列缺进行针刺，均取双侧穴位，接电针治疗仪，用断续波，频率为2Hz，以患者所能接收的最大强度为度，通电20分钟，每2~3天治疗1次。

3.耳压法

处方：过敏点、肺、脾、肾、肾上腺、内分泌、内鼻、皮质下。

操作：每次选穴3~5个，用王不留行籽贴压耳穴，双耳交替，3日轮换1次，并嘱患者每日按压2~3次。

4.灸法

处方：风门、肺俞、膏肓。

操作：点燃艾条后在上述穴位上施以温和灸，每穴灸10分钟，每日1次，7次为一个疗程。

5.推拿法

处方：迎香、太阳、前额、睛明、印堂、上星、风池、鼻旁、足三里、肾俞、大椎、合谷。

操作：按揉迎香、太阳，分推前额，按压睛明，推拿印堂、上星，按揉风池，上推鼻旁，揉按足三里、肾俞，推擦大椎，掐按合谷，以上手法坚持每天早晚各做1次。

二、现代物理疗法

1.超激光治疗法

处方：鼻腔内。

操作：照射前，嘱患者擤出鼻涕，平卧，用生理盐水棉球清洗鼻腔，再用75%酒精干棉球吸尽鼻腔内涕液。将SG型透镜直接插入鼻孔内，深度因人而异，每个鼻孔每次照射10分钟（以照2秒，停3秒的方式照射），输出功率为80%，每日治疗1次，10次为一个疗程。

2.磁电疗法

处方：双侧迎香。

操作：采用经络磁电治疗仪进行治疗。将1分铝币大小的金属极片分别置于双侧迎香穴，金属片下置浸湿的7层纱布衬垫。将高低档选择开关"1"拨向右侧，"2"拨向左侧，打开电源总开关，再按开关"1"或"2"即可见治疗氖灯亮，调输出调节器至患者感觉舒适或压重感，以能忍受为度。每次20分钟，每日1次，10次为一个疗程。

3.高压电场鼻炎治疗仪治疗

处方：鼻腔内。

操作：将橄榄头塞进鼻孔内，电极棒不直接接触鼻腔壁，只是通过橄榄头开口端射出的高压交变电场作用于鼻腔相应部位，打开仪器治疗即可。

4.超声穴位疗法

处方：迎香、合谷、人迎。

操作：用超声波，$0.5W\sim0.7W/cm^2$，脉冲输出，每穴2分钟，每日1次，10次为一个疗程。

5.He-Ne激光疗法

处方：迎香、鼻通或鼻腔内。

操作：每穴5~10分钟，每日1次，10次为一个疗程。

【护理措施】

1.生活起居护理 居住的环境要温暖干燥，避免冷风刺激诱发疾病发作。

2. **饮食护理**　很多过敏性的事物均可诱发该病的发作，因此，应避免食用刺激性食物，如辣椒、咖啡、鱼虾等。

3. **情志护理**　多与患者沟通，使患者产生信赖感，解除顾虑，使患者能在稳定的心理状态下积极配合，接受治疗。

4. **鼻腔干燥的护理**　部分患者出现不同程度鼻干燥感，可用油性滴鼻剂滴鼻。

5. **健康教育**　注意保暖，保持呼吸道通畅，防止感染，尽量避免接触致敏物质。交待好注意观察的事项，如出现头痛、流清涕、鼻腔出血等不适及时到医院检查。

第四节　颞下颌关节强直

因器质性病变导致长期开口困难或完全不能开口者，称为颞下颌关节强直。临床上可分为两类：第一类是由于一侧或两侧关节内发生病变，最后造成关节内的纤维性或骨性粘连，称为关节内强直，简称关节强直，也称为真性关节强直；第二类病变是在关节外上下颌间皮肤、黏膜或深层组织，称为颌间挛缩或关节外强直，也称为假性关节强直。

【病因病理】

下颌关节的损伤，造成关节囊挛缩；或因周围肌肉、皮肤等的损伤、挛缩造成下颌关节运动受限。

【临床表现】

一、关节内紊乱

1. **开口困难**　关节内强直的主要症状是进行性开口困难或完全不能开口，病史较长，一般在数年以上。开口困难的程度因强直的性质而变化。如属纤维性强直一般可有一定的开口度，而完全骨性强直则完全不能开口。有时骨性强直的患者，尤其是儿童，用力开口时，下颌骨仍可有数毫米的活动度，但这并非关节的活动，而是下颌体的弹性及颅颌连接处不全骨化的结果。开口困难造成进食困难，通常只能由磨牙后间隙处缓慢吸入流质或半流质，或从牙间隙用手指塞入小块软食。

2. **面下部发育障碍畸形**　多发生在儿童，由于咀嚼功能的减弱和下颌的主要生长中心髁状突被破坏所致。下颌畸形一般随年龄的增长而日益明显，表现为面容两侧不对称，颏部偏向患侧。患侧下颌体、下颌升支短小，相应面部反而丰满；健侧下颌由于生长发育正常，相应面部反而扁平、狭长，因而常常容易误诊。双侧强直者，由于整个下颌发育障碍，下颌内缩、后退，而正常上颌却向前突，形成特殊的下颌畸形面容（图12-41）。发病年龄越小，颜面下部发育障碍畸形越严重。尤其是幼儿，由于下颌发育受阻，形成下颌畸形和下颌后缩，使下颌骨及其相应的组织，特别是舌和舌骨均处于后缩位置，即与咽后壁间的距离缩小，造成上呼吸道狭窄，以致引起阻塞性睡眠呼吸暂停综合征。这种综合征在入睡后，发生严重鼾声，并有呼吸暂停，而频繁的呼吸暂停和缺氧可引起一系列心肺功能障碍，有的伴有精神障碍，甚至可危及生命。

除有下颌发育障碍外，下颌角前切迹明显凹陷，下颌角显著向下突出。发生角前切迹的原因：由于患者经常力图开口，长期地下颌升颌肌群向上牵引与下颌体上的降颌肌群向下牵拉而形成。

3.咬颌关系错乱 下颌骨发育障碍造成面下部垂直距离变短，牙弓变小而狭窄。因此，牙的排列和垂直方向生长均受阻碍，结果造成咬颌关系明显错乱。下颌磨牙常倾向舌侧，下颌牙的颊尖咬于上颌牙的舌尖，甚至无接触，颌切牙向唇侧倾斜呈扇形分离。如果关节强直发病于成年人或青春发育期以后，因下颌骨已发育正常或基本正常，则面部无明显畸形，仅有开口受限。

4.髁状突活动减弱或消失 用两手小指末端放在两侧外耳道内，拇指放在颧骨部做固定，请患者做开闭口运动和侧方运动，此时通过外耳道前壁，不仅能查明髁状突有无活动度，并且可对比两侧髁状突运动的差别，以便确定诊断。关节内强直侧没有活动或者活动度极小（纤维性强直），而健侧则活动明显。

5.X线检查 在关节侧位X线片上，可见3种类型：①第1种类型：正常关节解剖形态消失，关节间隙模糊，关节窝及髁状突骨密质有不规则破坏，临床上可有轻度开口运动，此种类型多属纤维性强直。②第2种类型：可见关节间隙消失，髁状突和关节窝融合成很大的致密团块，呈骨球状。③第3种类型：可见致密的骨性团块波及乙状切迹，使正常喙突、颧弓乙状切迹影像消失，在下颌升支侧位X线片上，下颌升支和颧弓甚至可完全融合呈"T"型。

二、关节外紊乱

1.开口困难 关节外强直的主要症状是开口困难或完全不能开口。在询问病史时，常有因坏疽性口炎引起的口腔溃烂史，或上、下颌骨损伤史，或放射治疗等病史。开口困难的程度因关节外瘢痕粘连的程度而有所不同。由于病理变化发生在关节外部，而不侵及下颌骨的主要生长发育中心，因此，即使在生长发育期前患病，一般患者面下部发育障碍畸形和咬颌关系错乱均较关节内强直为轻。

2.口腔或颌面部瘢痕挛缩或缺损畸形 颌间挛缩常使患侧口腔龈颊沟变浅或消失，并可触到范围不等的条索状瘢痕区，但当瘢痕发生在下颌磨牙后区以后的部位时，则不易被查到。由坏疽性口炎引起者，常伴有软组织缺损畸形，牙排列错乱。由于损伤或灼伤引起的颌间瘢痕或缺损畸形，诊断比较容易。

3.髁状突活动减弱或消失 与关节内强直相比，多数挛缩的瘢痕较关节内强直的骨性粘连有伸缩性，所以开颌运动时，患侧髁状突尚可有轻微活动，尤其是在侧方运动时，活动更为明显。但如颌间瘢痕已骨化，呈骨性强直时，则髁状突的活动也可以消失。

4.X线检查 在关节侧位X线片上，髁状突、关节窝和关节间隙清楚可见。在下颌骨或颧骨后前位片上，有些病例可见到上颌与下颌升支之间的颌间间隙变窄，密度增高。有时可见大小不等的骨化灶，甚至上、下颌骨之间或下颌与颧骨、颧弓之间形成骨性粘连，这时可称为骨性颌间挛缩。

三、混合性紊乱

临床上可见关节内和关节外强直同时存在的病例，其症状为二者症状的综合，称为混合型强直。

【诊断依据】

1.关节内紊乱 ①开口困难，关节内强直的主要症状是进行性开口困难或完全不能开口，病史较长，一般在数年以上。属纤维性强直一般可有一定的开口度；而完全骨性强直则完全不能开口。②下颌畸形面容。③咬颌关系错乱。④X线检查可明确分型。

2.关节外紊乱 ①开口困难，关节外强直的主要症状也是开口困难或完全不能开口。②口腔或颌面部瘢痕挛缩或缺损畸形。③髁状突活动减弱或消失。④X线检查可明确诊断。

3.混合性紊乱 关节内和关节外强直同时存在。

【中药调养】

1.中药内服

（1）处方：人参6g、黄芪15g、当归15g、防风10g、白术10g、秦艽10g、桂枝10g、茯苓10g、生姜10g、大枣6枚、甘草6g。

用法：每日1剂，水煎服，每次250ml，每日2次，7天为一个疗程。

（2）处方：当归15g、防风10g、白术10g、白芍10g、羌活10g、独活10g、熟地黄10g、牛膝10g、菟丝子10g、肉桂10g、川芎6g、甘草6g。

用法：每日1剂，水煎服，每次250ml，每日2次，7天为一个疗程。

2.中药外敷

（1）处方：当归20g、白芍10g、川芎10g、桃仁10g、艾叶10g、五加皮10g、木通10g、花椒10g、茯苓10g、白术10g、防风10g，生姜汁50ml、陈醋适量。

用法：将上述药物研成细末装瓶，加入生姜汁及陈醋调成糊状封口放入冰箱中冷藏备用。使用时，以此药物敷于颞下颌关节处，每日敷药1次，每次30分钟。连续使用1周为一个疗程。

（2）处方：白芍15g、威灵仙15g、乌梅15g、赤芍10g、骨碎补10g、鸡血藤10g、川芎10g、红花10g、甘草6g。

用法：将上述药物水煎后，每日服用1剂，分两次服用。药渣外敷患处30分钟，每日1次。

3.药膳食疗

（1）处方：木瓜10g、丝瓜络15g、陈皮12g、冰糖适量。

用法：将木瓜、丝瓜络、陈皮清洗干净后煎水10分钟，加入冰糖调味后代茶饮。

（2）处方：黑豆15g、杜仲10g、熟地10g、牛脊骨300g、盐等调料适量。

用法：将黑豆、杜仲、熟地、牛脊骨洗干净后置于砂锅中炖煮3小时，直至黑豆熟烂，加入盐等调料即可食用。

【针灸理疗】

一、针灸推拿疗法

1.毫针法

处方：下关、颊车（主穴）；合谷、足三里（配穴）。

操作：刺下关穴时，针在下颌骨髁状突的前缘呈45°角倾斜刺入，针尖向髁状突内侧端，深1寸左右；刺颊车穴时，垂直刺入0.5寸，合谷垂直刺入0.8寸，足三里垂直刺入1.5寸。针刺得气后，快速捻转20秒，留针25分钟，每5分钟行针1次，同时嘱患者做张口闭合等动作。

2.电针法

处方：下关、听宫、合谷（主穴）；安眠、颊车（配穴）。

操作：针刺得气后，施以平补平泻法，在下关、听宫，或听宫、颊车上接G6805治疗仪，用疏密波，强度以患者耐受为度，通电20分钟。每日1次，10次为一个疗程。

3.耳压法

处方：对屏尖。

操作：用胶布将王不留行籽贴于对屏尖穴区，即行按压。一侧病变耳压患侧，两侧病变耳压双侧，每次指压15~20分钟。每2日换王不留行籽1次，5次为一个疗程。

二、现代物理疗法

1.超短波疗法

处方：双侧颞颌关节。

操作：小功率治疗仪两个电极对置于双侧颞颌关节，微热量，每次15分钟，隔日1次。

2.磁疗法

处方：双侧颞颌关节。

操作：采用旋磁疗法对准双侧颞颌关节，每次20分钟，隔日1次，5次为一个疗程。

3.光疗法

处方：双侧颞颌关节。

操作：采用红外线照射双侧颞颌关节，每次15分钟，隔日1次，5次为一个疗程。

三、现代康复疗法

运动治疗：采取主动与被动开口的方式交替进行锻炼，被动开口用开口器辅助进行。每天至少训练3次，每次持续15分钟，循序渐进，持之以恒，以达到颞颌关节镜功能恢复为宜。

【护理措施】

1. 生活起居护理 居室环境安静，保证患者充分休息睡眠，合理安排作息时间，避免劳累。

2. 饮食护理 保证足够营养，食用高热量、高蛋白、高脂肪的食物，限制酸性食物的摄入，以减少感染的机会。

3. 情志护理 护理人员对患者要用和蔼的语言，友善的态度进行心理护理，并及时耐心地回答他们的问题，满足他们的心理需求，使患者紧张恐惧的心理状态得到松弛，能主动配合康复护理的进行。

4. 健康教育 向患者及家属强调张口训练的意义及重要性，从心理上做好思想准备，使患者及家属能积极配合。鼓励患者主动进食、咀嚼。对患儿则应买来他们喜爱的食品，吸引他们进食，尽量采取患儿能接受的方式，循序渐进的进行。开口训练时食物要由小到大，由少到多，由软到硬，循序渐进，逐渐增加活动量及活动频率。

第五节　舌下囊肿

舌下囊肿为舌下腺的潴留囊肿，多由舌下腺管的炎性病变所引起，常见于青年人。由于其外形类似蛙鸣时鼓起的咽囊，故又名"蛤蟆肿"。

【病因病理】

大多由于腺体、导管损伤破裂或炎症等原因导致腺体、导管阻塞等引起舌下腺内黏液潴留。

【临床表现】

舌下囊肿位于口腔底部，在舌系带的一侧，透明，略呈蓝色。囊壁甚薄，覆盖的口腔黏膜可以推动。内容物为无色的黏性液体。舌下囊肿有时很大，可经舌系带下扩展至对侧，亦可向口腔底深部扩展，突出到颏，将舌上抬，影响说话、进食。也可因损伤破裂，流出黏液而暂时消失，数日后又逐渐增大。

【诊断依据】

根据其发病部位及临床表现可确诊。

【中药调养】

1. 中药内服

（1）处方：大黄3g、黄柏6g、金银花15g、连翘12g、板蓝根12g。

用法：每日1剂，水煎服，每次250ml，每日2次，7天为一个疗程。

（2）处方：熟地黄15g、山药10g、丹皮10g、泽泻10g、山茱萸10g、茯苓

10g、肉桂10g、石斛6g、半夏6g、地骨皮6g、天冬6g、麦冬6g。

用法：每日1剂，水煎服，每次250ml，每日2次，7天为一个疗程。

2.中药外敷

（1）处方：金银花10g、黄柏10g、延胡索10g、冰片10g、青黛6g。

用法：将上述药物混匀研成细末，使用时取少量粉末涂于舌下囊肿处，每日3~4次。

（2）处方：黄柏10g、党参6g、茵陈6g、甘草6g。

用法：将上述药物混匀研成细末装瓶备用，每次取少量粉末涂于舌下囊肿处，连续使用1周为一个疗程。

3.药膳食疗

（1）处方：鲜萝卜300g，藕300g，冰糖适量。

用法：将鲜萝卜与藕洗干净后切成小块，放入榨汁机中榨汁，加入冰糖调味，含漱后慢慢咽下。每日8~10次，每次20ml。

（2）处方：银耳10g，莲子30g，粳米30g，蜂蜜适量。

用法：将银耳、莲子洗干净后与粳米一同煮粥，煮烂后加入适量蜂蜜即可食用。

【针灸理疗】

一、针灸推拿疗法

1.毫针法

处方：天突、廉泉、扶突、合谷、三阴交、复溜。

操作：患者仰卧位，常规消毒后，用毫针刺0.8~1.2寸，得气后不行针，留针30分钟，每日1次，6次为一个疗程。

2.温针法

处方：三阴交、足三里、太溪、照海。

操作：进针后施平补平泻，得气后在针尾插上3cm长艾条施灸，每次每穴灸2壮。隔日治疗1次，10次为一个疗程。

3.灸法

处方：天突、廉泉、阿是穴、鱼际、太溪、照海。

操作：采用艾条温和灸，每穴5~10分钟，至局部皮肤发红为止。每日1次，6次为一个疗程。

二、现代物理疗法

1.磁疗法

处方：廉泉、天突。

操作：用磁片贴于廉泉、天突等穴，磁片表面磁场强度为500~1000Gs，晚上贴敷，白天去除磁片，10天为一个疗程。

2.超短波疗法

处方：咽部阿是穴。

操作：用超短波小功率治疗仪，两个电极对置于咽部，微热量，每次10~15分钟，1~2天治疗一次，10天为一个疗程。

【护理措施】

1. **生活起居护理** 居住环境宜清静、干燥，温度适宜。保持充足的睡眠，劳逸适度。

2. **饮食护理** 注意饮食调节，避免过食辛辣炙煿之品，节制烟酒，忌食发霉食品。由于舌下囊肿影响咀嚼，可食用富含营养的流质食物，如牛奶、鱼汤等。

3. **情志护理** 中医学认为该病为肝气郁结，气滞血瘀所致，不良的情绪反应可以导致和加重本病。因此，患者要保持乐观积极的心态，避免焦虑、急躁的情绪。由于患者对该病病因、发展和预后不清楚，导致患者情绪紧张、担心、恐惧，应耐心做患者思想工作，告知患者该病与恶性肿瘤的区别，只要经过合理治疗即可痊愈，以减轻患者的思想负担，积极配合治疗。

4. **健康教育** 患者可自行用针将囊肿刺破排出黏液，再用冰硼散搽于局部，或用麝香散或碧玉散涂或吹于肿瘤上，以促进肿瘤的消散。本病易复发，告诫患者复发后及时就诊，采用手术治疗。对不愿手术者，可将囊液抽出后，再注入9%碘酊，使之纤维化。

第十三章　皮肤科疾病

第一节　带状疱疹

带状疱疹（Herpes zoster）是由水痘－带状疱疹病毒感染引起的一种沿周围神经分布的群集疱疹和以神经痛为特征的病毒性皮肤病。

【病因病理】

本病的病原体水痘——带状疱疹病毒有亲神经和皮肤的特性。对该病毒无或低免疫力的人群（多数是儿童）感染后，经呼吸道黏膜侵入体内，发生水痘或呈隐性感染。以后病毒侵入皮肤的感觉神经末梢，可长期潜伏于脊髓神经后根或脑神经节的神经元内。当宿主的免疫功能减退时，如患某些感染（如感冒）、恶性肿瘤、使用某些免疫抑制剂、放射治疗、器官移植、外伤、月经期以及过度疲劳等，神经节内的病毒即被激发活化，使受累神经节发炎或坏死，产生神经痛。同时，病毒沿感觉神经通路到达皮肤，即在该神经支配区内发生特有的节段性疱疹。

【临床表现】

本病好发于皮肤与黏膜交界处，特别是口角、唇缘、鼻孔周围。患处往往先感觉过敏和神经痛，随后出现潮红斑，继而变化成簇而不融合的粟粒至黄豆大水疱，疱液澄清或浑浊，陆续发疹，常依次沿神经呈带状分布，各簇水泡群之间皮肤正常。数日后水疱干涸、结痂，愈后遗留暂时性淡红斑或色素沉着。全程约2~3周，皮损常发生在身体的一侧，沿某一周围神经分布区排列，一般不超过中线。多见于肋间神经或三叉神经第一分支区，亦可见于腰腹部、四肢及耳部等。

【诊断依据】

根据簇集性水疱、带状排列、单侧分布及伴有明显的神经痛等特点，不难诊断。有时需与单纯疱疹相鉴别，后者好发于皮肤、黏膜交界处，疼痛不著，且有反复发作的倾向。

【中药调养】

1.中药内服

（1）处方：龙胆草15g、茯苓15g、生地黄15g、泽泻12g、木通12g、黄芩

12g、当归15g、柴胡6g、郁金6g、连翘6g、生甘草6g。

用法：每日1剂，水煎服，每次250ml，每日2次，7天为一个疗程。

（2）处方：龙胆草15g、柴胡15g、连翘12g、蒲公英12g、鱼腥草12g、板蓝根12g、生地12g、丹皮12g、白茅根12g、元胡9g、泽泻9g、生甘草6g。

用法：每日1剂，水煎服，每次250ml，每日2次，7天为一个疗程。

2. 中药外敷

（1）处方：大黄15g、黄连15g、黄柏15g、青黛12g、冰片12g、乳香12g、没药12g。

用法：将上述药物研为细末，然后加醋调成糊状。将调好后的药物敷于患处，每日1次，连用5天。敷药时，可辅助使用红外线灯局部照射，促进药物渗透。

（2）处方：生半夏15g、生南星15g、半边莲15g、白芷12g、青黛12g、蒲黄12g、雄黄6g、冰片3g。

用法：将上述药物共研为细末，分成两份备用。对局部出现红色丘疹未破溃者，用白酒将其调成糊状，棉签蘸敷；若局部破溃者，用麻油调匀后外敷。每日4~5次，连用5天。敷药时，可辅助使用红外线灯局部照射，促进药物渗透。

3. 药膳食疗

（1）处方：大青叶12g、板蓝根12g、柴胡6g、生地6g、粳米30g，冰糖适量。

用法：将上述药物及粳米分别洗净，先煎大青叶、板蓝根、柴胡、生地，煎好后去渣取汁，再放入粳米用药汁煮粥，加入冰糖调匀，空腹温热服下，每天1~2次，连服5~7剂。

（2）处方：柴胡15g、当归9g、陈皮9g、薏苡仁6g、马齿苋6g、鸡蛋1枚。

用法：上述药物每日1剂，水煎，待水沸10分钟后，放入鸡蛋1枚，再煮7分钟关火，吃蛋饮汤，每日1次，连续服用4~5次。

【针灸理疗】

一、针灸推拿疗法

1. 针刺疗法

处方：阿是穴、足三里、内关、曲池、大椎、支沟。

操作：阿是穴采用局部围刺，以直径5cm左右为一片，每片用5针与皮肤成20°角围刺。其他穴位斜刺。行针以泻法，得气后留针30分钟，每日1次，10次为一个疗程。

2.火针疗法

处方：沿原皮损发展方向，有症候群的部位。

操作：局部常规消毒，加热针体，选一火针在点燃的酒精灯上加热至红或炽白。针刺部位：沿原皮损发展方向，在有症候群的部位确定阿是穴或体穴。采用点刺、散刺和密集刺相结合，深度为0.01~0.05mm为宜。每隔2~7日行针1次，10次为一个疗程。

3.刮痧疗法

处方：病灶部位。

操作：取刮痧油少许蘸于病灶部位，用刮痧板在病灶部位反复刮拭，至出现微红的花朵点或形成斑块，甚至有紫黑色的块疱，触之略阻或隆突感，皮肤常规消毒后，用三棱针快速点刺皮肤的块疱青紫处，即点刺拔火罐。罐内拔出淡红色或淡黄色液体时启罐，一般2~3次即可痊愈。

4.挑治结合火罐疗法

处方：蜘蛛网样的反应点。

操作：取大椎穴两侧，十二胸椎以上两侧的阳经分布区域，查找似蜘蛛网样的反应点，对局部反应点消毒进行挑治，挑出筋经样细小的白色管状物后，拔火罐10分钟，拭去血状物后，在其伤口行艾灸3柱（灸单不灸双）。疗效不明显者，7日后再治疗1次。十二胸椎以下在肾俞和命门穴区域找同样的反应点进行挑刺治疗。

5.穴位注射疗法

（1）处方：疼痛部位神经根区和合谷、曲池、足三里、夹脊等。

操作：采用药物穴位注射，其具体方法为疼痛部位神经根区注射0.5~1%利多卡因5~10ml）。根据不同患病部位选择相应的穴位，交替注射病毒唑（每次0.19ml）及安痛定注射液（每次0.5ml）。选穴如下，病损发生在头面部者，选合谷；发生在躯干者，选相应的腧穴，脐以上配曲池，脐以下配足三里；发生在腋下者，选地五会；发生在上肢者，选夹脊（C_1~T_1）；发生在下肢者，选夹脊（L_3~S_1）。10日为一个疗程，共治疗一个疗程。

（2）处方：阿是穴、太冲、阳陵泉。

操作：选用丹参注射液2ml与维生素B_{12}注射液1ml混合为3ml，每个穴位注射0.5~1ml，阿是穴为主，每日1次，10次为一个疗程。

6.十宣放血疗法

处方：十宣。

操作：十指尖端，距指甲缘0.1寸，常规消毒。左手捏起患者手指，右手持三棱针快速点刺约0.1~0.2寸，后用拇、食二指挤压使之出血。第1次出血量稍多些，以后每次每穴1~2滴，放血以痛侧为主。开始每周刺2次，以后每周1次。疼痛甚者配体针，取受累神经根及其周围区域平刺。

7.梅花针叩刺疗法

处方：疱疹局部。

操作：嘱患者取俯卧位或根据疱疹所处部位变换体位。操作者用0.5%安多福消毒液消毒局部皮肤，取消毒后的梅花针，右手持梅花针由轻到重叩打患处使叩击局部发红、出血，然后用准备好的药罐（菊花、金银花、苦参、鱼腥草、黄连各50g，水煮20分钟备用）用闪火罐快速重拔，药罐的温度要略高于手温，根据疱疹范围大小拔4~8罐不等，起罐后用无菌纱布清除拔出的脓液。嘱患者3日内不沾水，接着用蘸有甲紫药水的棉球涂擦大于罐口的皮肤，如需要可用TDP灯照射患处，每日1次，每次30分钟。

8.电针疗法

处方：阿是穴、太冲、阳陵泉。

操作：阿是穴采用局部围刺，以直径5cm左右为一片，每片用5针与皮肤成20°角进针围刺，并给以适量连续波型脉冲电流；太冲、阳陵泉取患侧直刺，针用泻法，得气后留针30分钟，每日1次，10次为一个疗程。疗程间休息3日。

二、现代物理疗法

1.磁疗法

处方：皮损区域之神经根处及疼痛最明显处。

操作：将电按摩式磁疗机（系电动按摩器改装，采用钐镨钴合金磁片，磁场强度为1500~2000GS以上）和交变（脉冲电动磁椅，磁场强度为600GS以上）置于相应皮损区域之神经根处及疼痛最明显处，每日一次，每次15~20分钟。

2.电疗法

（1）处方：带状疱疹神经根处。

操作：带状疱疹位于躯干部者，在神经根处选择两点，把药垫（煮沸消毒脱脂棉纱布药垫2块，大小15.0cm，用50ml蒸馏水浸湿）平放于选择点上，再用绷带固定，用K8832型电脑中频电疗仪止痛。电流的中频载波为2kHz，调整频率（80~100Hz为410s，15~50Hz为260.5s，小于10Hz为502.5s）后，按程序启动，强度以患者诉治疗部位有震颤感为度，每次20分钟，每日1次。

（2）处方：分布区域的神经两端。

操作：音频电疗两铜板电极（8cm×5cm）外衬湿纱布放置在疼痛分布区域的神经两端，输出电流调至患者可忍受的程度（约30~50mA），每日1次，每次30分钟，10次为一个疗程。

3.光疗法

处方：带状疱疹区及疼痛区。

操作：使用日本整机原装进口的超激光疼痛治疗仪，对患者暴露病变局部采用点式直线照射，直接辐射带状疱疹区及疼痛区，温度以患者感觉辐射区温热为宜，皮肤温度39℃~40℃，治疗时间20分钟，每日1次，8次为一个疗程，2个疗程之间可间隔7~10日。

【护理措施】

1. 生活起居护理　病室整洁、通风、定期消毒，防止感染。病室要空气新鲜，光线充足，一般保持温度在18℃~20℃较为适宜，湿度以50%~60%为宜，避免噪音，每日用紫外线灯照射60分钟；用1：400的消毒灵溶液消毒地面、床头柜，床铺清洁、干燥、平整。

2. 饮食护理　为了维持机体的各种生理活动，提高机体抵抗力和免疫功能，指导患者合理调配饮食十分重要。带状疱疹患者应选用营养丰富的高维生素、高蛋白质饮食。如选择鸡、鱼、瘦肉、蛋、奶、新鲜水果、蔬菜等食品，进行合理烹调，可以改善机体的营养状况，增强免疫功能，有利于恢复健康，同时鼓励患者多饮水。

3. 情志护理　患者得此病后因疼痛而烦躁易怒，需耐心向患者解释发病原因、治疗方法、愈后效果等，通过解释使患者提高对本病的认识，减轻思想负担，使患者处于接受治疗的最佳生理、心理状态。医护人员的仪表神态应当庄重、沉着、关切、热情、机敏、果断，操作时稳、准、快，让患者产生信赖感。

4. 对症处理及护理　局部以消炎、收敛、干燥、防止继发感染为治疗原则。

（1）加强皮肤卫生护理：要求内衣清洁、柔软，有皮损的部位每日用神灯照射2次，每次30分钟。疱疹未破溃可外用消炎软膏保护；疱疹溃破或成糜烂溃疡，用0.1%雷夫奴尔、3%硼酸液、2%氟哌酸液冷湿敷，再用2%龙胆紫或新霉素氧化锌糊剂，防止感染。冷湿敷时应注意保暖，防止感冒。皮肤结痂时因干燥可引起疼痛，可用云南白药加适量麻油调成糊状涂抹患处，以保持局部皮肤湿润，同时起到止痛的效果。

（2）眼的护理：若病损侵犯三叉神经眼支时，患者可出现眼睑红肿、角膜充血或有小水泡、血泡，呈角膜炎、结膜炎症状。此时可每日用生理盐水冲洗眼睛；用环鸟苷眼液、1%强氯霉素眼液交替滴眼；金霉素眼膏或红霉素眼膏涂抹眼睛。

（3）疼痛的护理：神经痛为本病的特征之一，严重者呈持续性针刺样痛，难以忍受，甚至整夜不能入眠，应向患者解释疼痛产生的机制和应用止痛药的原则，尽量少用止痛剂，必要时适当给予止痛镇静剂。对皮损在三叉神经区域的患者，嘱不要高声说话、大笑，避免面部摩擦而诱发疼痛。对季肋部、腰背部皮损者要避免穿过紧衣物及化纤类织物，减少摩擦，减轻疼痛。

5. **健康教育** 根据患者有明显的神经痛，老年人疼痛尤其剧烈这一特点，向患者讲明治疗情况及可能出现的问题和配合要求，做好耐心细致的解释工作，在生活上给予热情、主动、细心的帮助和照顾，使其早日能够恢复健康。告知患者勿搔抓、挤压水泡，勤换内衣。对水泡破溃、渗出、糜烂甚至继发感染者采取开放性湿敷，尽量做到敷料干湿适中，溶液温度接近体温，敷料紧贴破损皮肤，每日5~7次，每次10分钟，当皮损渗出减少改用保护性霜剂或软膏。湿敷过程动作要轻柔，同时要注意保暖。

第二节 神经性皮炎

神经性皮炎（neurodermatitis）又名慢性单纯性苔藓（1ichen simplex chronicus），是以阵发性瘙痒和皮肤苔藓样变为特征的慢性炎症性皮肤病。

【病因病理】

本病的确切病因不明，可能与精神过度兴奋或抑制有关。根据临床观察，多数患者伴有头晕、失眠、烦躁易怒、焦虑不安等神经衰弱的症状。如神经衰弱的症状得到改善，神经性皮炎的症状有可能好转。另外，可能也与胃肠道功能障碍和局部刺激有关。

其病理变化为局部反复摩擦，各种原因的瘙痒而经常搔抓，致使皮肤角化过度，棘层肥厚，表皮突延长，也可伴有轻度海绵形成。真皮部毛细血管增多，管壁增厚，血管周围有淋巴细胞浸润纤维母细胞增生，呈纤维化，重则波及皮下组织。

【临床表现】

本病依其受累范围大小，可分为限局性及播散性。

1.限局性 多见于青年或中年，常发生于颈侧、项部、背部、肘窝、腰、股内侧、会阴、阴囊等部。初发时局部先有瘙痒，由搔抓或摩擦等机械性刺激而致。典型皮损为多数针头或稍大的正常皮色或淡红、褐黄色扁平丘疹，表面光滑或有少量鳞屑。多数丘疹密集成片，形成苔藓样变。患部皮肤干燥，浸润肥厚，脊沟明显，表面可有抓伤、血痂及轻度色素沉着；自觉阵发性瘙痒。

2.播散性 好发于成人及老年。皮损呈多数苔藓样变，散发全身多处。

本病病程迁延，长期难愈，易于复发，可因搔抓继发毛囊炎、疖及淋巴结炎等。

【诊断依据】

根据典型的皮肤苔藓样变，好发部位，阵发性剧痒，易于诊断。

【中药调养】

1.中药内服

（1）处方：何首乌15g、当归15g、黄芪12g、川芎9g、荆芥9g、升麻9g、苦参9g、生地9g、白芍9g。

用法：每日1剂，水煎服，每次250ml，每日2次，7天为一个疗程。

（2）处方：夜交藤30g、白鲜皮15g、苦参15g、当归15g、皂角10g、防风10g、白蒺藜10g、苍耳子6g、全蝎6g。

用法：每日1剂，水煎服，每次250ml，每日2次，7天为一个疗程。

2.中药外敷

（1）处方：艾叶15g、防风15g、苦参15g、百部12g、花椒12g、雄黄6g、白鲜皮6g、牛蒡子6g。

用法：取上述药物装入布袋内，扎口煎汤，熏洗并外敷于患处，每天1~2次，每次30分钟，每2天换药1次，连续治疗4周。

（2）处方：生韭菜30g、生大蒜10g。

用法：将生韭菜及大蒜分别洗净，然后捣碎成糊状，用微波炉小火加热10秒，用力涂擦患处，每日3~4次，连用1周。

3.药膳食疗

（1）处方：当归12g、杏仁12g，鸡腿肉45g、盐适量。

用法：将当归、杏仁及鸡腿肉分别洗净，鸡腿肉斩块后放入冷水中加热至水开后捞出备用。将当归、杏仁及鸡腿肉同时放入锅中炖煮至熟透，加入盐调味即可食用。

（2）处方：浮小麦15g、黄芪6g、何首乌6g、当归6g、冰糖适量。

用法：将上述药物分别用清水清洗干净备用，清水煮沸后同时放入上述药物，文火煮30分钟后关火，除去药渣，加入冰糖调味即可饮用。

【针灸理疗】

一、针灸推拿疗法

1.毫针法

处方：风池、大椎、曲池、委中、膈俞、三阴交、皮损局部。血虚风燥加脾俞、血海养血疏风；阴虚血燥加太溪、血海滋阴润燥；肝郁化火加行间、侠溪疏肝泻热；风热蕴阻加合谷、外关祛风清热。

操作：皮损局部取4~6个点用毫针围刺，针尖沿病灶基底部皮下向中心平刺，留针30分钟。

2.皮肤针

处方：皮损局部、背部俞穴、次髎、华佗夹脊。

操作：在皮损局部，皮肤针由外向内螺旋式叩刺。轻者中度叩刺，以微有血点渗出为度；角化程度严重者重度叩刺，渗血较多为宜。配穴轻度叩刺，以局部出现红晕为度。每3日治疗1次。

二、现代物理疗法

氦氖激光照射疗法

处方：患部。

操作：用氦氖激光局部照射30分钟，每日1次。

【护理措施】

1. 生活起居护理　为了减少对患者的精神刺激，解除紧张情绪，要保持病房环境的安静和舒适，使他们能够得到良好的休息和充足的睡眠。保持病室干燥，温度适宜，通风良好，光线充足。

2. 饮食护理　神经性皮炎与饮食关系十分密切，饮食不当可诱发或加重病情，而合理的饮食则能促使病情好转。患者在治疗前后不宜食用海鲜、辛辣刺激食品，饮食应以清淡为主，多吃蔬菜和水果，保持大便通畅，嘱患者戒除烟酒。风热蕴结型的患者，应多食用丝瓜、苡仁、菱角等食品，以驱风清热。风虚血燥型患者，应多食桂圆汤、大枣汤等食品，以保持大便通畅。

3. 情志护理　神经性皮炎病程较长，且容易反复发作，发作时皮肤局部剧烈瘙痒及苔藓样变，患者对疾病和治疗缺乏认识，精神负担往往较重，对治疗信心不足。患者因心理因素引起的失眠、紧张、烦躁易怒、焦虑不安等能使病情加重，当这些症状得到改善时本病亦能随之缓解。因此，应向患者作健康宣教，说明神经精神因素是本病的主要诱因，鼓励积极配合治疗。在认清并主动消除致病诱因基础上，准确描述病情及出现的不良反应，以利于采取相应措施。要使患者了解疾病发生或加重的诱因，以及该病的发展规律，并告诉他们一些防治常识，让他们正确对待疾病。

4. 对症处理及护理　搔抓与摩擦是导致苔藓样变的重要因素，因此在护理过程中，要防止患者搔抓，并让患者穿质地较软的衣物，盖质地较软的棉被。

5. 健康教育　嘱咐患者剪去指甲，勿抓皮损部位，禁用热水、肥皂水等擦洗，勿穿衣领过紧或纤维过粗、过硬的衣物。皮损较重者可采用皮炎灵膏封包。神经性皮炎病程长、易反复，不少患者缺乏耐心，不能坚持用药，使治疗半途而废，疾病经久不愈。因此，督促和帮助患者合理用药，坚持治疗，对保证疗效至关重要。另外，在日常生活中有不少物品对皮肤有致敏作用，如化纤衣物、羽绒、化学洗涤剂、污染的空气、质量低劣的护肤品等均可引起皮肤瘙痒，应尽可能让患者避免与之接触，避免皮肤再次过敏。

第三节　银屑病

银屑病（psoriasis）俗称牛皮癣，是一种常见的皮肤病。基本损害为具有特征性银白色成层鳞屑的丘疹或斑丘疹，慢性病程，易于复发。

【病因病理】

确切病因尚不清楚。目前认为是由多种因素通过多种途径引起的表皮细胞增殖加速、角化不全及炎症反应。

1.遗传因素 现多认为本病与遗传因素有关，同时受环境因素的影响。银屑病与HLA抗原有一定相关性。国内外多数研究报告表明寻常型银屑病患者HLA–B13、HLA–B17频率显着增高。

2.体液免疫功能亢进 IgA和IgE含量增高，IgM降低，血清中有抗IgG抗体、抗角质抗体和循环免疫复合物，故有自身免疫之说。

3.代谢障碍 目前认为环腺苷酸（cAMP）和环鸟苷酸（cGMP）保持平衡并调节细胞增生及分化。cAMP可促进细胞分化而抑制增生，cGMP正相反。银屑病皮损处cAMP明显降低而cGMP升高，加速了表皮细胞增殖，使其更换周期从约28日缩短为3~5日。

4.感染因素 临床上常见到银屑病的发病与链球菌感染有关，特别是儿童急性点滴状银屑病。推测银屑病是对细菌毒素的变态反应。

5.促发诱因 精神异常、外伤、手术、季节变化、潮湿、射线照射、内分泌变化、血液流变学改变、妊娠、刺激性食物及某些药物（如心得安、锂盐、抗疟药等）均可诱发本病或使之加重。

【临床表现】

银屑病可见于各个年龄，初发年龄以15~45岁居多，男女发病率无大的差异。临床可分为寻常型、脓疱型、关节病型与红皮病型4型。

1.寻常型银屑病 原发损害为粟粒至绿豆大小红色丘疹，上覆多层银白色鳞屑，周围轻度红晕，剥除鳞屑露出半透明膜（薄膜现象），刮破薄膜出现露珠状出血点（点状出血），此两种现象有特征性。皮疹出现后可不断扩大并增多，表现出各种形态，少数患者皮损处有渗出。银屑病损害可发于全身各处，特别好发于四肢伸侧，如肘腋、头皮及腰骶部。发生于头皮时，皮损界限清楚，鳞屑堆积，头发呈束状，但无脱发。掌跖部银屑病少见，呈境界明显的棕黄色角质增生斑。指（趾）甲受累时常表现为"顶针状"小凹陷。少数患者有黏膜损害。

银屑病的病程可分为进行期、静止期和退行期。进行期肘皮损扩大，增多。静止期病情停止发展，无新皮疹。退行期皮疹缩小，鳞屑变薄，周围有苍白晕圈，最后消退，留下色素减退或沉着斑。

2. 脓疱性银屑病 有限局性及泛发性两种。限局性者多发生于掌跖，称为掌跖脓疱性银屑病，患者在大小鱼际或足跖成批发出淡黄色粟粒大、小脓疱，基底潮红，呈周期性发作，自觉痛痒，发病急，伴高热及全身不适，白细胞增多。初发为炎性红斑，迅速出现密集针头至粟粒大小黄色无菌性小脓疱，常泛发全身。此种症状亦呈周期性发作，预后严重。

3. 关节病性银屑病 常继发于反复发作的严重寻常性银屑病。大、小关节均可累及，但以指、趾末端关节及手、腕、足等小关节多见。关节红肿疼痛，随后骨质破坏，关节毁损畸形。患者常有高热、贫血等全身症状。

4. 红皮病型银屑病 患者全身皮肤弥漫性潮红，大量脱屑，常伴发热、关节痛、指趾甲受累。日久因消耗而逐渐衰弱，易发生各种并发症，预后较严重。

【诊断依据】

依据皮损特点、好发部位、慢性经过、易于复发及组织病理学特点等，一般易于诊断。

【中药调养】

1. 中药内服

（1）处方：鸡血藤15g、土茯苓15g、当归10g、生地10g、川芎10g、桃仁10g、麦冬6g、天冬6g。

用法：每日1剂，水煎服，每次250ml，每日2次，7天为一个疗程。

（2）处方：黄芪15g、丹参15g、当归15g、党参15g、白术10g、茯苓10g、白鲜皮10g、地肤子10g、金银花10g、防风6g、白蒺藜6g、生甘草6g。

用法：每日1剂，水煎服，每次250ml，每日2次，7天为一个疗程。

2. 中药外敷

（1）处方：艾叶30g、车前子30g、花椒15g、土茯苓15g、黄柏15g。

用法：取上述药物装入布袋内，扎口煎汤，熏洗并外敷于患处，每天1~2次，每次30分钟，每2天换药1次，连续治疗4周。

（2）处方：樟脑30g、雄黄15g、苦参15g、斑蝥3g、滑石10g。

用法：将上述药物研为细末，然后加入米醋调成糊状。将调好后的药物涂于大小合适的纱布上，敷于患处，外用胶布固定，每日1次，连用5天。敷药时，可辅助使用红外线灯局部照射，促进药物渗透。

3.药膳食疗

（1）处方：生桂花20g、土茯苓20g、山楂20g、粳米50g、丹参15g，冰糖适量。

用法：将上述药材及粳米分别洗净，先煎药材去渣取汁，再加入粳米及适量水煮粥，加入冰糖调匀，空腹温热服下，每天1剂。

（2）处方：玉竹15g、百合15g、天冬15g、麦冬15g、粳米50g，红糖适量。

用法：将上述药材及粳米分别洗净，先煎药材去渣取汁，再加入粳米及适量水煮粥，加入红糖调匀，空腹温热服下，每天1剂。

【针灸理疗】

一、针灸推拿疗法

毫针法

处方：风池、大椎、曲池、委中、膈俞、三阴交、合谷、太冲、风门、皮损局部。血虚风燥加脾俞、血海养血疏风；阴虚血燥加太溪、血海滋阴润燥；肝郁化火加行间、侠溪疏肝泻热；风热蕴阻加外关祛风清热。

操作：皮损局部取4~6个点用毫针围刺，针尖沿病灶基底部皮下向中心平刺，留针30分钟。

二、现代物理疗法

微波治疗

处方：患部。

操作：用微波局部照射20分钟，每日1次。

【护理措施】

1. **生活起居护理**　住院期间应保持病房的安静和患者良好的睡眠，注意生活起居的规律性，对病情重的关节型、红皮症型及脓疱型患者应指导卧床休息，或在室内做轻微的运动，并帮助患者剪指甲，保持床铺的清洁、干燥，急性期禁止洗浴。

2. **饮食护理**　就患者的饮食而言，情况较复杂，它与疾病的发生、发展及疗效有一定关系。一般强调禁食辛辣等刺激性及异性蛋白等食物，以减少过敏。由于本病的病程较长又是一种消耗性疾病，容易导致患者营养缺乏，加之皮肤长时间的脱屑使肌体丢失大量的蛋白质和某些矿物质，故应及时给患者补充营养，以增加机体的免疫力。应给患者进营养丰富的食物，如豆制品、瘦猪肉，以及富含高蛋白、高维生素是食物等，鼓励患者多进食新鲜蔬菜及水果。

3. 情志护理 银屑病是皮肤科的常见心身疾病，属于受情绪影响较重的一类皮肤病。患者的情绪状态对疾病的发生、发展及愈后有着直接的影响。因此，在患者住院期间的一系列临床护理中，心理护理是关键的一环，是实施其他治疗与护理的保证，应对此高度重视。护士必须耐心地做说服教育工作，纠正患者的心理异常，去除疾病的诱发或促发因素。本病患者大都有紧张、焦虑、沮丧、孤独等异常心理表现，应及时掌握患者的各种不同心理特点，给予有效地心理支持。特别是那些病情严重以及久治不愈者，不良心理反应尤为突出，表现出对治疗失去信心，甚至产生悲观厌世等严重的异常心理，因此应抓住时机对患者及时进行心理疏导，转移患者注意力，如赏花观景、书法绘画、下棋娱乐等，使其尽快从困境中解脱出来。平时应多与患者接触，热情周到的为患者服务，不歧视患者，努力为患者创造一个和谐、宽松的休息疗养环境，尽量满足患者的心理需求，使他们消除不良的心理因素，从而处于最佳心理、生理状态，积极配合治疗。帮助患者树立战胜疾病的信心。

4. 对症处理及护理 禁止用热水烫洗皮肤，以及紫外线照射皮肤，应选用刺激性小的外用药，或用3%的水杨酸或氧化锌软膏保护皮肤。在用药前一般要求患者先用温泉水浸泡30~40分钟，把鳞屑洗净后使水中的硫化氢能充分地软化角质层，此时用药能增强外用药的效果。静止期或退行期可用作用较强的药物，但应从低浓度开始，头面部及阴部禁用刺激性强的药物。同时，在患者用药过程中应密切观察用药后的疗效及毒副作用，发现异常情况要及时处理。

5. 健康教育 嘱咐患者洗浴时勿搔抓，经常修剪指甲，防止夜间睡眠时搔抓，并经常更换床单、被褥，勤换内衣，以保持皮肤清洁，防止感染。指导患者出院带药的使用方法、剂量、时间、药理作用、可能出现的不良反应，特别说明长期外用类固醇激素制剂减药时要遵医嘱。指导患者要定期复查，告知患者切勿自己随意减药和停药，以及复诊的时间、地点和联系方式。

第十四章 神经科疾病

第一节 三叉神经痛

三叉神经分布区内反复发作的阵发性短暂剧烈疼痛而不伴三叉神经功能破坏的表现称三叉神经痛。常于40岁后起病，女性较多。单侧性居多，少数为双侧性。

对于严重的三叉神经痛，临床主要用三叉神经根切断术、三叉神经节前切断术或延髓神经束切断术，虽能解除疼痛，但术后面部可出现感觉消失之弊，患者不易接受。

【病因病理】

中医认为本病系外邪侵袭面部筋脉，或气血痹阻而致。风寒之邪袭于阳明筋脉，寒性收引，凝滞筋脉，气血痹阻；风热邪毒浸淫面部筋脉，气血不畅；久病入络，或因外伤，致气滞血瘀发为本病。

西医认为可能多种原因可引起原发性三叉神经痛，如三叉神经后根处的胆脂瘤，血管畸形，小的脑膜瘤，异常血管等的压迫、牵拉、扭屈等使半月节及后根发生脱髓鞘性变，这种脱髓鞘的轴突与邻近的无鞘纤维发生短路，从而激发了半月节内的神经元而产生疼痛。少数患者有家族史。目前，多数人认为病变在周围部，而发病机制在中枢部，即三叉神经的慢性刺激导致三叉神经输入阻滞减弱，三叉神经的活性增加，致三叉神经头核在触摸刺激时阵发性释放，这种发作反应达到激活头核内的感觉神经元的阈值时，尾核内的三叉丘脑神经元被激活，即发为本病。

病理：近年来多认为神经节内可见节细胞的消失，炎性浸润，动脉粥样硬化改变及脱髓鞘变。节细胞的轴突上常有不规则的球状茎块。受损的髓鞘明显增厚，失去原有的层次结构。轴突显得不规则并有节段性的断裂，也有退行性变甚至消失。无髓鞘纤维也有退行性变。在节细胞附近卫星细胞的脑浆内常有空泡出现。

【临床表现】

三叉神经痛的典型临床表现主要包括：三叉神经分布区域内出现短暂的、剧烈的、闪电样疼痛，且反复发作；大多数有扳机点；相应区域皮肤粗糙、皮肤着色或有感觉减退。患者因怕疼痛发作而不敢洗脸、刷牙、剃须、进食，故面部及口腔卫生极差，全身营养不良，面色憔悴，情绪低落。有些慢性患者，可产生营养性障碍。神经系统检查正常，有时因局部皮肤粗糙，局部触痛觉可有轻度减退。

疼痛发作前常无预兆，为骤然发生的闪电样、短暂而剧烈的疼痛。性质为烧灼样、撕裂样、刀割样、钻刺样或电击样疼痛，程度特别剧烈，难以忍受。严重者常伴有面部肌肉反射性抽搐，口角牵向一侧，又称"痛性抽搐"。为减轻疼痛，患者常以手掌或毛巾紧按病侧面部或用力擦揉面部，有的在发作时不断做咀嚼动作。发作时间较短，可由数秒到一二分钟。疼痛反复发作，间歇期疼痛消失，少数患者可仍有烧灼感，一般夜间发作较轻或停止。大多数患者病情逐渐加重，发作频率自1日数次至1分钟数次。该病的疼痛范围严格局限于三叉神经分布区域内，用止痛药，包括麻醉性止痛药如鸦片类、吗啡及镇静药物均无效。

三叉神经痛大多数为一侧性，少数双侧疼痛者亦往往先一侧发生，或一侧疼痛发作较对侧严重，经治疗一侧疼痛消失后，对侧发作随之加重。疼痛多由一侧上颌支或下颌支开始，后逐渐扩散至2支，极个别3支均受累。

【诊断依据】

根据三叉神经一支或几支分布区内阵发性剧烈疼痛，诊断并不困难。但本病常被误认为是牙痛、牙髓炎、阻生齿等，疼痛常为固定的跳痛，持续时间长。继发性三叉神经痛疼痛持久，病变区域内有感觉障碍，并可发现原发疾病的特征等。舌咽神经痛时，部位在咽部及外耳道，常在吞咽时引起疼痛，咽部涂抹奴夫卡因可使疼痛消失。蝶腭神经痛常发生于一侧头面深部，可持续数小时，同侧可有流泪、鼻塞及Horner综合征，无扳击点。做蝶腭神经节封闭可立即止痛。

【中药调养】

1.中药内服

（1）处方：枸杞15g、生地黄15g、山药15g、山萸肉15g、丹皮10g、茯神10g、白芷10g、防风6g、桃仁6g。

用法：每日1剂，水煎服，每次250ml，每日2次，7天为一个疗程。

（2）处方：黄柏15g、泽泻15g、木通15g、生地12g、当归12g、白芍12g、酸枣仁12g、木瓜12g、炙甘草6g。

用法：每日1剂，水煎服，每次250ml，每日2次，7天为一个疗程。

2.中药外敷

（1）处方：荆芥30g、川芎15g、细辛6g、全蝎6g、地龙6g。

用法：取上述药物装入布袋内，扎口煎汤。将所煎汤液倒入足疗盆中，加入适量温水至可将双足淹没，每日浸泡1次，每次30分钟，晚上入睡前浸泡为佳。连续浸泡7天为一个疗程。

（2）处方：川乌12g、草乌12g、生南星12g、川椒10g、鲜生姜30g。

用法：将川乌、草乌、生南星、川椒、鲜生姜共同捣碎成药泥，用纱布包好后放入锅中蒸热，置于阿是穴及面部三叉神经行经处，每日3次，每次30分钟，连续使用1周为一个疗程。

3.药膳食疗

（1）处方：龙眼干30g、桑葚干30g，鸡蛋2枚、冰糖适量。

用法：将鸡蛋、龙眼干、桑葚干清洗干净后加入适量清水，煮开后5分钟捞出鸡蛋，去壳后复放入锅中再煮5分钟，加入冰糖适量即可食用。

（2）处方：地肤子30g、川芎12g、菊花12g、白芷10g、红花6g。

用法：将上述药物清洗干净后煎水代茶饮，每日3次，每次饮用50ml。

【针灸理疗】

一、针灸推拿疗法

1.毫针法

处方：颧髎、下关、合谷、内庭。

操作：患者仰卧位或坐位，颧髎穴沿外眼角直下颧骨下缘凹陷处垂直进针2.0~2.5寸，当出现触电感扩散至整个面颊部时，提插3~5次；针下关穴针尖向对侧乳突方向刺入2.0~2.5寸，当出现触电感传至下颌与舌时，提插3~5次；其它穴位采用常规刺法，针用泻法。

2.电针法

处方：眼支痛选攒竹和丝竹空，上颌支痛选迎香和四白，下颌支痛选地仓和颊车。

操作：常规消毒皮肤后，针刺得气后，接电针治疗仪，疏密波，强度以患者能够忍受为度。每日1次，10次为一个疗程。

3.温针法

处方：下关、颧髎、阿是穴。

操作：患者仰卧位，常规消毒，针刺得气后，行平补平泻法，于针柄置一小段艾炷，灸2壮，留针20分钟。每日1次，6次为一个疗程。

4.灸法

处方：阿是穴。

操作：切取厚约0.2cm、直径2~3cm的生姜片，在中心用针刺数孔，上置艾炷分别放在眼支、上颌支、下颌支等神经走向的地方施灸，以皮肤红润而不起泡为度。每次2壮，隔日1次或每周2次。

5.埋线治疗

处方：颧髎、下关、合谷、内庭、太阳、鱼腰、阳白、外关、攒竹、丝竹空、四白、迎香、颊车、夹承浆穴（颏孔）、翳风、牵正、地仓。

操作：据患者症状每次选2~4个腧穴，用一次性穴位埋线针进行常规操作，两周1次，3次为一个疗程。

6.穴位注射

处方：颧髎、下关、合谷、内庭、太阳、鱼腰、阳白、外关、攒竹、丝竹空、上迎香、四白、迎香、颊车、夹承浆穴（颏孔）、大迎、翳风、牵正、地仓。

操作：按三叉神经分支选取2~3个腧穴，根据病情选用相应的注射液（维生素B_{12}注射液、当归注射液或香丹注射液），每穴注入0.1ml，隔日1次或每周2次。

7.耳穴法

处方：胃、肾、皮质下，以患侧耳穴为主。

操作：以王不留行籽或磁珠为压物，在上述穴位中选5~8个敏感点，嘱患者每日按压3~5次，每次5~10分钟，使耳部出现胀热、酸痛的感觉，两耳轮流，每3天更换1次。

二、现代物理疗法

1.红外线疗法

处方：患侧局部。

操作：选用穿透能力强的近红外线，对着患侧照射，灯距一般是15~20cm，以患者舒适的热感为准，每日1次，每次30分钟，10次为一个疗程。

2.超短波疗法

处方：患侧局部。

操作：超短波照射局部，微热量，每日治疗1次，每次30分钟，10次为一个疗程。

3.磁疗法

处方：患侧局部。

操作：磁疗可分为静磁场法和动磁场法两种。治疗时将磁头开放面接在各神经支的两端，电压通常是40~60V，每次30分钟，每日1次，10次为一个疗程。

【护理措施】

1. 生活起居护理　居住的环境宜安静，避免嘈杂。病房应空气清新，通风、通光。

2. 饮食护理　饮食应清淡，避免刺激性的食物。可用全蝎20g、蜈蚣20g，等量研磨细后，每次服2g，每日服2次，温酒送服。

3. 情志护理　因该病有反复性，影响正常生活，故要经常鼓励患者保持乐观稳定的情绪，避免急躁、焦虑、不安、愁怒等。对于因病程较长，疼痛剧烈，经常夜不成眠，面色憔悴，精神抑郁，情绪低落者，要帮助其树立战胜疾病的信心，使其始终处于最佳的治疗状态。对各种生活需要予以协助，尽量使患者感到舒适、安逸。

4. 对症处理及护理　用酒精或苯酚阻滞可控制神经疼痛，制止神经再生，可以反复注射，但重复注射可使瘢痕生成，加剧疼痛。也可以采用抗惊厥药物，单独或合用可使80%以上的患者症状缓解。首选药物为卡马西平，其作用是减低三叉神经的兴奋性。开始剂量为每日100mg，可增至每日1200mg。氯苯氨丁酸每日80mg，分次使用，可与卡马西平起协同作用。另外，也可服用苯妥英钠。卡马西平为抗癫痫药物，副作用较大，个别患者难以接受，应事先向患者讲明可能出现的副作用，一旦出现患者不能接受的不适或对身体造成损害时，及时报告医生，并让患者知道不适与损害均是暂时的，停药后会自动消失。

5. 健康教育　嘱咐患者尽可能避免诱发疼痛的机械动作，注意气候变化，避免风吹、雨淋、日晒头面部，夜间睡眠保持一定的姿势，避免诱发疼痛。部分有面舌和口腔黏膜感觉丧失者，吃饭应使用健侧，以免咬伤舌及口腔黏膜。如果面部感觉丧失，应尽量避免面部和口腔的损伤，请牙医治疗龋病。卡马西平和苯妥英钠可影响白细胞数和肝功能，要定期监测。

第二节　面肌痉挛

面肌痉挛又称半面痉挛，为半侧面部肌肉阵发性不自主抽搐，中年以上女性较多见。

【病因病理】

原发性面神经痉挛的确切病因尚不清楚，可能是由于在面神经传导路上的某些部位存在病理性刺激所引起。少数病例属面神经麻痹的后遗症。也有人认为颅内血管压迫面神经可引起面肌痉挛。

【临床表现】

痉挛常自一侧眼轮匝肌起始，后渐扩展到同侧诸表情肌，唯额肌较少受累。抽搐呈间歇性不规则发作，不能自控。疲劳、情绪激动、谈笑瞬目等可诱发，或使之加重。多数患者抽搐时面部无疼痛。频繁发作可影响视力、言语与咀嚼功能。偶见患侧面部血管舒缩功能紊乱。镫骨肌受累可致耳鸣和听觉过敏。长期持续痉挛可致面部联动与肌无力。本病罕有自然恢复者，如不治疗终将发生强直痉挛与面瘫。

【诊断依据】

临床表现无其他神经系统体征，肌电图显示有纤维震颤而无失神经支配等。X线颞骨断层、CT、MRI有助于排除面神经鞘膜瘤、听神经瘤等引起的面肌阵挛。此外尚需与特发性眼睑痉挛、局灶性癫痫、面神经错位再生、面部肌束的轻微颤动（肌颤搐）及儿童面肌习惯性跳动区别。

【中药调养】

1.中药内服

（1）处方：当归15g、白术15g、羌活15g、独活15g、荆芥15g、僵蚕15g、薄荷10g、菊花10g、白附子10g、干姜6g、甘草6g。

用法：每日1剂，水煎服，每次250ml，每日2次，7天为一个疗程。

（2）处方：秦艽15g、白附子15g、川芎15g、郁金6g、乳香15g、没药15g、当归12g、地龙12g、穿山甲6g、全蝎6g、鸡血藤12g。

用法：每日1剂，水煎服，每次250ml，每日2次，7天为一个疗程。

2.中药外敷

（1）处方：威灵仙15g、白芍15g、川芎15g、木瓜10g、吴茱萸10g、炙甘草6g。

用法：将上述药物捣碎，装入布袋中，放入锅中蒸30分钟，待温度适中后热敷患处，每日3次，每次15分钟，1周为一个疗程。

（2）处方：新鲜瓜蒌500g、木瓜100g，适量面粉。

用法：将新鲜瓜蒌与木瓜一同捣碎，加入适量面粉做成面饼，于锅中蒸熟后敷于患处。

3.药膳食疗

（1）处方：党参15g、山药20g、天麻3g、川芎15g，老母鸡1只、盐等调料适量。

用法：将党参、山药、天麻、川芎、老母鸡分别清洗干净后置于砂锅中，加水炖3小时，然后加入盐等调料继续文火煮30分钟，即可食用。

（2）处方：核桃仁60g、当归15g、党参15g、熟地黄15g，排骨200g、盐等调料适量。

用法：将所有药材清洗干净晾干备用。将排骨用清水清洗干净后放入锅中煮开捞起备用。将药材及排骨一同置于砂锅中炖煮3小时，加入盐等调料，即可食用。

【针灸理疗】

一、针灸推拿疗法

1.毫针法

处方：夹承浆透承浆、承浆透地仓、地仓透迎香、颧髎（或太阳）透下关、四白（或攒竹）透睛明。

操作：患者仰卧位，以28~30号毫针透刺，进针后捻转1分钟，留针1小时，每20分钟行针1次。隔日1次，5次为一个疗程。

2.穴位注射

处方：翳风、颊车、太阳、地仓、瞳子髎、颧髎、合谷、阳陵泉、风池。

操作：患者仰卧位，选取混合注射液（苯巴比妥钠加1%盐酸利多卡因注射液）穴位注射，每次选3~4穴，每穴0.5~1ml，隔日1次，5次为一个疗程。

3.拔罐配合火针法

处方：患侧风池、颊车、四白、地仓、太阳。

操作：患者仰卧位，每次选3穴，轮流拔罐，留罐10~15分钟，并在痉挛局部阿是穴配合细火针行浅刺法3~5针。

4.麦粒灸法

处方：至阴。

操作：将纯净的艾绒，用手捏成如麦粒大小的艾炷，将腧穴部位涂以少量的凡士林或水，然后将大小适宜的艾炷置于腧穴上，用火点燃施灸。除去灰烬后易炷再灸，每次灸3壮。每日1次，10次为一个疗程。

5.耳穴贴压法

处方：神门、心、枕、口、皮质下、面颊。

操作：以王不留行籽为压物，在上述穴位中选5~8个敏感点，嘱患者每日按压3~5次，每次5~10分钟，使耳部出现胀热、酸痛的感觉，两耳轮流，每3天更换1次。

6.推拿治疗

处方：阿是穴。

操作：患者仰卧位，尽可能的放松脸部肌肉，运用穴位点揉，一指禅推法等分别在扳机点做面部肌肉按摩。

二、现代物理疗法

1.超短波疗法

处方：患侧耳前后。

操作：小功率超短波治疗机，两个中号圆形电极并置于患侧耳前后，无热量或微热量，每次15分钟，每天1次，10次为一个疗程。

2.直流电离子导入法

处方：患侧耳前后。

操作：将电极置于患侧面部，接阳极置于肩胛间区，接阴极导入1%利多卡因或1%乌头酊，每次20分钟，每天1次，10次为一个疗程。

3.光疗法

处方：局部阿是穴。

操作：半导体激光穴位照射，80~100mW，每点3分钟，每天1次，10次为一个疗程。

【护理措施】

1. **生活起居护理** 为患者提供良好的休养环境，养成合理的作息习惯，注意避免过度劳累。

2. **饮食护理** 宜食用高蛋白、高营养、易消化的清淡饮食，避免辛辣刺激性食物，禁烟酒。若治疗期间出现口角歪斜、闭合不全等反应，告之患者可进半流饮食，每次餐后要做好口腔清洁工作，防止食物残留口腔，既可刺激食欲，又可避免口腔感染。

3. 情志护理 患者面部肌肉眼睑部不自主痉挛性收缩，尤其在紧张说话时更加明显，给患者带来很多的痛苦，因此，要加强心理护理，减轻患者心理负担，树立战胜疾病的信心，同时向患者讲解治疗中的基本操作规程，使其了解治疗过程中需配合的注意事项，解除焦虑、恐惧的心理。

4. 对症处理及护理 观察面瘫的动态变化，注意观察面部肌肉的抽搐频率、幅度和持续时间，眼裂露白、进食皱眉、鼓腮等情况，并做好动态记录。

5. 健康教育 出院时向患者强调面瘫的注意事项。应定期复查，随访3个月至1年，直至无再出现面瘫。适当进行辅助性功能锻炼，有意识地做面部肌肉锻炼。